Stefanie Rohr
Maximilian Kert

POWER MEETS Balance

YOGA FÜR FORTGESCHRITTENE

Bibliografische Information der Deutschen Nationalbibliothek
Die Deutsche Nationalbibliothek verzeichnet diese Publikation in der Deutschen Nationalbibliografie.
Detaillierte bibliografische Daten sind im Internet über http://d-nb.de abrufbar.

Für Fragen und Anregungen
info@rivaverlag.de

Wichtige Hinweise
Dieses Buch ist für Lernzwecke gedacht. Es stellt keinen Ersatz für eine individuelle medizinische Beratung dar und sollte auch nicht als solcher benutzt werden. Wenn Sie medizinischen Rat einholen wollen, konsultieren Sie bitte einen qualifizierten Arzt. Der Verlag und die Autoren haften für keine nachteiligen Auswirkungen, die in einem direkten oder indirekten Zusammenhang mit den Informationen stehen, die in diesem Buch enthalten sind.

Ausschließlich zum Zweck der besseren Lesbarkeit wurde auf eine genderspezifische Schreibweise sowie eine Mehrfachbezeichnung verzichtet. Alle personenbezogenen Bezeichnungen sind somit geschlechtsneutral zu verstehen.

Originalausgabe
1. Auflage 2023

Türkenstraße 89
80799 München
Tel.: 089 651285-0
Fax: 089 652096

Redaktion: Susanne Schneider
Umschlaggestaltung: Manuela Amode
Umschlagabbildung: © Jonas Melcher
Fotos: sämtliche Fotos im Buch © Jonas Melcher (www.jonasmelcher.de), außer: Julia Klicker: 208; Marc Sporys: 8, 166; Max Blanke: 14, 66; Rami Dibo: 207
Layout und Satz: feschart print- und webdesign, Michaela Röhler, Leopoldshöhe
Druck: Firmengruppe APPL, aprinta Druck, Wemding
Printed in Germany

ISBN Print 978-3-7423-2177-0
ISBN E-Book (PDF) 978-3-7453-1946-0
ISBN E-Book (EPUB, Mobi) 978-3-7453-1945-3

Wir produzieren nachhaltig
www.m-vg.de

Weitere Informationen zum Verlag finden Sie unter
www.rivaverlag.de
Beachten Sie auch unsere weiteren Verlage unter www.m-vg.de

Stefanie Rohr
Maximilian Kert

POWER MEETS *Balance*

YOGA FÜR FORTGESCHRITTENE

Mit über
40 schwierigen
Asanas

riva

INHALT

VORWORT: POWER MEETS BALANCE

Kraft und Gleichgewicht bilden das Fundament, auf dem eine fortgeschrittene Yogapraxis aufbaut. Nur wenn du diese Kernelemente gemeinsam fokussierst, kannst du anspruchsvolle Asanas (Asana bedeutet eine Haltung/Position im Yoga) erlernen und ganzheitlich orientiert Yoga praktizieren. Als fortgeschritten bezeichnen wir Asanas, die ein gewisses Maß an Kraft und Beweglichkeit erfordern oder auf Grundpositionen basieren, deren korrekte Ausführung eine intensive Übungspraxis voraussetzt. Da eine ausgewogene Yogapraxis neben den Bestandteilen Kraft und Gleichgewicht auch durch den Aspekt der Flexibilität gekennzeichnet ist, teilen wir die Asanas in diesem Buch in drei Gruppen ein. Mit dem Begriff »Balance« bezeichnen wir Standhaltungen, die den Gleichgewichtssinn fördern. Asanas auf einem Bein vervollständigen ergänzend die Bereiche kraftvolle Handbalancen und flexibilitätssteigernde Bodenhaltungen sinnvoll und tragen zu einer ganzheitlichen Yogapraxis bei.

Power meets Balance ist ein Leitfaden, der dir ermöglicht, deine Yogapraxis zu vertiefen und ganzheitlich auszurichten. Du wirst mehr als 40 fortgeschrittene Asanas und vorbereitende Übungen kennenlernen, die deine Yogapraxis auf das nächste Level bringen. Doch warum solltest du dich dieser Herausforderung stellen? Mit einer regelmäßigen Übungspraxis kräftigst du zum einen den Körper und wirst geschmeidiger. Zum anderen wirst du beim Erlernen anspruchsvoller Asanas wie dem Spagat oder den Handbalancen mentale Grenzen überschreiten und Erfolgserlebnisse verbuchen können, die dich selbstbewusster werden lassen. Dazu setzen wir gezielt Impulse, um dir neue Techniken zu vermitteln, mit denen es dir leichter fällt, komplexe Asanas zu meistern. Damit du zielorientiert praktizieren kannst, haben wir alle Asanas und Flows Schritt für Schritt erklärt, außerdem findest du zahlreiche Fotografien, die die Schritte veranschaulichen. Wir haben bewusst außergewöhnliche und überaus interessante Asanas ausgewählt, die du in diesem Umfang in kaum einem anderen Buch finden wirst.

Das Motto »Learning by Doing« begleitet dich durch die von uns vorgestellten Asanas samt zahlreicher Variationen, die du mittels Beschreibungen, Fotografien und von uns kreierten Flows, die dich an komplexere Haltungen heranführen, übst.

Eine Auswahl unserer Flows und Techniktrainings lässt sich zudem über QR-Codes online als Video abrufen. Die Codes findest du an den entsprechenden Stellen im Buch und kannst sie mit deinem Handy scannen. Wenn du zu den erfahrenen Yoga-praktizierenden gehörst, aber auch wenn du deine Yogapraxis vertiefen möchtest oder einfach etwas Neues ausprobieren magst, hast du mit diesem Buch einen wertvollen Leitfaden in der Hand, der dich auf deinem Weg weiterbringt. Unabhängig davon, ob du dich als fortgeschritten im Yoga oder als Einsteiger bezeichnest, haben wir den passenden Schwierigkeitsgrad für dich parat. Wir haben jeder Asana eines von drei Leveln zugeordnet. An dieser Einteilung kannst du dich orientieren und individuell von Level 1 (leichteren) bis zu Level 3 (schweren) steigern. Diese Einteilung sowie von uns speziell ausgewählte vorbereitende Übungen ermöglichen es dir, deinem Ausgangsniveau und deiner Erfahrung entsprechend zu praktizieren.

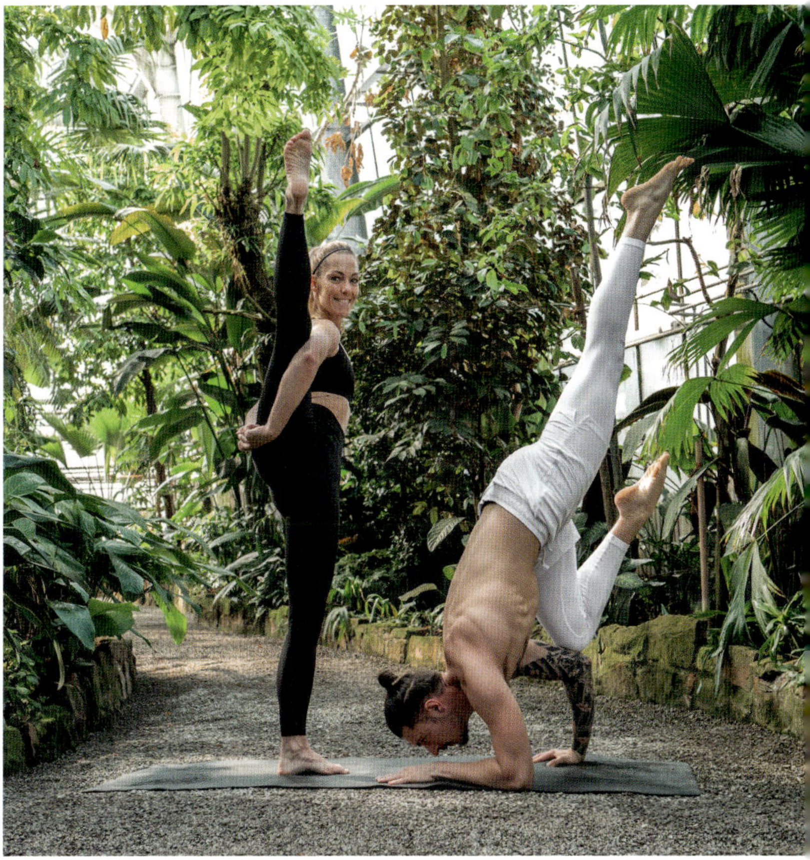

Hast du Lust, dich auf diese neue Herausforderung einzulassen? Dann beginne jetzt, deine Yogapraxis mit uns zu vertiefen und ganzheitlich auszurichten.

Wir freuen uns, dass du mit uns tiefer in die Welt des Yoga eintauchst, und wünschen dir viel Spaß bei dem Erlernen neuer Asanas.

Namasté

DEIN MAX
UND DEINE STEFFI

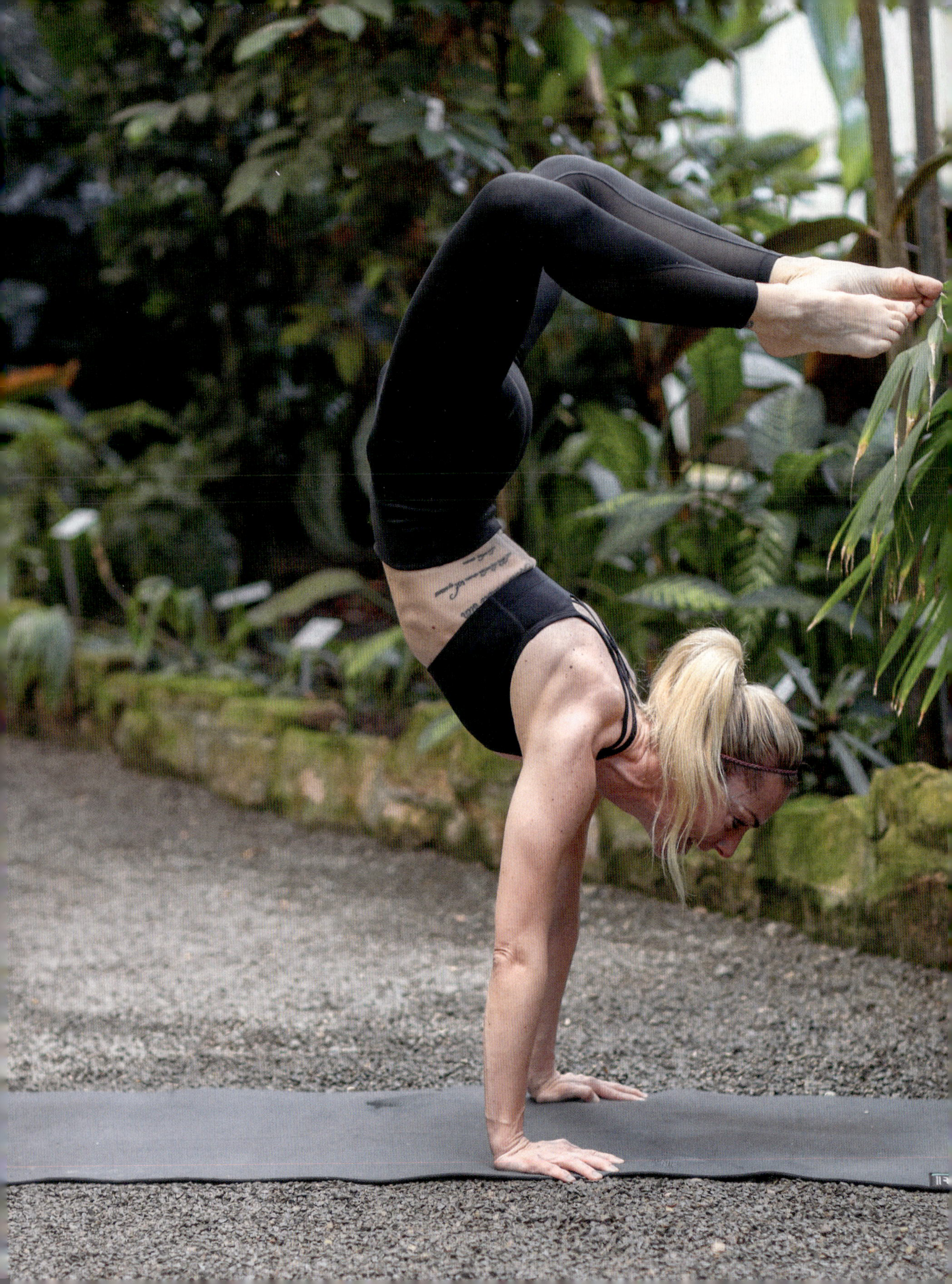

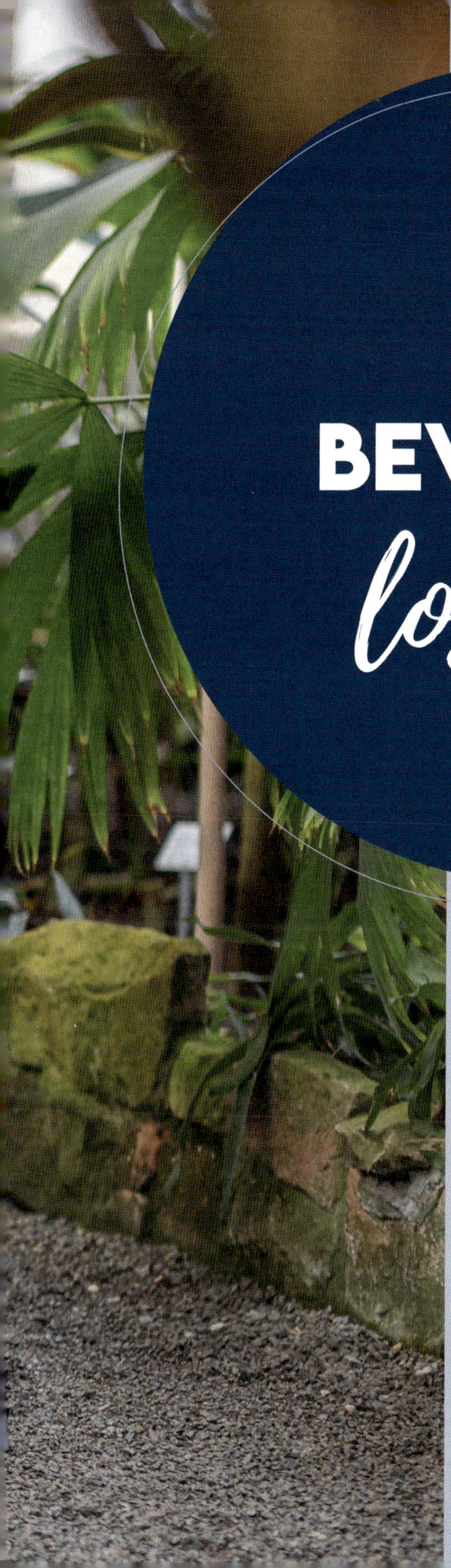

1 BEVOR DU *loslegst*

Dass du dich beim Üben der fortgeschrittenen Asanas nicht verletzt, hat für uns höchste Priorität. Deshalb solltest du die folgenden Prinzipien unbedingt beachten, da ein gewisses Verletzungsrisiko bestehen kann. Um dies zu vermeiden, ist wichtig, dass du die dargestellten Asanas korrekt ausführst und deinen Körper vor deiner Yogapraxis sinnvoll aufwärmst.

7 PRINZIPIEN FÜR EINE SICHERE UND NACHHALTIGE YOGAPRAXIS

1. Achte darauf, dass du eine gewisse Grundwärme in deinem Körper durch ein allgemeines Warm-up erzeugst, bevor du deine Yogapraxis beginnst. Dies ist besonders wichtig, wenn du in kalten Räumen praktizierst. Indem du deinen Körper aufwärmst, werden deine Muskeln, Faszien, Sehnen und Bänder geschmeidiger, wodurch sich Verletzungen verhindern lassen.
2. Vermeide es, einzelne Asanas ohne spezifisches Aufwärmen der beanspruchten Muskulatur und der Gelenke zu praktizieren. Zum Beispiel solltest du den Spagat nicht üben, wenn du zuvor die Beinrückseite nicht intensiv gedehnt und erwärmt hast. Bei einer ungenauen Ausführung könnte dies sonst zu einem Muskelfaserriss oder einer Zerrung führen. Hingegen ist vor allem ein Warm-up der Handgelenke und der Schultergelenke wichtig, wenn du eine Handbalance wie die Krähe oder den Handstand ausführst. Nur so kann ausreichend Synovialflüssigkeit (Gelenkschmiere) ausgeschüttet werden, damit keine Gelenksverletzungen entstehen.
3. Baue stets vorbereitende Übungen in deine Yogapraxis ein, bevor du dich speziellen Asanas zuwendest, die besonders viel Kraft oder ein hohes Maß an Flexibilität erfordern. In Kapitel 2 sind einige sehr effektive Übungen dargestellt, die dich optimal auf die in diesem Buch thematisierten Asanas einstimmen.
4. Akzeptiere deine eigenen körperlichen Grenzen und überschreite sie nicht. Aufgrund von alltäglichen Fehlhaltungen und -belastungen oder verletzungsbedingten Einschränkungen kann es sein, dass dir die Ausführung bestimmter Positionen besonders schwerfällt. Dies liegt nicht zuletzt daran, dass die anatomische Ausrichtung der Gelenke und Knochen von Mensch zu Mensch deutlich variiert. Abhängig davon, wie der Oberschenkelkopf in der Beckenschaufel liegt, kann es sein, dass du den Spagat und den Lotussitz mühelos praktizieren oder kaum vollständig ausführen kannst. Ebenso hängt die Ausführbarkeit der meisten gebundenen Asanas mit der Beweglichkeit im Schultergelenk zusammen. Versuche deshalb nicht zwanghaft, die Endposition einer Asana einzunehmen, sondern gehe nur so weit, wie es dir schmerzfrei möglich ist. Zudem gilt es, das richtige

Trainingspensum zu wählen. Auch dieses ist individuell verschieden. Du solltest jedoch die Belastung und die Häufigkeit deiner Praxis nur langsam steigern, um eine Überbeanspruchung zu vermeiden.

5. Übe dich in Geduld, denn Erfolg kommt nicht über Nacht! Gib deinem Körper die nötige Zeit, sich zu entwickeln, sodass sich die Muskulatur und das Gewebe an eine neue Belastung anpassen können. Möchtest du zum Beispiel eine dehnungsintensive Asana wie den Spagat erlernen, musst du dich auf eine lange Übungspraxis einstellen. Die Faszien, Bänder und Sehnen brauchen je nach Ausgangsniveau und Verspannungsgrad zumeist mehrere Monate bis Jahre, um sich zu weiten. Verglichen mit den Gewebestrukturen passt sich die beanspruchte Muskulatur etwas schneller an. Bei gezielt gesetzten Reizen findet Muskelaufbau bereits nach einigen Wochen statt. Gehe bei deiner Übungspraxis mit Bedacht vor und werde nicht übereifrig. Wählst du dein Trainingspensum zu hoch, kann diese Überbeanspruchung zu Verletzungen führen, die deinen Fortschritt ausbremsen. Sei nicht frustriert, wenn die Erfolge einige Zeit auf sich warten lassen. Du wirst erkennen, dass sich deine Geduld definitiv auszahlen wird.
6. Zögere nicht, bei deiner Yogapraxis Hilfsmittel zu verwenden. Yogablöcke, Kissen, Gurte und Parallettes (Mini-Turnbarren) können das Erlernen bestimmter Asanas hervorragend unterstützen. Der Einsatz von Hilfsmitteln kann die Ausführung einer Asana bewusst erleichtern, erschweren oder einfach einen neuen Impuls setzen. In diesem Buch wirst du an den entsprechenden Stellen auf die Verwendung von Hilfsmitteln und deren Wirkung hingewiesen. Grundsätzlich können bei fast jeder Asana Hilfsmittel benutzt werden. Wir haben uns jedoch auf die Positionen beschränkt, bei denen die Verwendung gemäß unserer Erfahrung besonders wirksam ist.
7. Berücksichtige die beiden Elemente des Trainingserfolges: Disziplin und Regeneration. Praktiziere regelmäßig, und schon bald wirst du dich nicht mehr aufraffen müssen, da dir deine Yogapraxis zur Gewohnheit geworden ist. Mit unserem Buch kannst du zu Hause, im Büro oder in der Natur üben. Dafür benötigst du lediglich eine Yogamatte. Genauso wichtig wie eine kontinuierliche Praxis ist auch die Erholung. Nimm dir ausreichend Zeit, damit sich Körper und Geist entspannen können. Achte zudem auf eine gesunde, ausgewogene Ernährung und genügend Schlaf.

DER UMGANG MIT KÖRPERLICHEN EINSCHRÄNKUNGEN UND VERLETZUNGEN – PERSÖNLICHE ERFAHRUNGEN

Sportverletzungen treten häufig infolge einer zu starken dauerhaften Belastung oder durch einen Unfall auf. Verletzungen können durch eine Überbeanspruchung aufgrund eines zu hohen Trainingspensums ausgelöst werden, aber auch ein Sturz, eine unsauber ausgeführte Haltung oder eine zu kurze Erwärmung sind denkbare Ursachen für verschiedene Verletzungen. Manche Beschwerden machen sich direkt bemerkbar, andere erst verzögert. Daher solltest du unbedingt Signale beachten, die dein Körper aussendet. Spürst du zum Beispiel während oder nach deiner Praxis einen stechenden Schmerz, der sich von einem durchaus beabsichtigten Muskel- beziehungsweise Dehnungsschmerz unterscheidet, könnte dies ein Indiz für eine Verletzung sein. Wenn du dich im Anschluss an deine Yogapraxis kraftlos fühlst und dein Leistungsniveau sinkt, könnte dies auf eine Überlastung hindeuten. Dabei ließe sich bei strikter Einhaltung der sieben Prinzipien eine Verletzung in den meisten Fällen vermeiden. Doch was ist zu tun, wenn dennoch Beschwerden auftreten? Sofern diese immer wieder vorkommen und nach einigen Tagen vollkommener Ruhe nicht abklingen, ist es ratsam, einen Arzt aufzusuchen. Selbst erfahrene Sportler haben oft mit Verletzungen zu kämpfen – das haben wir selbst schon oft beobachten können.

STEFANIE

Ich leide seit meiner Kindheit an einer Wirbelsäulenerkrankung, bei der sich die Wirbelkörper nicht quadratisch, sondern keilförmig entwickeln. Dadurch sind Bandscheibenvorfälle quasi vorprogrammiert. Damals galt – nach den wissenschaftlichen Erkenntnissen der Zeit – das Tragen eines vom Gesäß bis zum Hals reichenden Korsetts als wirksame Therapie. Doch ein dauerhaft anliegendes Korsett lässt die äußerst wichtige Stützmuskulatur in Rumpf und Rücken verkümmern. Das Ergebnis dieser falsch ausgerichteten Therapie: Bis zum 23. Lebensjahr erlitt ich vier Bandscheibenvorfälle.

Erst als ich begann, achtsam und ganzheitlich orientiert Yoga zu praktizieren, besserte sich meine Erkrankung. Ich trainierte nun regelmäßig und setzte vor allem auf Rumpf- und Rückenmuskulatur stabilisierende Übungen. Dank meiner Übungspraxis lebe ich heute weitgehend beschwerdefrei.

MAX

Im Gegensatz zu Stefanies genetisch bedingter Erkrankung habe ich mich an den Schultergelenken und am Handgelenk verletzt. Wahrscheinlich habe ich mich über längere Zeit körperlich zu sehr gefordert und zu häufig zu intensiv trainiert, sodass sich die Rotatorenmanschette und die am Oberarmkopf ansetzenden Sehnen entzündet haben. Im Jahr 2020 entdeckte ich meine Leidenschaft für Handbalancen, war völlig euphorisch und praktizierte täglich zwei bis drei Stunden. Etwas mehr Regeneration hätte mir wohl gutgetan und die Entzündung verhindern können. Glücklicherweise hatte ich einen guten Arzt, der mich optimal beraten hat, und durch die anschließende physiotherapeutische Behandlung verschwanden die Beschwerden nach wenigen Monaten. Meine Verletzung des *Discus triangularis* am Handgelenk basiert vermutlich auf einer Kombination aus einem Sturz und Überlastung. Dank ärztlicher und physiotherapeutischer Betreuung konnten meine Schmerzen bald gelindert werden.

An dieser Stelle möchten wir dich daran erinnern, dass die Regeneration des Körpers ein nicht zu vernachlässigender Bestandteil einer nachhaltigen Yogapraxis ist und dass du diesen Teil der Praxis ernst nehmen solltest. Erschöpfungssymptome oder ein Bedürfnis nach Ruhe solltest du nicht ignorieren. Auch wenn Yoga dir viel Spaß macht und du zielstrebig bist, ist es wichtig, nicht übereifrig zu werden.

Jede Verletzung ist kräfteraubend und demotivierend, vor allem wenn die Beschwerden auch im Alltag auftreten. Sofern du aktuell verletzt bist oder dich irgendwann verletzten solltest, möchten wir dich ermuntern, niemals aufzugeben und positiv gestimmt zu bleiben. Die richtige Behandlung, viel Geduld und eine achtsame Praxis tragen häufig zu einer vollständigen Heilung bei. Nichtsdestotrotz wünschen wir dir, dass dich dieses unangenehme Thema nie ernsthaft betreffen wird.

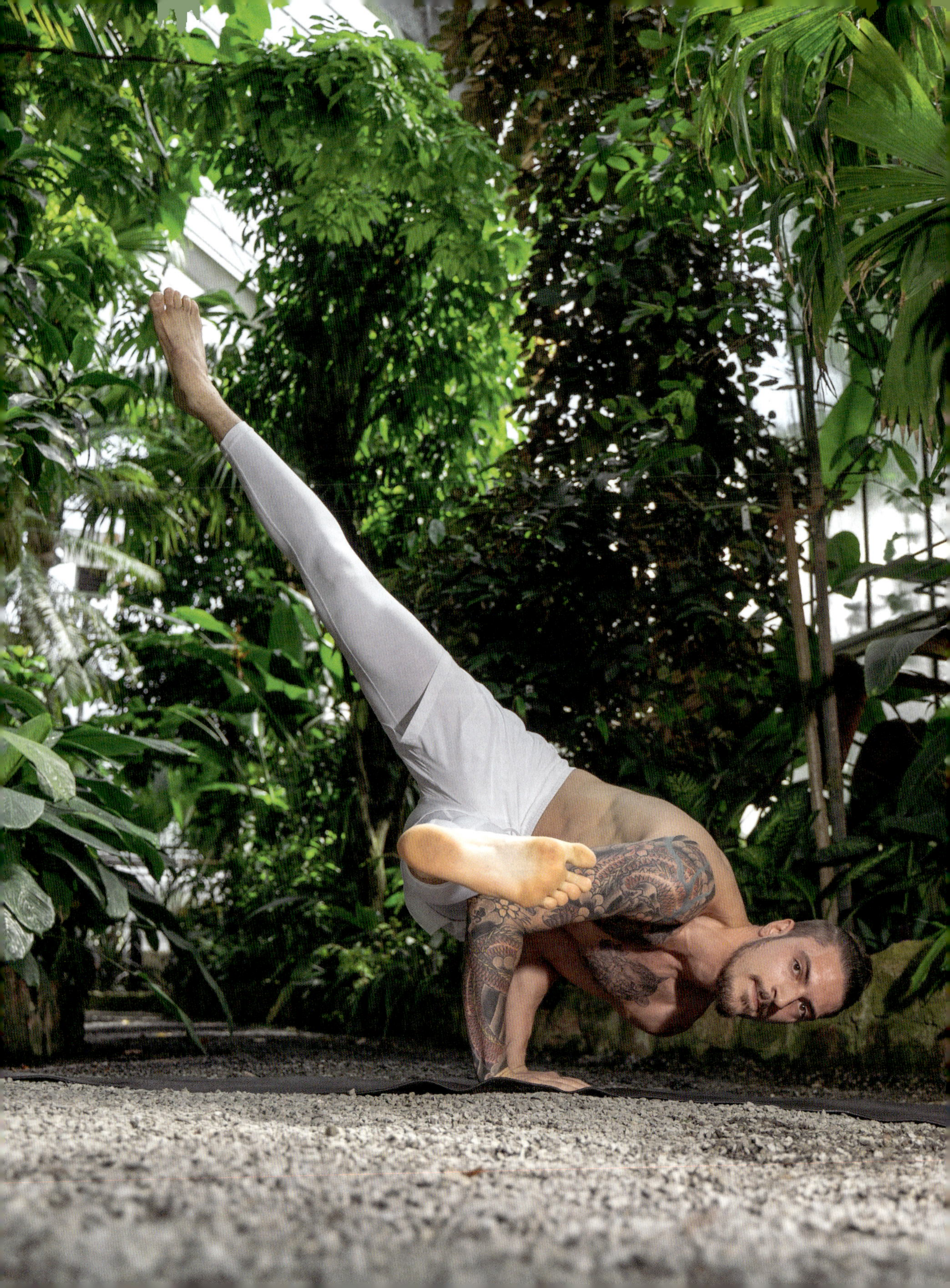

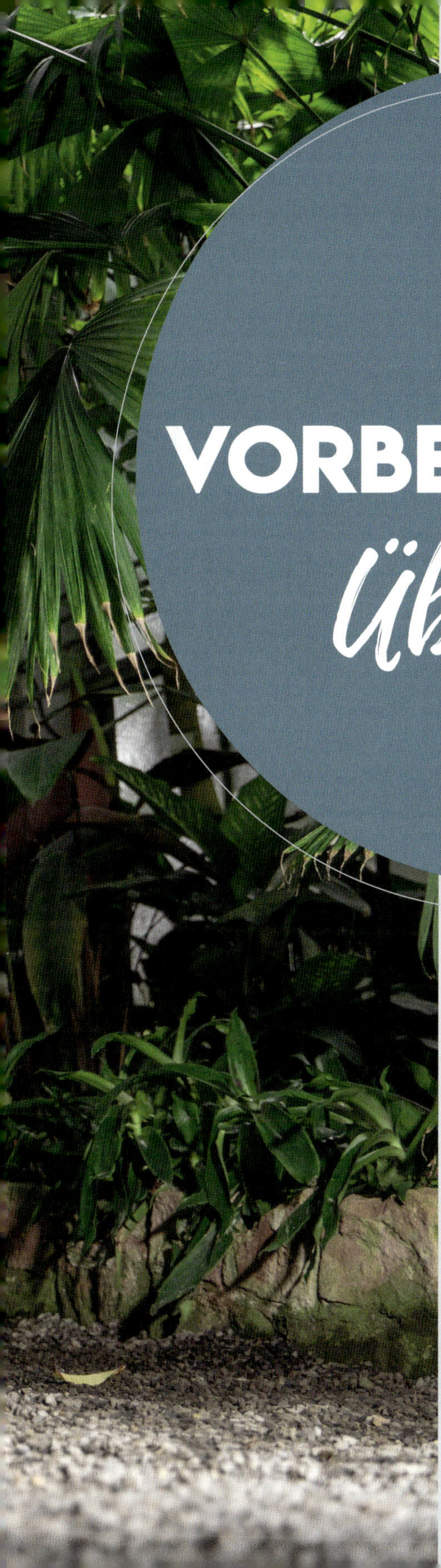

2 VORBEREITENDE *Übungen*

Die gezielte Vorbereitung auf eine fortgeschrittene Asana-Praxis ist essenziell, um Verletzungen und Überlastungen zu vermeiden. Dabei solltest du unbedingt die drei Kernelemente fortgeschrittener Positionen beachten: Kraft, Flexibilität und Balance. Dementsprechend stellen wir dir in diesem Kapitel Kräftigungsübungen für den Muskelaufbau, Dehnübungen für mehr Beweglichkeit und Flexibilität sowie Stabilitätsübungen für einen festen Stand vor.

KRÄFTIGUNGSÜBUNGEN ZUM AUFBAU DER ERFORDERLICHEN MUSKULATUR

Insbesondere vor dem Einstieg in das Praktizieren von Handbalancen empfiehlt es sich, die primär beanspruchte Muskulatur zu kräftigen und aufzubauen, damit du in der Lage bist, die Asanas einige Atemzüge lang zu halten. Erst dann kann sich deren Wirkung voll entfalten. Wir zeigen dir ein paar effektive Übungen, mit denen du die nötige Kraft aufbaust und deinen Körper optimal vorbereitest.

DER STÜTZ (UTTHITA CHATURANGA DANDASANA)

1. Beginne im herabschauenden Hund.
2. Schiebe deinen Körper nach vorn, bis sich die Schultern auf einer senkrechten Linie genau über den Handgelenken befinden. Richte den Blick zum Boden, sodass deine Halswirbelsäule gestreckt ist und eine Linie bildet. Spanne deinen ganzen Körper von den Beinen bis zu den Armen an und schiebe die Schulterblätter auseinander, damit deine Schultern nicht an den Ohren kleben. Ziehe den Bauchna-

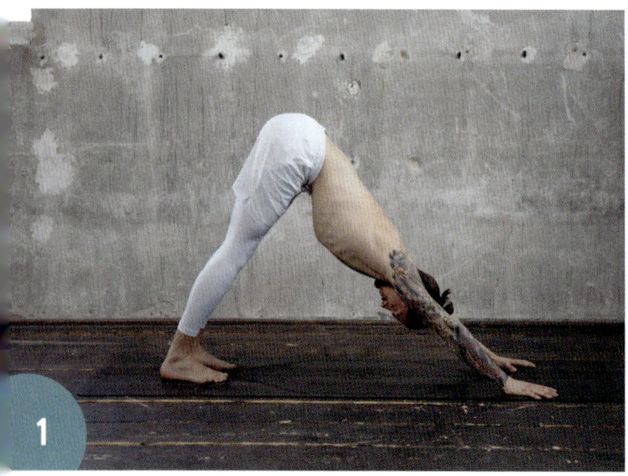

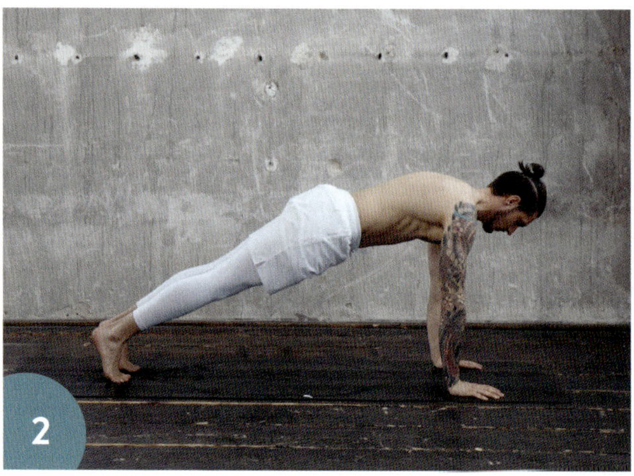

bel mit der Ausatmung nach innen und oben in Richtung Wirbelsäule, um die Rumpfmuskulatur zu aktivieren. Spreize deine Finger weit auseinander und schiebe die Fingerspitzen in die Matte. Deine Zehen und deine Handflächen sind mit der Erde verwurzelt. Mache deinen Körper lang, indem du deinen Scheitel nach vorn schiebst und dein Steißbein nach hinten ziehst. Lass den Atem dabei sanft und gleichmäßig fließen. Halte diese Position für 8 bis 12 Atemzüge, um Kraft und Stabilität aufzubauen.

TIPPS

- Achte darauf, dass dein Gesäß mit dem restlichen Körper eine Linie bildet und nicht zu weit nach oben schiebt.
- Richte den Blick zum Boden, sodass die Halswirbelsäule weder überstreckt noch gekrümmt ist, sondern mit der restlichen Wirbelsäule eine Linie bildet.
- Platziere deine Hände genau unter den Schultern, sodass Handgelenk, Ellbogen und Schulter auf einer vertikalen Linie liegen.

WIRKUNG

Im Stütz wird die Arm-, Schulter-, Rumpf-, Bauch-, Bein-, und Gesäßmuskulatur beansprucht. Diese statische Position kräftigt den ganzen Körper und trägt somit zu einer besseren Haltung bei, da die Wirbelsäule aufgerichtet und in der Länge stabilisiert wird. Der Stütz stellt eine optimale Vorbereitung für die Yogapraxis dar, denn die Ausführung einiger fortgeschrittener Asanas erfordert eine starke Rumpfmuskulatur, die die Wirbelsäule stabilisiert.

DER TIEFE LIEGESTÜTZ (CHATURANGA DANDASANA)

1. Beginne im herabschauenden Hund.
2. Schiebe deinen Körper nach vorn in den Stütz und halte diesen drei bis vier tiefe Atemzüge lang.
3. Verlagere dein Gewicht mit der Ausatmung etwas weiter nach vorn und sinke in den tiefen Liegestütz, indem du die Arme beugst, bis ein 90-Grad-Winkel zwischen Oberarm und Unterarm entsteht. Zieh den Bauchnabel nach innen und oben in Richtung Wirbelsäule, um die Rumpfmuskulatur zu aktivieren und den Körper zu stabilisieren. Deine Ellbogen liegen eng an den Rippenbögen. Schiebe deine Schultern weg von den Ohren, sodass dein Körper in einer Linie ausgerichtet ist. Halte den tiefen Liegestütz für 1 bis 2 Atemzüge, bevor du den Körper kontrolliert ablegst.
4. Komm mit der nächsten Einatmung zum Ausgleich in eine sanfte Rückbeuge und Herzöffnung. Hebe hierzu aus der Bauchlage den Oberkörper an.
5. Schiebe dich mit der Ausatmung in den herabschauenden Hund. Wiederhole diesen Flow zur Kräftigung des gesamten Körpers 8- bis 12-mal.

TIPP

Achte darauf, dass dein Rücken nicht durchhängt. Aktiviere die Rumpfmuskulatur, damit dein Körper von den Füßen bis zum Kopf eine gerade Linie bildet.

WIRKUNG

Der tiefe Liegestütz ist eine dynamische Übung, die aus dem Stütz beziehungsweise der sogenannten schiefen Ebene ausgeführt wird. Hier wird ebenfalls die Arm-, Schulter-, Rumpf-, Bauch-, Bein-, und Gesäßmuskulatur gekräftigt. Zudem trainiert diese Übung durch das aktive Wegdrücken vom Boden insbesondere die Brustmuskulatur.

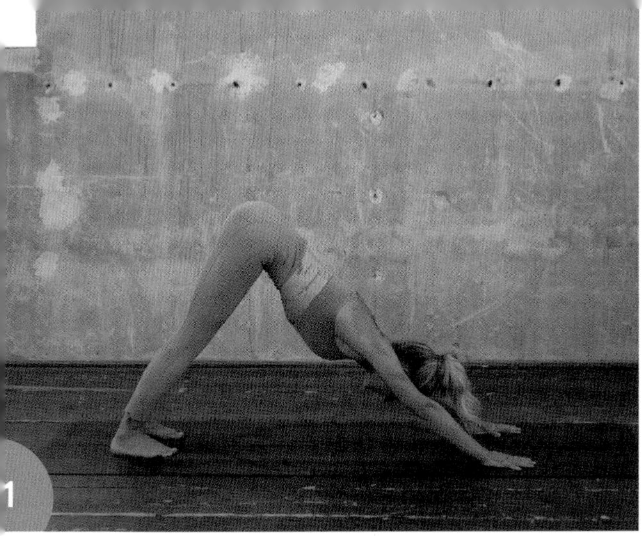
1

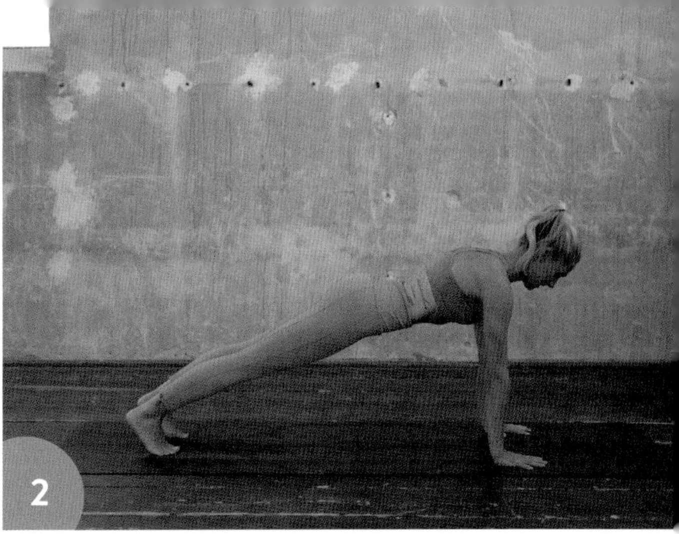
2

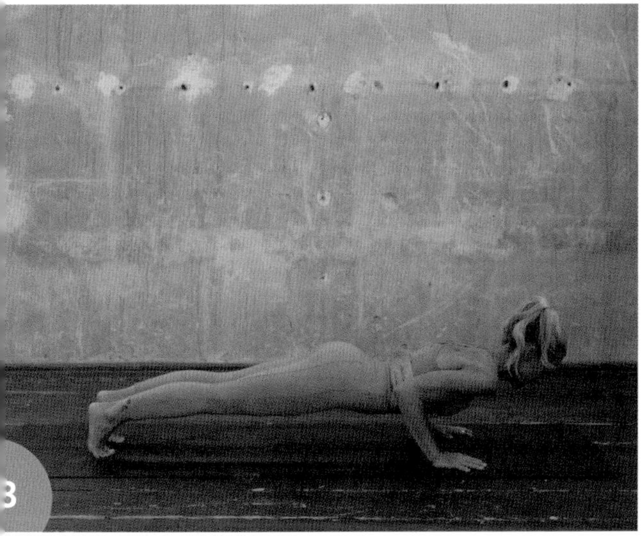
3

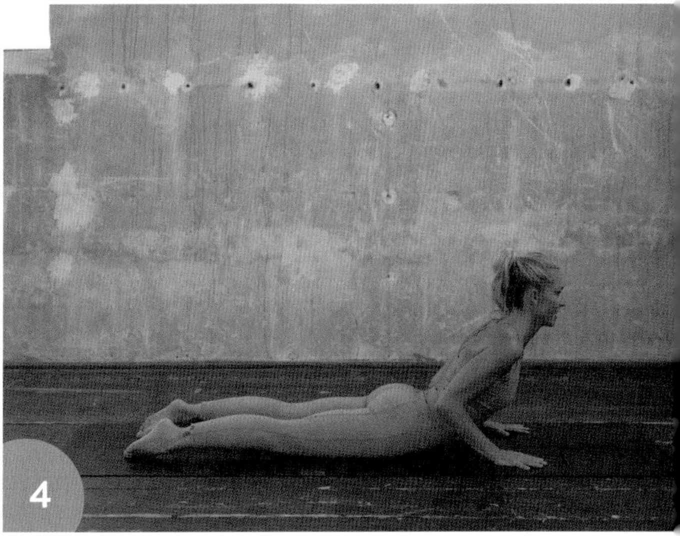
4

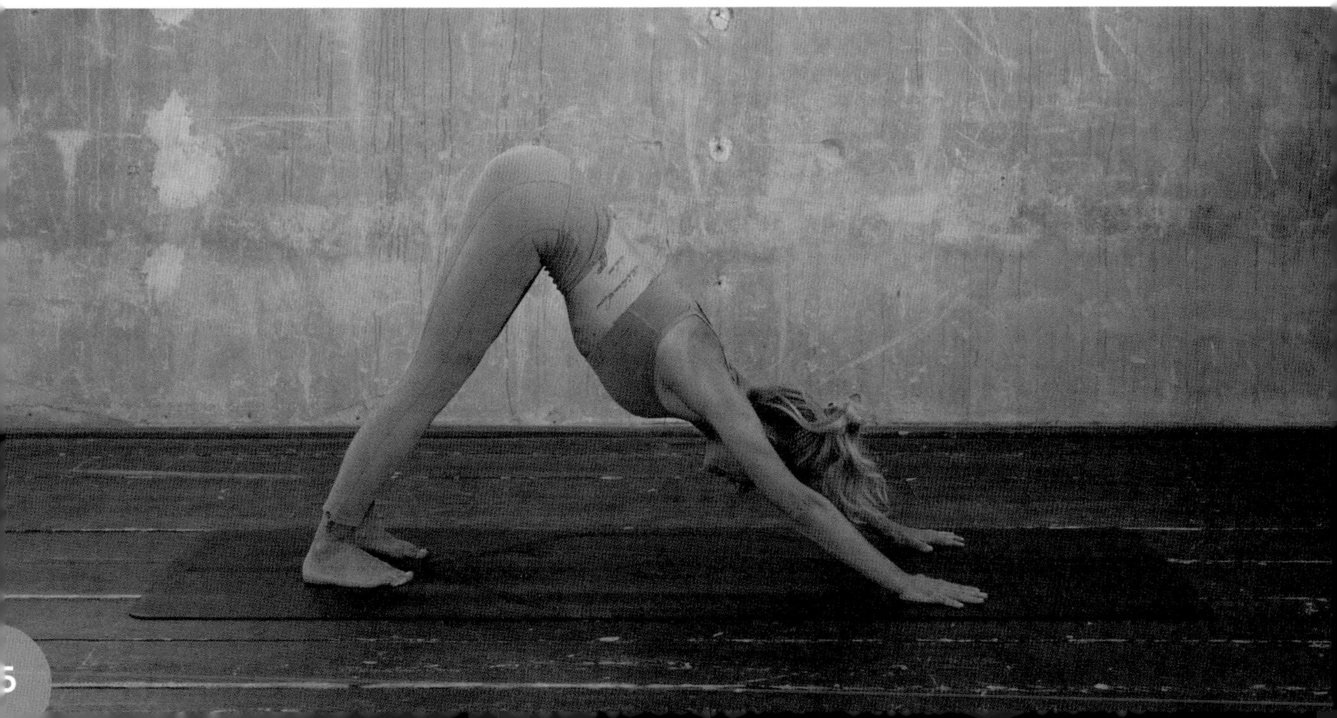
5

DER SEITSTÜTZ (VASISTHASANA)

1. Beginne im herabschauenden Hund.
2. Schiebe deinen Körper nach vorn in den Stütz.
3. Drehe dich aus der Körpermitte mit der Ausatmung nach rechts und hebe den rechten Arm nach oben. Dein linkes Handgelenk liegt mit deinen Schultern auf einer vertikalen Linie, die bis zu den Fingerspitzen deiner rechten Hand reicht. Verlagere dein Gewicht auf die linke Fußaußenseite und lege deinen rechten Fuß entweder auf deinem linken oder direkt vor diesem auf der Matte ab. Wenn deine Füße übereinander platziert sind, dann presse deine Oberschenkel gegeneinander, um Kraft und Stabilität im Seitstütz aufzubauen. Dein ganzer Körper bildet nun eine gerade Linie.
4. Drehe den Kopf zu dem gestreckten Arm und richte den Blick auf deine rechte Hand, wenn du einen Schritt weiter gehen möchtest. Rotiere nur so weit, wie es deine Halswirbelsäule zulässt. Wenn du die Dehnung der Körperflanke intensivieren willst, dann ziehe die rechte Schulter an den Körper heran und strecke den aufgespannten Arm über den Kopf, bis eine gerade Linie zwischen Ferse und Fingerspitzen entsteht. Halte die von dir gewählte Variante des Seitstützes für 5 bis 10 Atemzüge.
5. Schiebe dich über den klassischen Stütz zurück in den herabschauenden Hund, bevor du auf die rechte Seite wechselst.

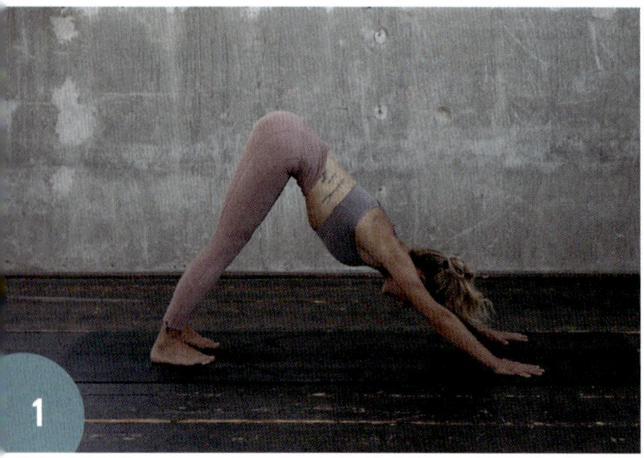

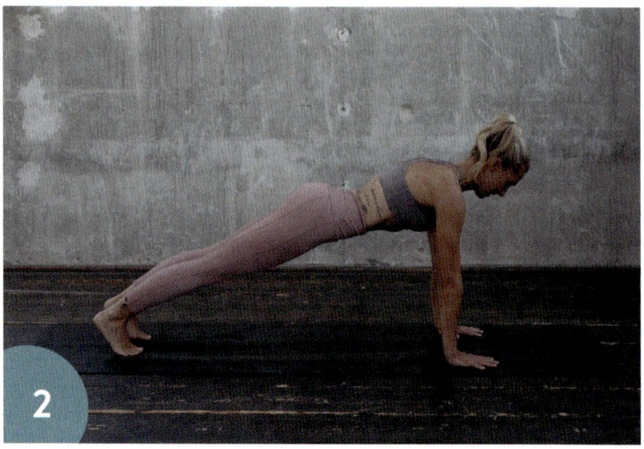

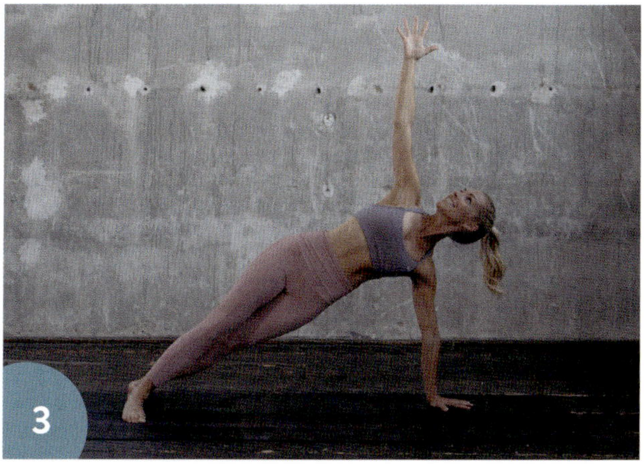

3

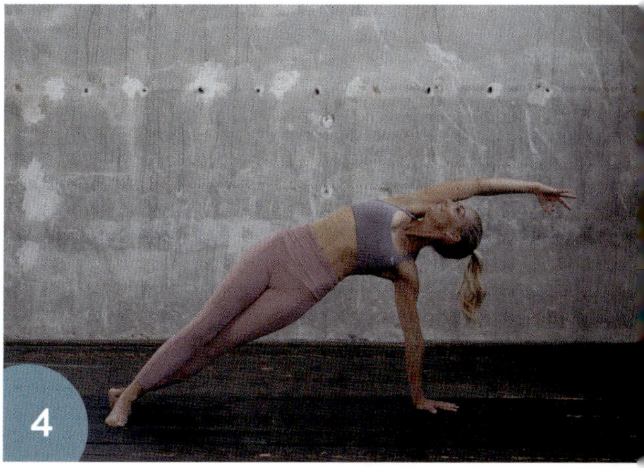

4

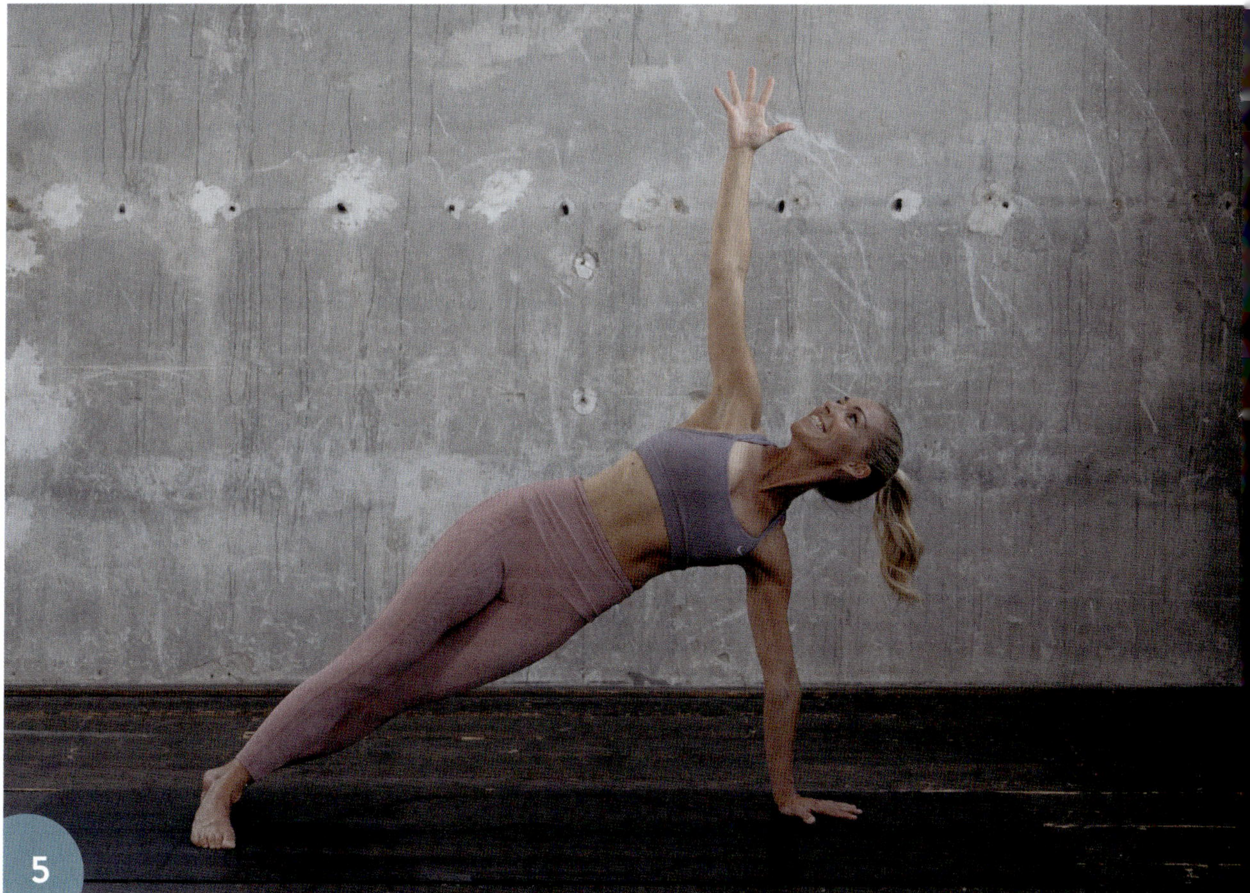

5

VARIANTE FÜR FORTGESCHRITTENE

Löse im Seitstütz den unteren Fuß vom Boden und winkle das Bein an, sodass das Knie nach vorn zeigt. Halte auch diese Variante für 5 bis 10 Atemzüge.

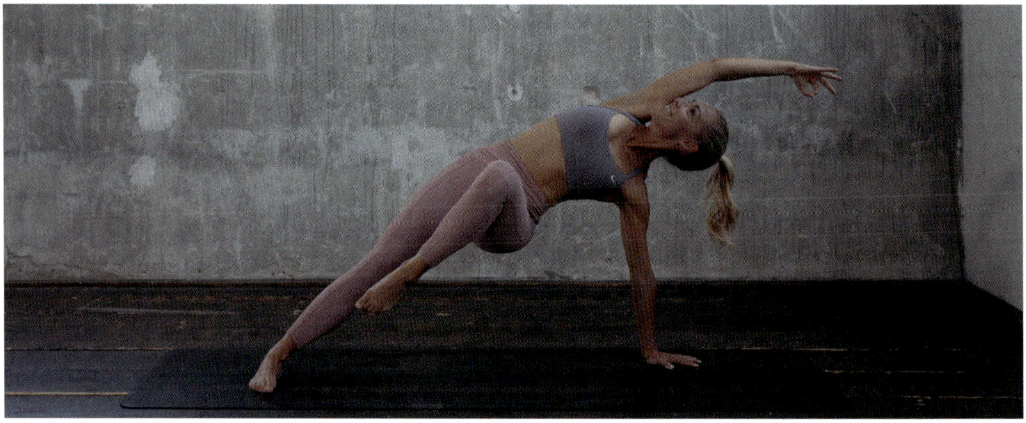

TIPPS

- Versuche, den Körper in einer geraden Linie von der Ferse über die Beinaußenseite bis zum Scheitel zu strecken. Halte dazu die Spannung im ganzen Körper aufrecht, sodass deine Hüfte und dein Gesäß nicht nach unten sinken.
- Platziere deine Hand genau unterhalb der Schulter auf der Matte, damit das Schultergelenk und das Handgelenk auf einer vertikalen Linie liegen.

WIRKUNG

Im Seitstütz werden vor allem die schräge und die tiefer liegende quer verlaufende Bauchmuskulatur aktiviert. Darüber hinaus kräftigt diese statische Stützvariante die Arm- und Schultermuskulatur sowie die im Bereich der Schulter und des Schulterblattes ansässige Muskelgruppe der Rotatorenmanschette. Wenn der obere Arm über den Kopf in die Länge zieht, kann zudem die Körperflanke intensiv gedehnt werden.

ARMSTRECKUNG IN DER BAUCHLAGE

1. Lege dich mit geschlossenen Beinen und Füßen auf den Bauch. Lege deine Fußrücken auf der Matte ab und strecke die Arme neben dem Kopf lang nach vorn aus. Dein Körper bildet nun eine Linie von den Zehen bis zu den Fingerspitzen. Drehe die Handflächen zueinander und richte den Blick auf die Matte.
2. Ziehe den Bauchnabel mit der Ausatmung nach innen und oben in Richtung Wirbelsäule, um die Rumpfmuskulatur zu aktivieren. Schiebe gleichzeitig das Steißbein Richtung Matte, damit der untere Rücken stabilisiert wird. Hebe die gestreckten Arme mit der Einatmung ein paar Zentimeter an und halte diese Position bis zu einer halben Minute lang. Lass den Atem gleichmäßig fließen.

TIPP

Konzentriere dich auf die Rumpfspannung, damit dein Körper in einer Linie bleibt.

WIRKUNG

Diese Übung eignet sich hervorragend als Vorbereitung für alle Handbalancen, da die Rumpfmuskulatur und der untere Rücken trainiert werden. Diese Bereiche tragen maßgeblich zur Stabilisierung der Wirbelsäule in intensiven Positionen wie dem Handstand bei.

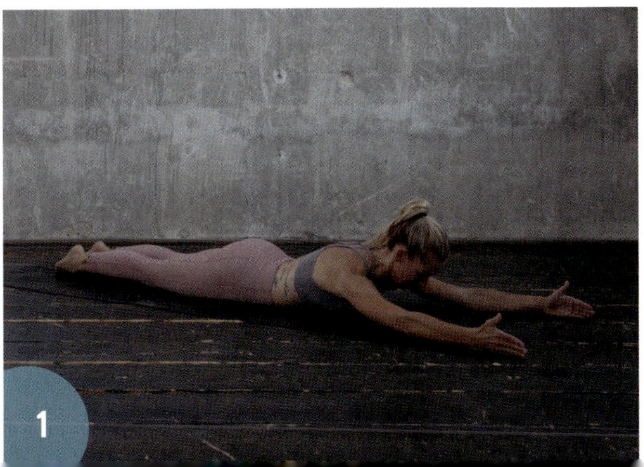

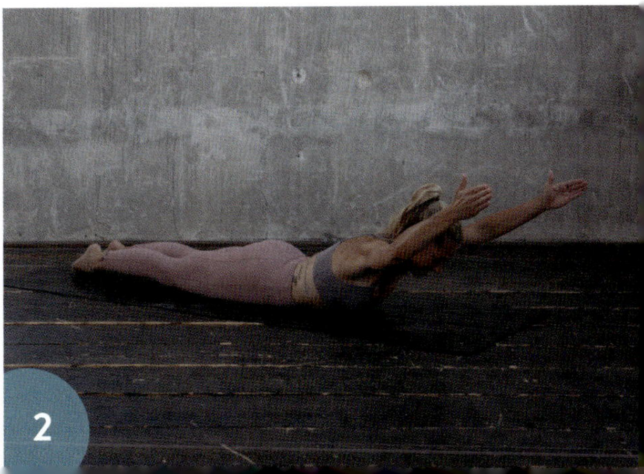

SHOULDER TAPS IM STÜTZ

1. Beginne im herabschauenden Hund.
2. Schiebe deinen Körper nach vorn in den Stütz, bis sich die Schultern auf einer senkrechten Linie genau über den Handgelenken befinden. Richte den Blick zum Boden, sodass deine Halswirbelsäule gestreckt ist. Aktiviere die Rumpfmuskulatur, indem du den Bauchnabel nach innen und oben zur Wirbelsäule ziehst, und schiebe beide Hände gleichmäßig in die Matte, um Spannung im ganzen Körper aufzubauen.
3. Fokussiere dich auf deine linke Körperseite und verlagere dein Gewicht bewusst in die linke Handfläche, damit du deine rechte Hand vom Boden lösen kannst. Berühre langsam deine linke Schulter mit der rechten Hand und platziere diese anschließend wieder auf der Matte.
4. Verlagere nun dein Gewicht in die rechte Handfläche, löse die linke Hand und berühre deine rechte Schulter. Wiederhole diese Übungsreihenfolge 10-mal.

TIPPS

- Achte darauf, dass du bei den Shoulder Taps die Spannung im ganzen Körper aufrechterhältst und deine Hüfte nicht zur Seite ausweicht, sondern stabil bleibt.
- Platziere deine Hände genau unterhalb der Schultern auf der Matte, sodass die Schulter- und Handgelenke auf einer vertikalen Linie liegen.

WIRKUNG

Shoulder Taps beanspruchen primär die Rumpfmuskulatur und kräftigen somit die Bauchmuskeln wie auch die Muskelstränge im Bereich der Lendenwirbelsäule. Darüber hinaus fördert diese dynamische Stützvariante die Koordination und stärkt die Arm- und Schultermuskulatur.

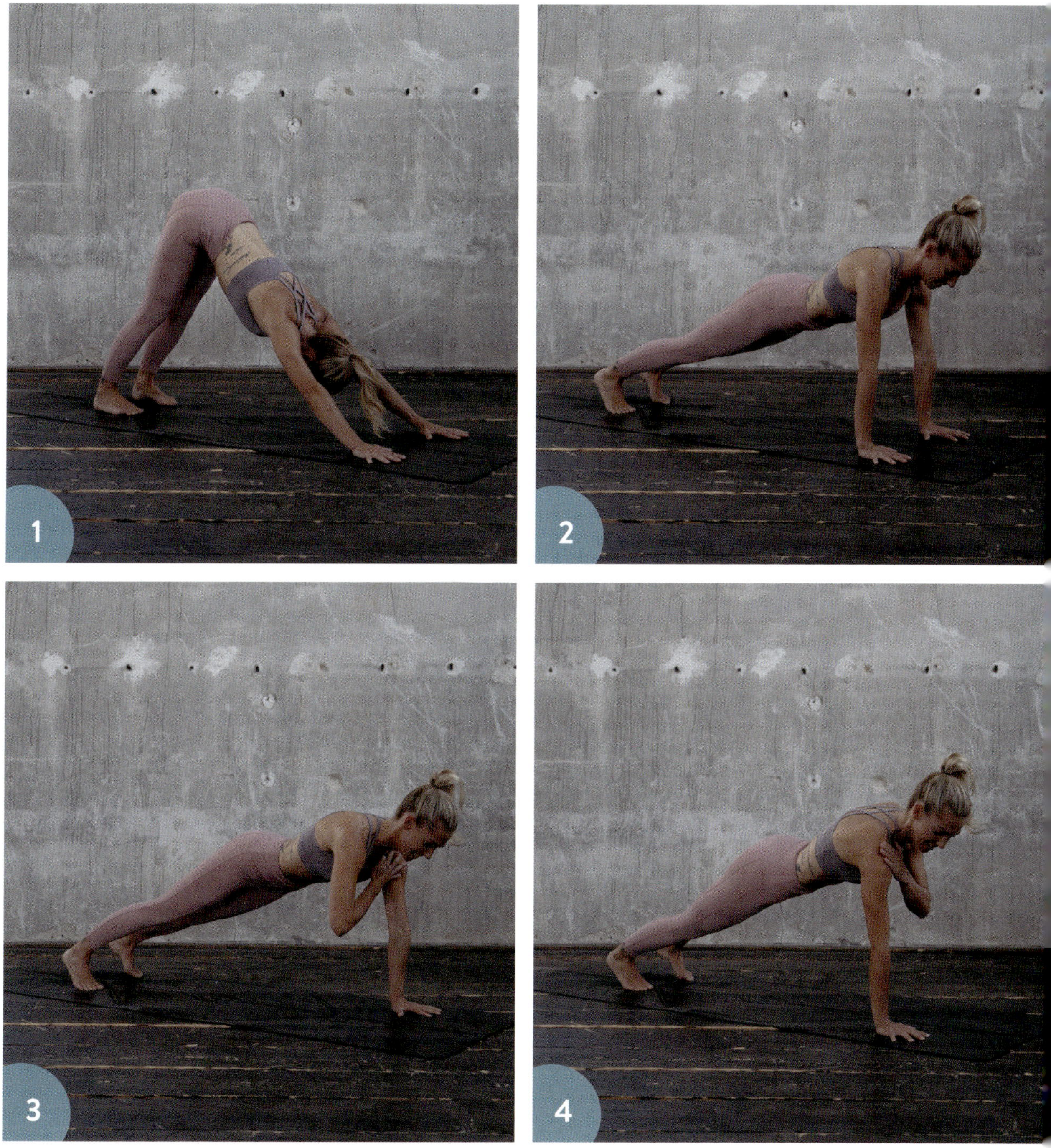
1
2
3
4

ARMHEBEN-KOMBINATION IN DER BAUCHLAGE

1. Lege dich mit hüftbreit geöffneten Beinen und Füßen auf den Bauch. Lege deine Fußrücken auf der Matte ab und strecke die Arme neben dem Kopf lang nach vorn aus. Dein Körper bildet nun eine Linie von den Zehen bis zu den Fingerspitzen. Drehe die Handflächen nach unten zum Boden und richte den Blick auf die Matte.
2. Ziehe den Bauchnabel mit der Ausatmung nach innen und oben in Richtung Wirbelsäule, um die Rumpfmuskulatur zu aktivieren. Schiebe gleichzeitig das Steißbein Richtung Matte, damit der untere Rücken stabilisiert wird. Hebe die gestreckten Arme mit der Einatmung und ziehe sie angewinkelt zur Brust, sodass sich dein Oberkörper in einer leichten Rückbeuge vom Boden löst. Ziehe deine Schulterblätter zusammen und halte diese Position für 2 Atemzüge.
3. Strecke nun die Arme, ohne den Boden zu berühren, zu beiden Seiten aus, sodass dein Körper von oben dem Buchstaben T gleicht.
4. Winkle deine Arme wieder an und führe sie erneut eng an den Körper heran. Bleibe in dieser Position für 2 Atemzüge.
5. Komm in die Ausgangsposition mit nach vorn gestreckten Armen zurück und lege den ganzen Körper auf die Matte ab. Wiederhole diese Übung 10- bis 15-mal.

TIPP

Konzentriere dich auf die Rumpfspannung, damit dein Körper in einer Linie bleibt.

WIRKUNG

In dieser Übung werden Arme und Schultern sowie die gesamte Rückenmuskulatur trainiert. Zudem ist die Rumpfmuskulatur stabilisierend aktiv.

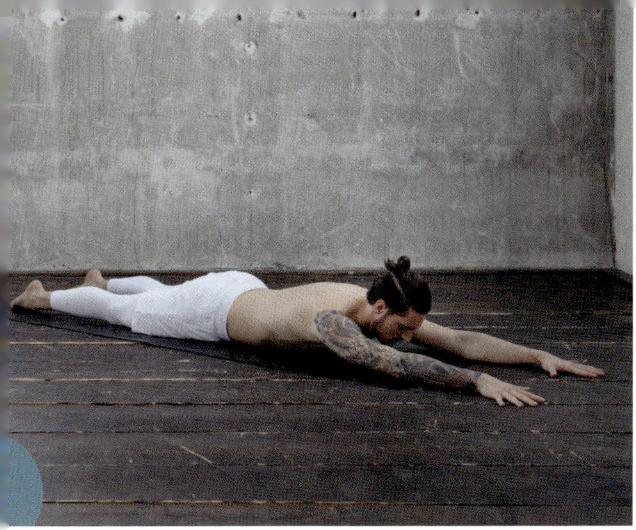

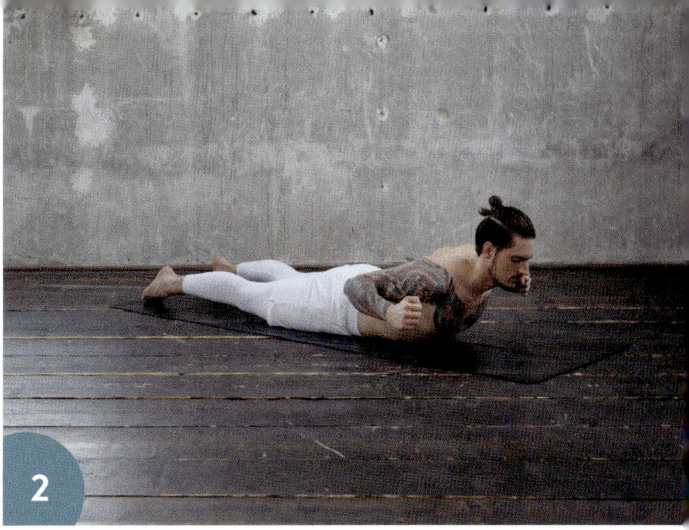

2

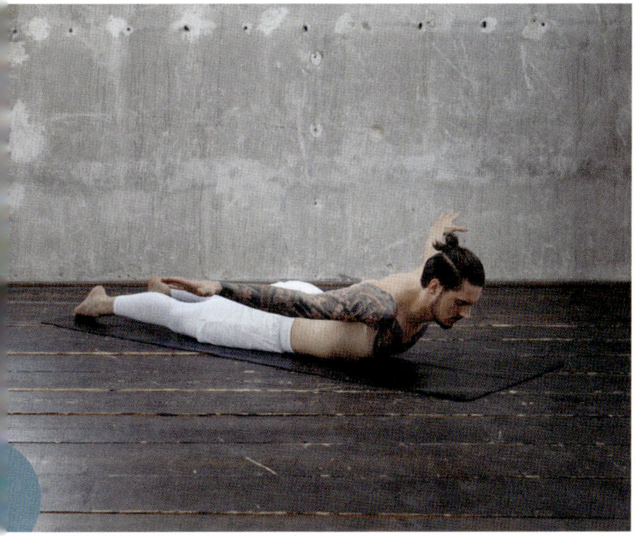

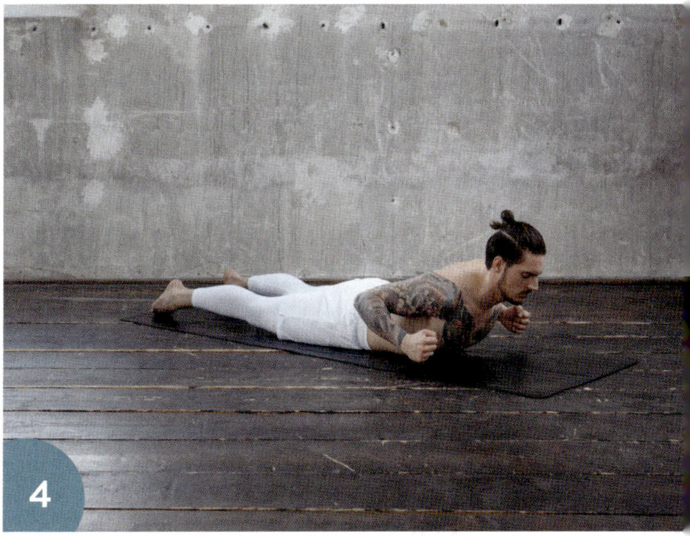

4

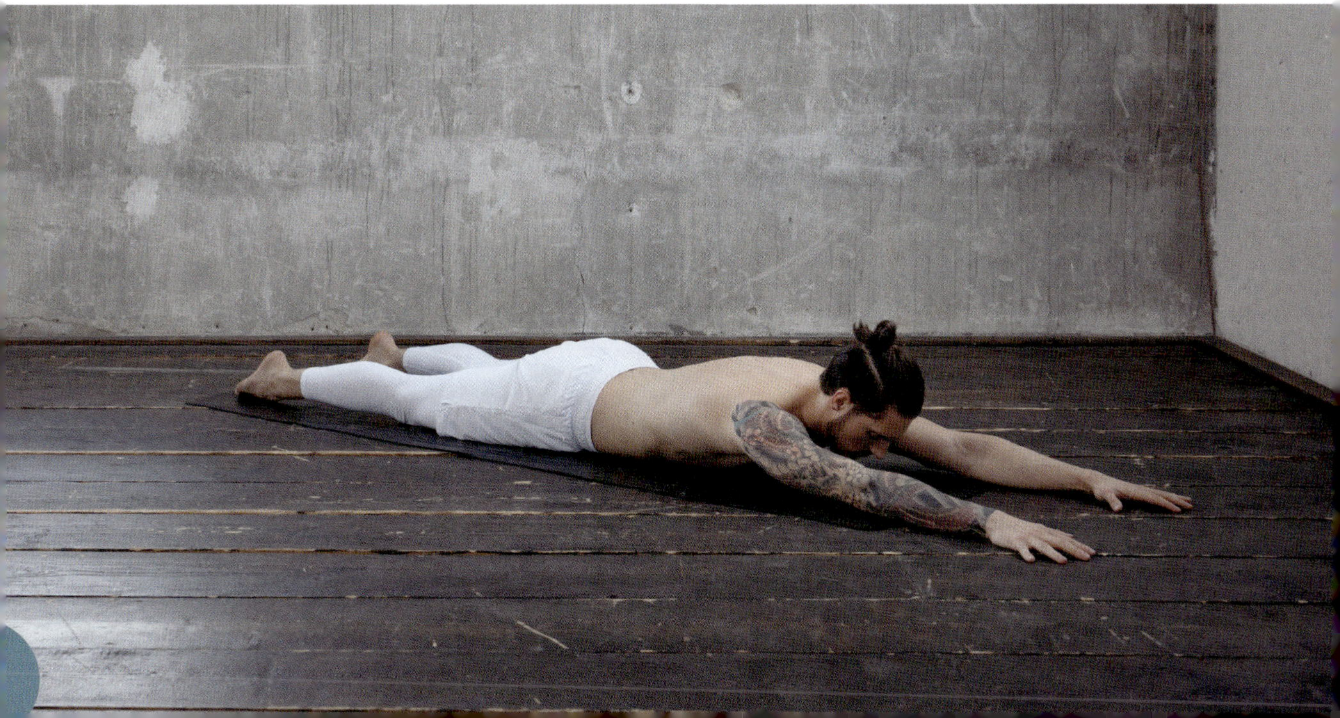

DIE HEUSCHRECKE (SHALABHASANA)

1. Lege dich mit ausgestreckten Beinen und hüftbreit voneinander entfernten Füßen auf den Bauch. Lege deine Fußrücken auf der Matte ab und strecke die Arme am Körper entlang in Richtung deiner Füße aus. Drehe die Handflächen nach unten zum Boden und lege deine Stirn ab. Ziehe den Bauchnabel mit der Ausatmung nach innen und oben in Richtung Wirbelsäule, um die Rumpfmuskulatur zu aktivieren.
2. Hebe Arme und Beine mit der Einatmung vom Boden an. Schiebe deine Arme zu den Füßen und richte den Oberkörper weiter auf. Dein Blick ist nach vorn gerichtet. Du kannst die Halswirbelsäule strecken und nach oben schauen, wenn es sich für dich gut anfühlt, um deine Brustmuskulatur zu weiten. Halte diese Position für 5 Atemzüge. Wiederhole diese Asana bis zu 3-mal.

TIPPS

- Achte darauf, dass du die Rumpfspannung in deinem Körper aufrechterhältst.
- Lass den Atem gleichmäßig fließen und vermeide es, die Luft anzuhalten.

WIRKUNG

Diese Asana kräftigt primär die Muskulatur des unteren Rückens sowie die gesamte Rumpfmuskulatur. Diese dienen der Stabilisierung und Aufrichtung der Wirbelsäule. Aufgrund der intensiven Rückbeuge wird die gesamte Körpervorderseite, insbesondere die Brust-, Bauch und Schultermuskulatur gedehnt. Das Anheben der Beine trainiert zudem die hintere Oberschenkelmuskulatur, die Waden- und Gesäßmuskeln.

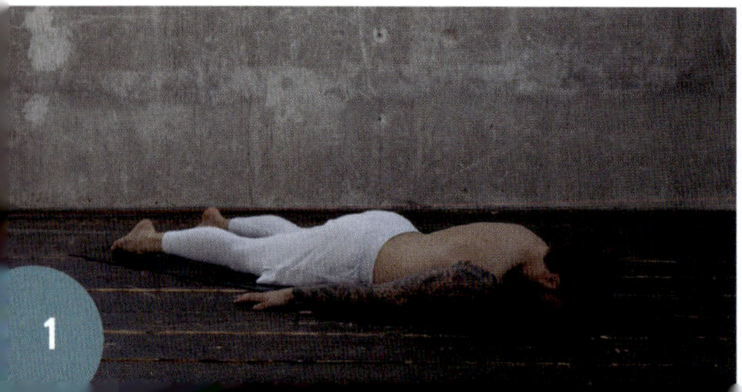

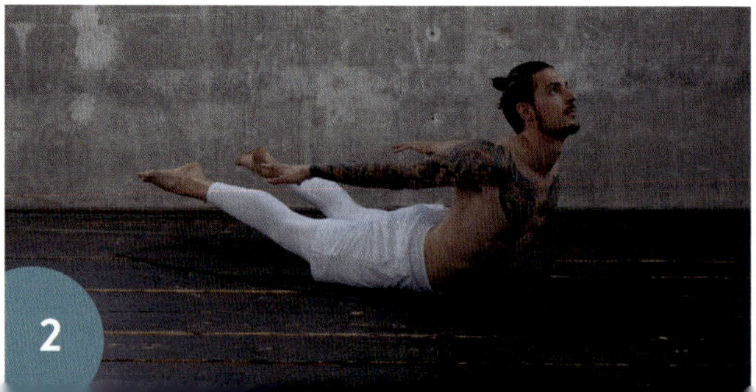

TUCK SIT AUF YOGABLÖCKEN

1. Platziere zwei Blöcke parallel zueinander und schulterbreit entfernt mit der schmalen Seite auf der Matte. Hocke dich zwischen die Blöcke und umgreife diese mit deinen Händen.
2. Drücke dich nun aus der Kraft der Schultern und Arme nach oben, bis diese gestreckt sind und sich deine Füße von der Matte lösen. Ziehe die angewinkelten Beine zur Brust, damit auch deine Füße knapp über dem Boden schweben. Aktiviere die Rumpfmuskulatur und halte die Spannung in deinen Armen aufrecht. Setze deine Füße nach 5 bis 10 Atemzügen langsam wieder ab.

TIPPS

- Achte darauf, dass die Schultern genau senkrecht über den Handgelenken ausgerichtet sind.
- Schließe die Beine, bevor du sie zur Brust ziehst, um Stabilität aufzubauen und die Rumpfspannung zu erhöhen.

WIRKUNG

Der Tuck Sit ist eine statische Übung, die Schultern, Arme sowie Handgelenke kräftigt und zudem die Rumpfmuskulatur intensiv trainiert.

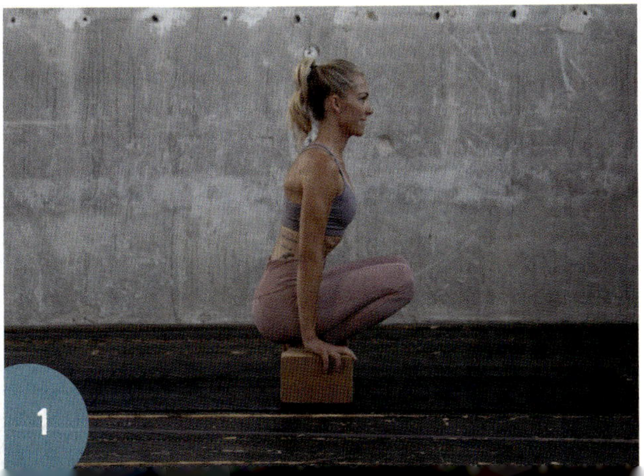

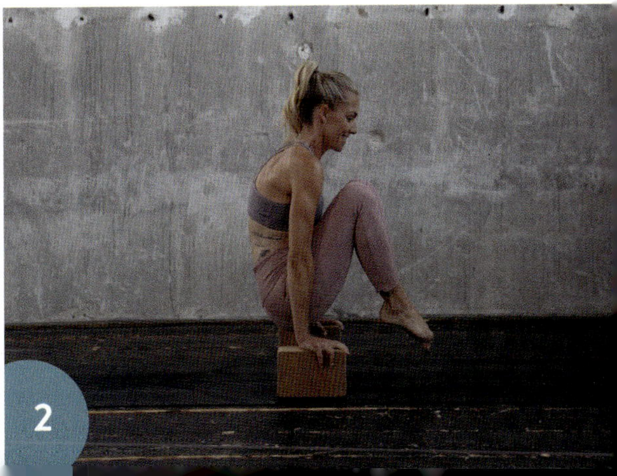

MOUNTAIN-CLIMBER-KOMBINATION

1. Beginne diese Übung im Vierfüßlerstand und forme deine Hände zu Fäusten. Drücke die Fingerrücken fest in die Matte und drehe die Ellbogen nach hinten.
2. Steige mit den Füßen nach hinten und schiebe deinen Körper in den Stütz, bis deine Schultern auf einer senkrechten Linie genau über den Handgelenken liegen. Richte den Blick zum Boden, sodass deine Halswirbelsäule gestreckt ist. Aktiviere die Rumpfmuskulatur, indem du den Bauchnabel nach innen und oben zur Wirbelsäule ziehst.
3. Ziehe dein rechtes Bein zwischen die Arme, runde den Rücken, bis sich dein rechtes Knie und deine Stirn berühren. Halte diese Position für 3 Atemzüge.
4. Schiebe dich in den Stütz zurück und lass das rechte Bein angewinkelt zwischen den Armen schweben.
5. Ziehe es nun zum rechten Oberarm und halte für 3 Atemzüge.
6. Komm in den Stütz zurück, indem du den rechten Fuß neben dem linken absetzt. Wiederhole die Übungsreihenfolge mit dem linken Bein und führe insgesamt 10 Durchgänge pro Seite aus.

TIPP

Halte die Rumpfspannung aufrecht, damit deine Hüfte und dein Gesäß während dieser Übung nicht nach unten sinken.

WIRKUNG

Diese Übung kräftigt primär die seitlichen Bauchmuskeln und fördert die Koordination. Zudem werden die gesamte Rumpfmuskulatur, der Hüftbeuger und die Oberschenkelmuskulatur des angehobenen Beins trainiert. Aufgrund der Ausführung auf den Fäusten werden auch die Handgelenke sowie die Schulter- und Armmuskulatur gekräftigt.

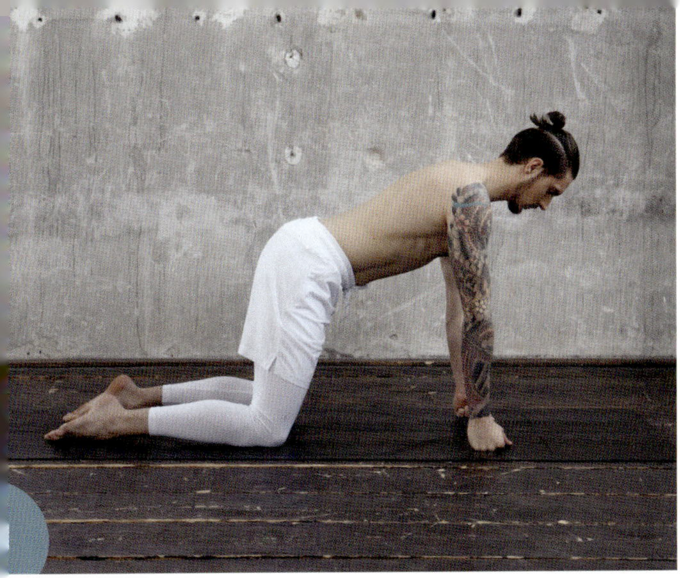

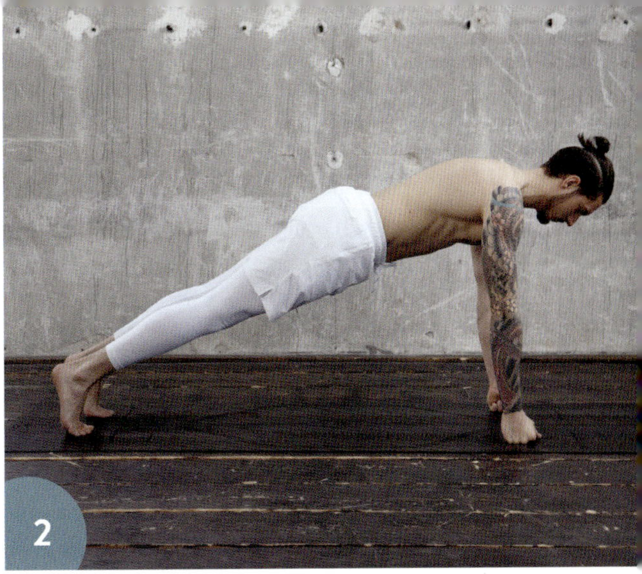
2

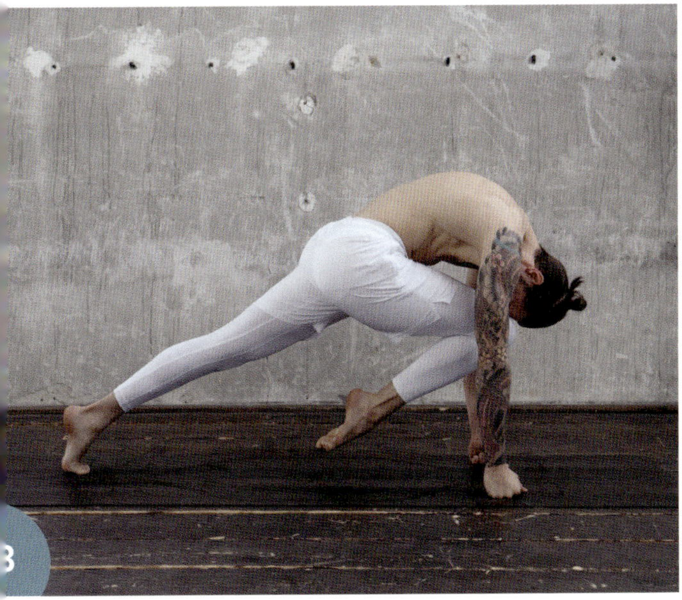

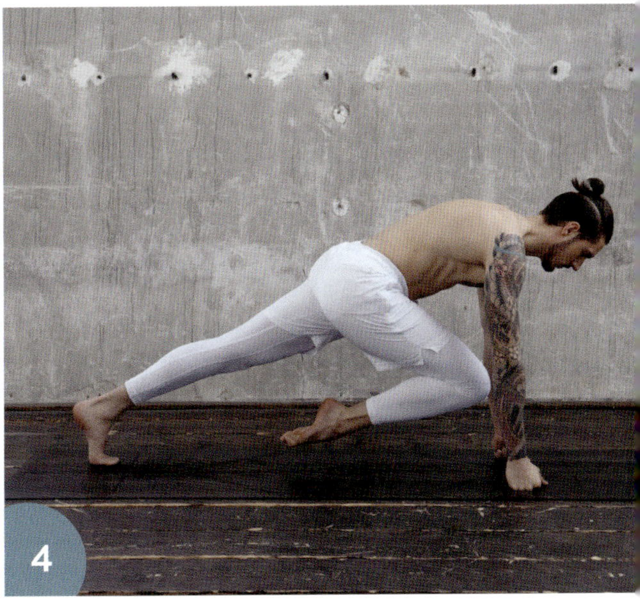
4

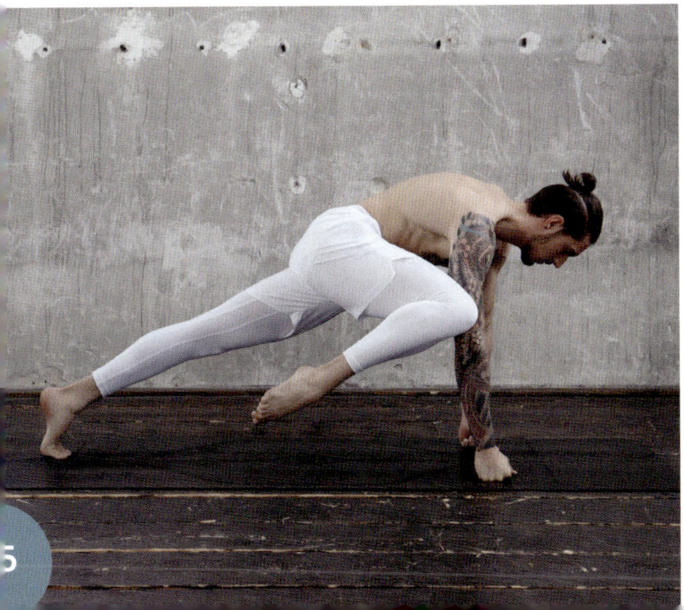

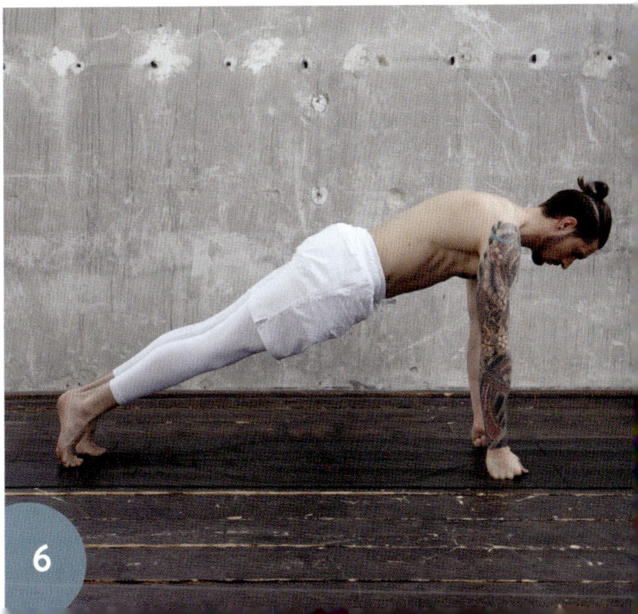
6

DIAGONALE CRUNCHES IN DER RÜCKENLAGE

1. Lege dich auf den Rücken, löse die Füße vom Boden und winkle die Beine an, bis sie einen 90-Grad-Winkel im Knie- und im Hüftgelenk bilden.
2. Verschränke deine Arme hinter dem Kopf und stütze ihn mit deinen Händen. Hebe den Kopf und die Schultern an, indem du die Rumpfmuskulatur aktivierst.
3. Ziehe nun aus der Kraft deiner Körpermitte den linken Ellbogen und das rechte Knie zueinander, während du das linke Bein in die Länge streckst.
4. Kehre kontrolliert in die Ausgangsposition zurück und halte den Oberkörper schwebend über der Matte.
5. Komm in den Crunch zur linken Seite. Führe dabei den rechten Ellbogen zum linken Knie und strecke gleichzeitig das rechte Bein. Führe jeden diagonalen Crunch langsam aus und wiederhole diese Übung 15- bis 20-mal.

WIRKUNG

Diagonale Crunches eignen sich besonders gut zum Aufbau der schrägen Bauchmuskulatur. Gleichwohl werden bei dieser Übung auch die restlichen Bauchmuskeln sowie die gesamte Rumpfmuskulatur trainiert.

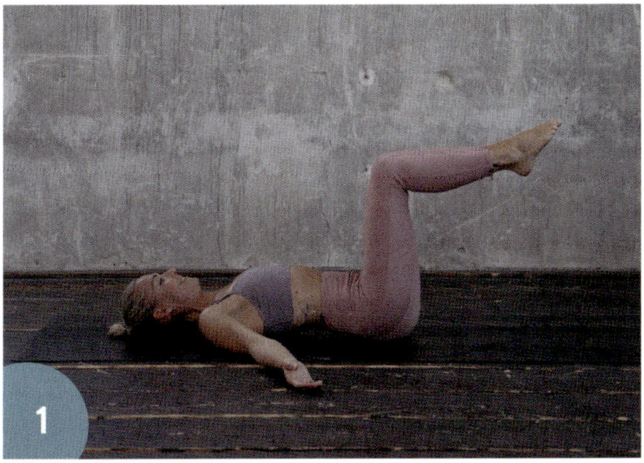
1

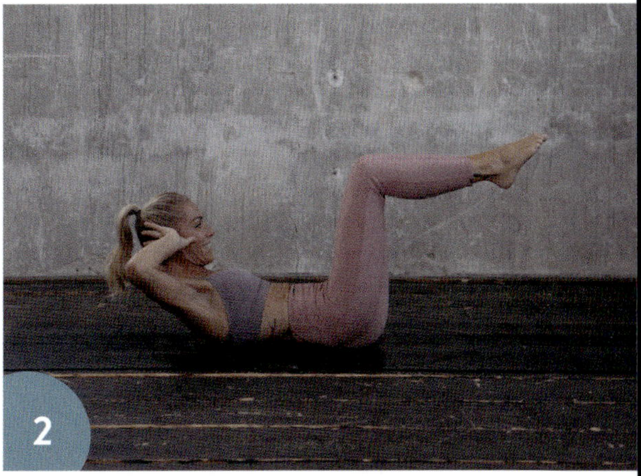
2

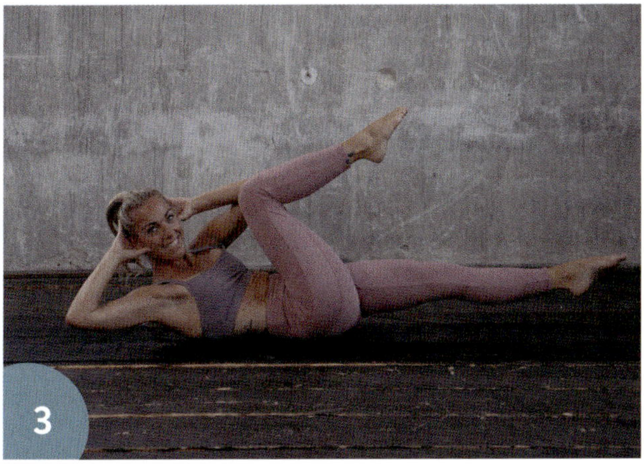
3

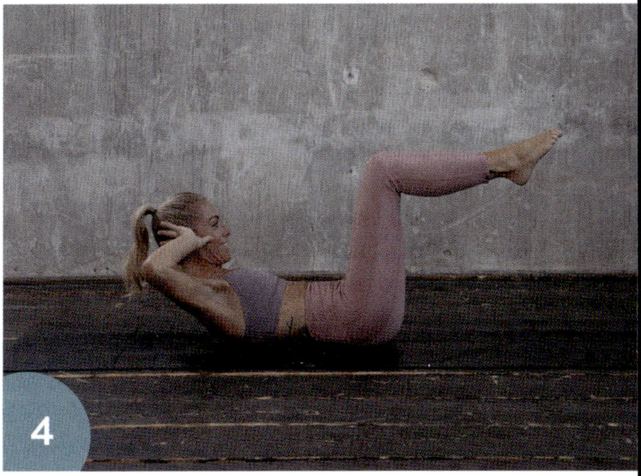
4

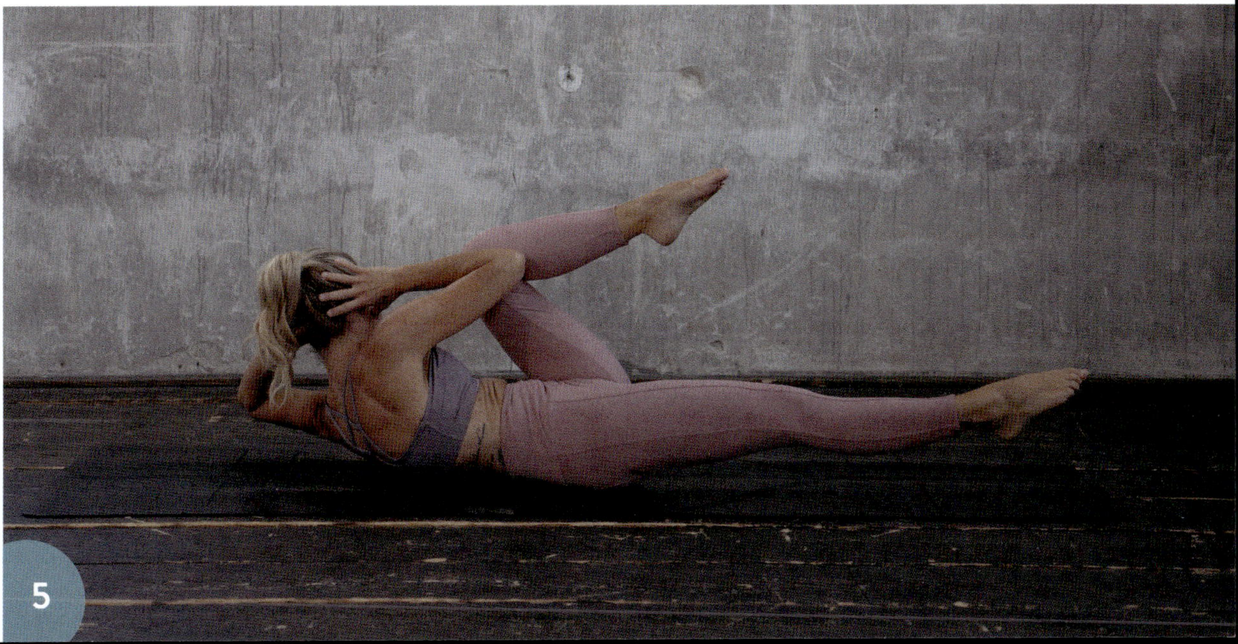
5

DAS BOOT (NAVASANA)

1. Setze dich aufrecht mit lang gestreckten und geschlossenen Beinen auf den Boden.
2. Winkle die Knie an, stelle die Füße auf und strecke die Arme nach vorn.
3. Verlagere das Gewicht langsam nach hinten, indem du den Rücken gestreckt in Richtung Matte sinken lässt, bis sich die Fußspitzen vom Boden lösen.
4. Hebe die Unterschenkel an, sodass diese parallel zu deinen Armen ausgerichtet sind und ein rechter Winkel im Kniegelenk entsteht. Aktiviere deine Rumpfmuskulatur und halte die Spannung in den Armen aufrecht.
5. Strecke die Beine, wenn du die Intensität der Asana erhöhen möchtest.

TIPP

Achte vor allem darauf, dass der untere Rücken gestreckt ist, um die Lendenwirbelsäule zu schützen.

WIRKUNG

Die Position des Bootes kräftigt primär die Rumpfmuskulatur, die aus den verschiedenen Bauchmuskeln und im Bereich der Lendenwirbelsäule ansässigen Muskeln des unteren Rückens besteht. Zudem werden die Hüftbeuger und die Oberschenkelvorderseite trainiert.

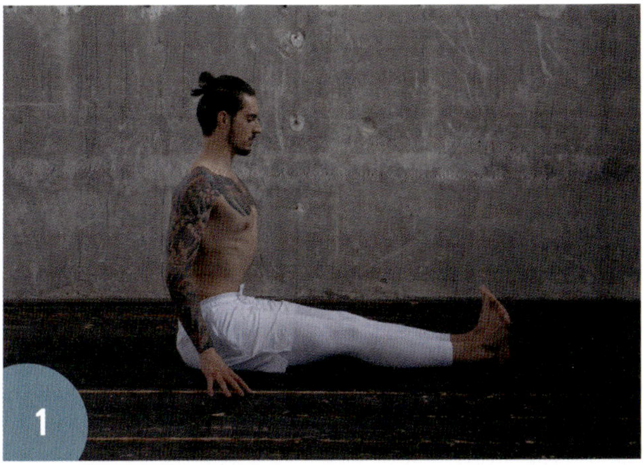
1

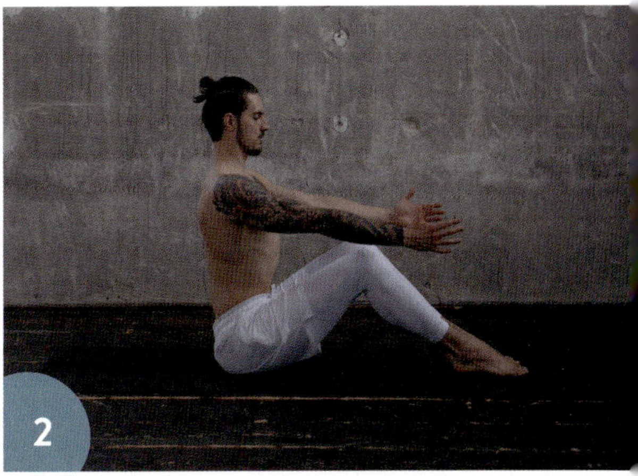
2

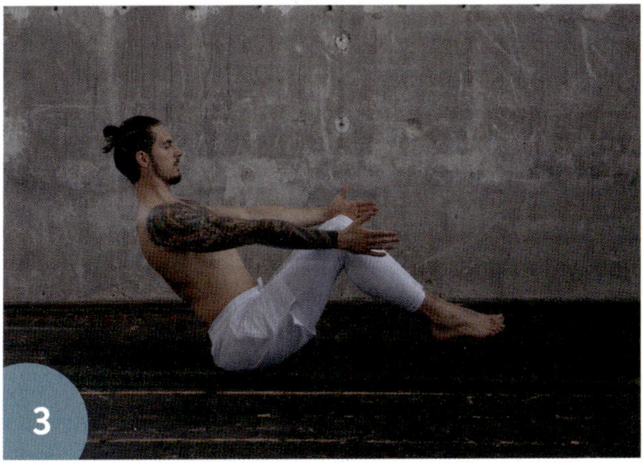
3

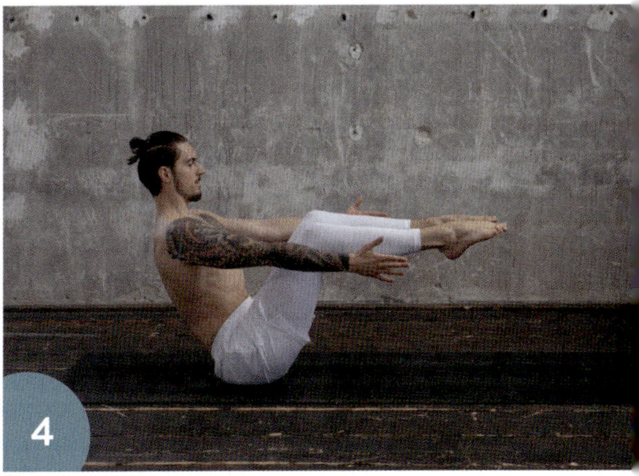
4

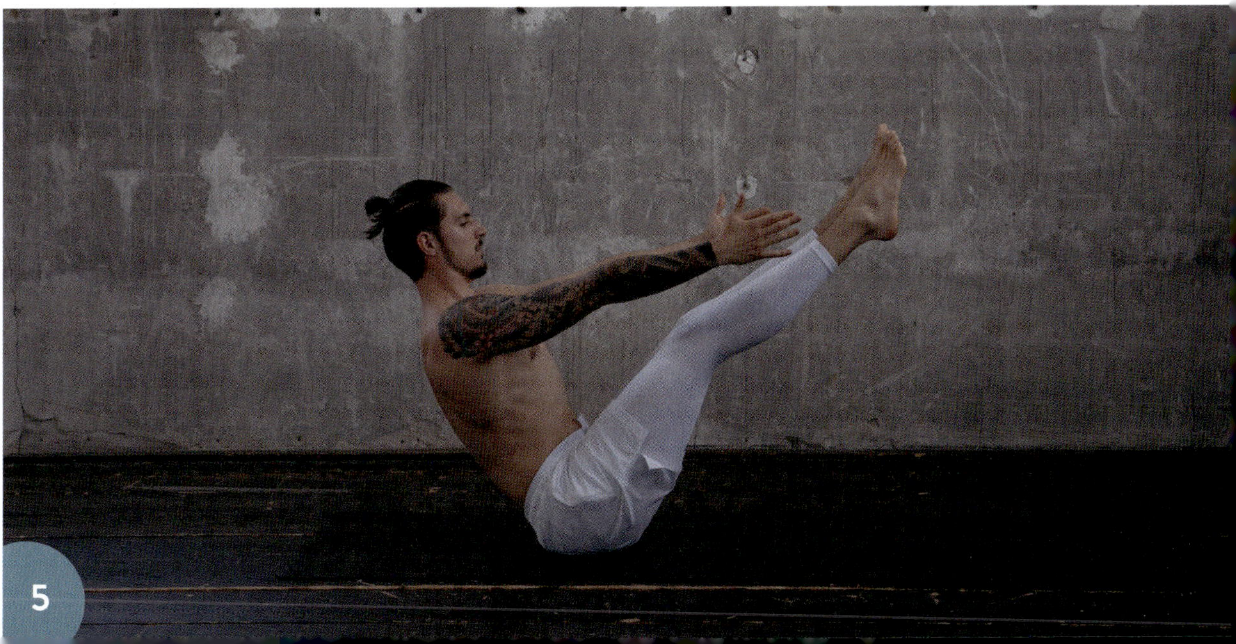
5

SINGLE LEG PIKE – BEINHEBEN IN DER GRÄTSCHE

1. Setze dich in der Grätsche mit seitlich abgespreizten und gestreckten Beinen auf den Boden. Richte die Wirbelsäule und das Becken auf, damit dein Rücken in die Länge streben kann.
2. Platziere die linke Hand an der Außenseite und die rechte Hand an der Innenseite deines linken Beins. Stelle deine Finger so auf, dass deine Hände die Form eines Zeltes annehmen.
3. Hebe das linke Bein mit der Ausatmung und halte es ein paar Atemzüge lang schwebend über dem Boden gestreckt.
4. Lege das Bein ab und drehe dich zur anderen Seite. Platziere deine Hände wieder rechts und links des Oberschenkels und hebe dein rechtes Bein an. Wiederhole diese Übung 10-mal pro Seite.

WIRKUNG

In dieser Übung werden vor allem die Muskeln der Oberschenkelvorderseite und der -außenseite trainiert.

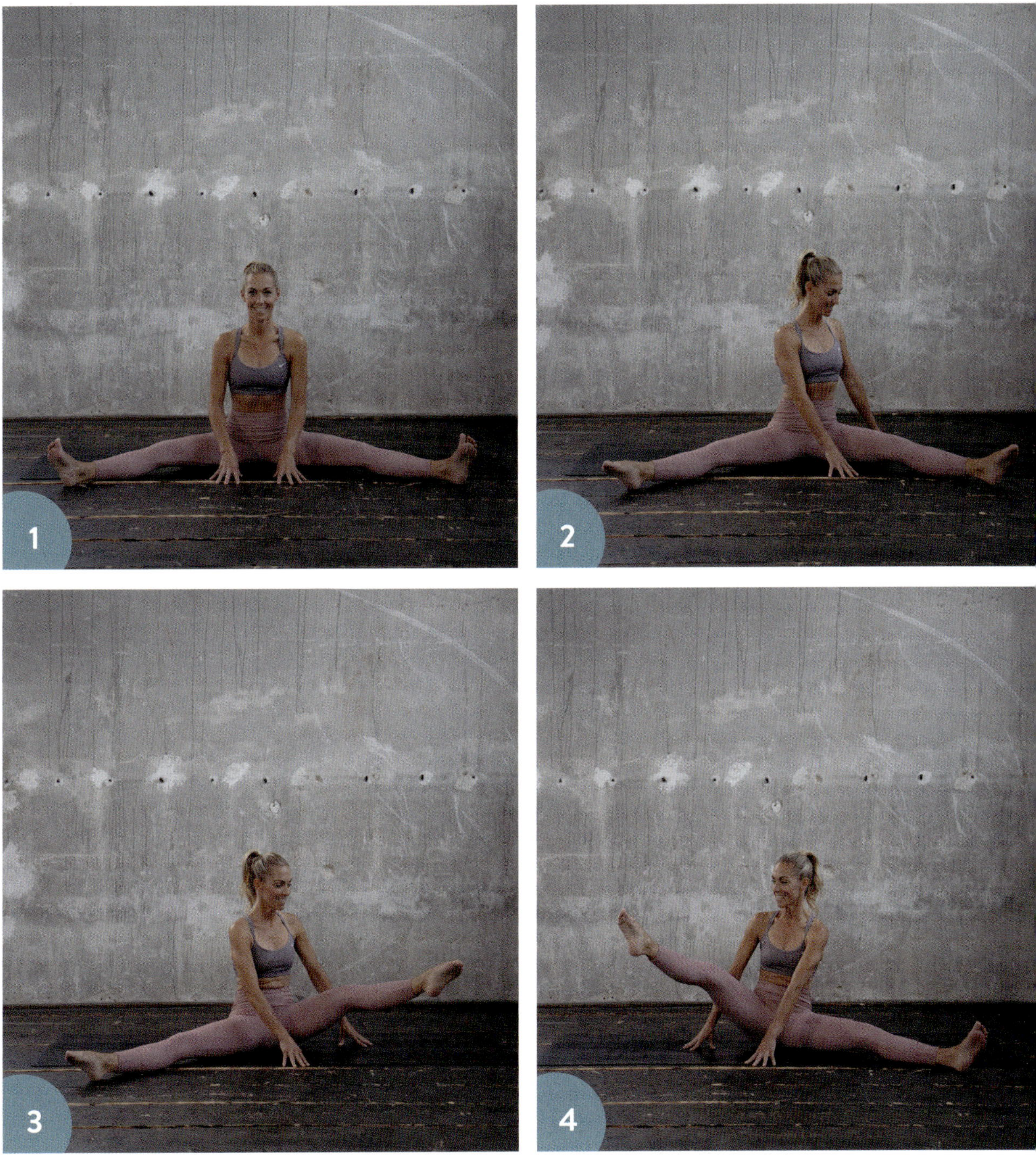
1
2
3
4

DEHNÜBUNGEN ZUR VERBESSERUNG DER FLEXIBILITÄT UND MOBILITÄT

Überdehnung und Reizung von Sehnen wie auch von Bändern können die Folge einer zu hohen Belastung in einem zu kurzen Zeitraum sein. Dies lässt sich vermeiden, indem den oftmals stark verkürzten Faszien, Sehnen und Bändern die nötige Zeit gegeben wird, sich zu weiten und zu öffnen. Folgende Dehnübungen lassen eine individuelle Dosierung des Dehnimpulses zu, ohne dass du dich in die Endposition zwingen musst. Daher eignen sich diese Haltungen bestens, um Flexibilität und Mobilität zu erhöhen, bevor du fortgeschrittene Bodenhaltungen übst.

DEHNUNG DER BEINVORDERSEITE UND DER BEINRÜCKSEITE

DER HALBE SPAGAT (ARDHA HANUMANASANA)

1. Komm in einen tiefen Ausfallschritt.
2. Platziere die Hände links und rechts neben deinem gestreckten Bein. Schiebe das Gesäß mit der Ausatmung nach hinten, bis es sich auf einer senkrechten Linie über dem Knie des hinteren Beins befindet und sich das vordere Bein streckt. Ziehe die Zehen in Richtung Schienbein, um die Dehnung der Beinrückseite des gestreckten Beins zu intensivieren. Der Fußrücken und das Schienbein des hinteren Beins liegen auf der Matte auf.
3. Platziere die Hände etwas weiter vorn. Beuge den Oberkörper nach vorn und ziehe den Rücken in die Länge. Lehne dich dabei nur so weit zum gestreckten Bein, wie sich die Dehnung angenehm anfühlt und sich der Rücken nicht einrollt. Halte diese Position für 10 bis 15 Atemzüge und leite danach den Seitenwechsel über den herabschauenden Hund ein.

TIPPS

- Richte den Blick zu den Zehen des vorderen Beins, damit sich deine Halswirbelsäule nicht krümmt.
- Kontrolliere stets, ob du das Gesäß genau über dem Knie des hinteren Beins ausgerichtet hast.

WIRKUNG

Diese Asana ist eine effektive Vorbereitung, wenn du den Spagat erlernen möchtest, da die komplette Oberschenkelrückseite sowie die Wadenmuskulatur im vorderen Bein gedehnt werden.

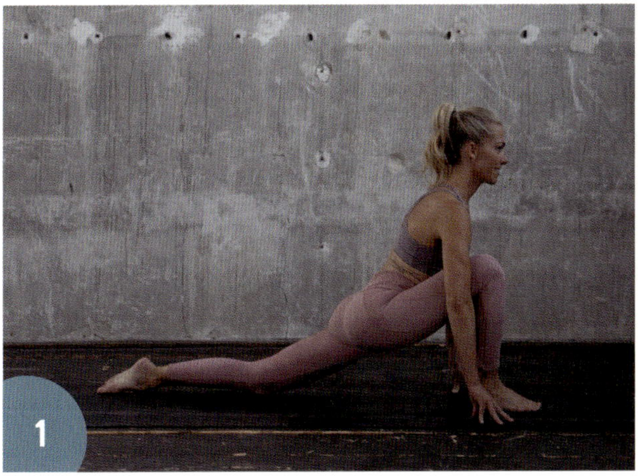

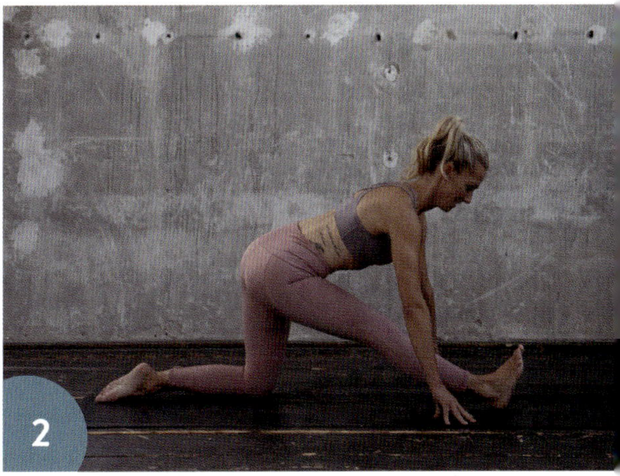

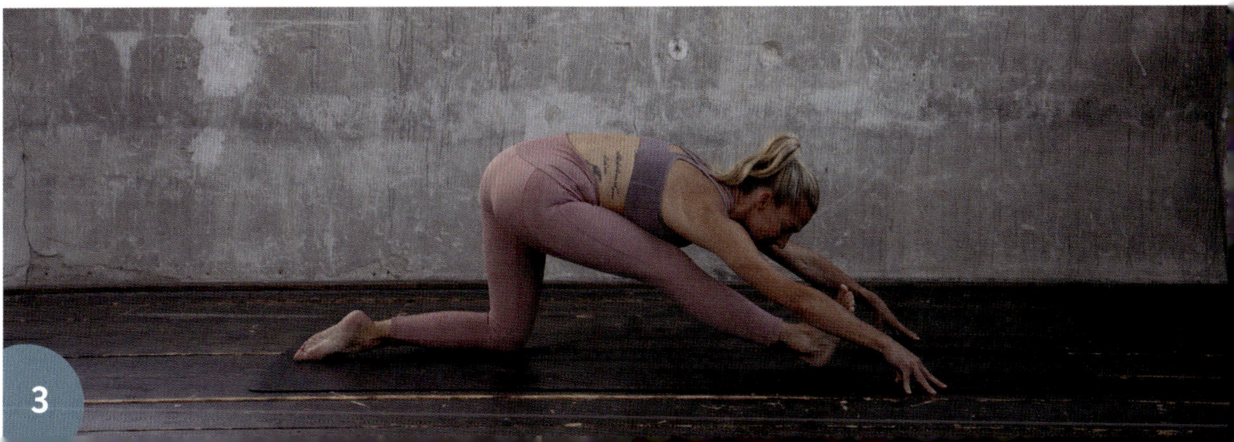

DIE EINBEINIGE KOPF-ZUM-KNIE-HALTUNG (JANU SIRSASANA)

1. Setze dich mit lang gestreckten und geschlossenen Beinen auf den Boden.
2. Ziehe das rechte Bein angewinkelt zu dir und schiebe die rechte Fußsohle gegen die linke Oberschenkelinnenseite, das Knie zeigt zur Seite. Aktiviere die Oberschenkelmuskulatur im gestreckten Bein, sodass sich deine Kniescheibe nach oben schiebt, und ziehe die Zehen zum Schienbein. Richte den Oberkörper mit der Einatmung auf und hebe die Arme über die Seiten nach oben.
3. Sinke mit der Ausatmung nach unten und achte darauf, dass dein Rücken gestreckt ist. Umgreife den linken Fuß mit den Händen und ziehe dich in die Dehnung.
4. Wenn du die Beinrückseite des gestreckten Beins intensiver dehnen möchtest, lass dich ganz zum linken Bein sinken, bis der Bauch den Oberschenkel und die Stirn das Schienbein berührt. Die Wirkung dieser Asana steigt mit den Atemzügen, die du in ihr verweilst. Halte diese Position mindestens 15 Atemzüge lang, damit die Asana ihre volle Wirkung entfalten kann. Löse die Dehnung behutsam auf und wiederhole sie mit dem rechten Bein.

WIRKUNG

Diese Asana zählt zu den Vorbeugen und ist somit eine ideale Vorbereitung für den Spagat, da die Beinrückseite und die Wadenmuskulatur im gestreckten Bein intensiv gedehnt werden. Darüber hinaus dehnt diese Haltung auch die Oberschenkelinnenseite des angewinkelten Beins und das fasziale Gewebe in der rechten Leiste. Wenn der Oberkörper komplett abgelegt ist, wird zudem die Rückenmuskulatur gedehnt.

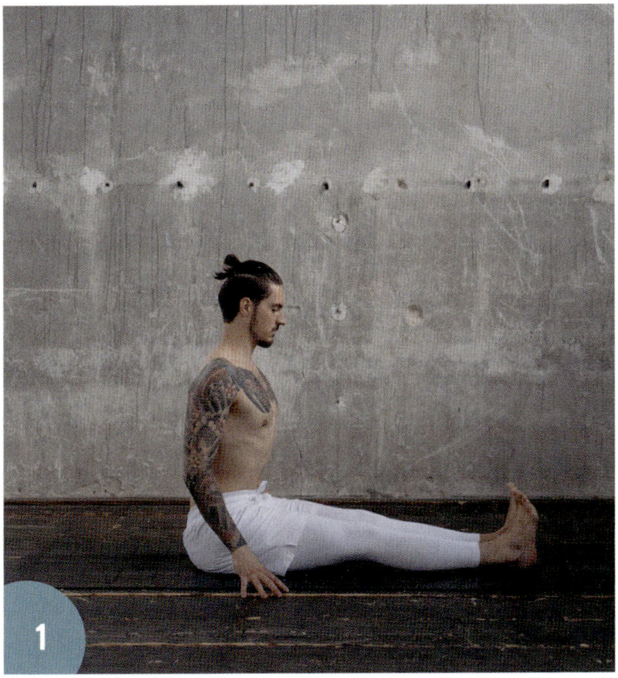
1

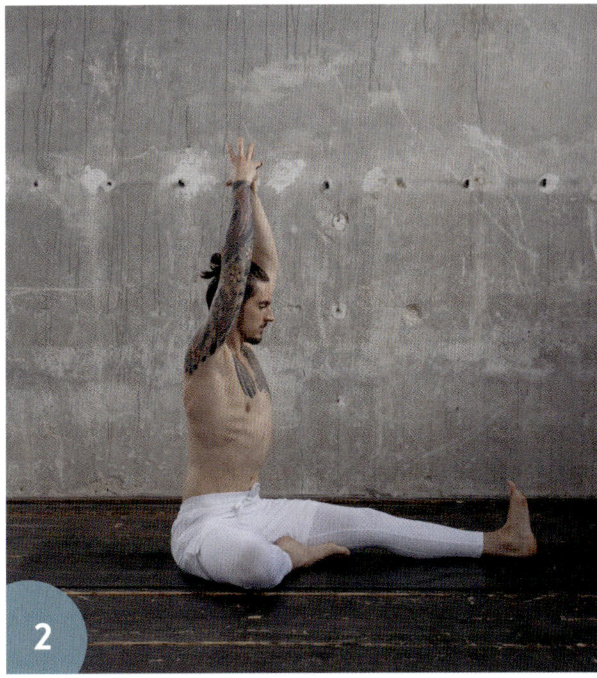
2

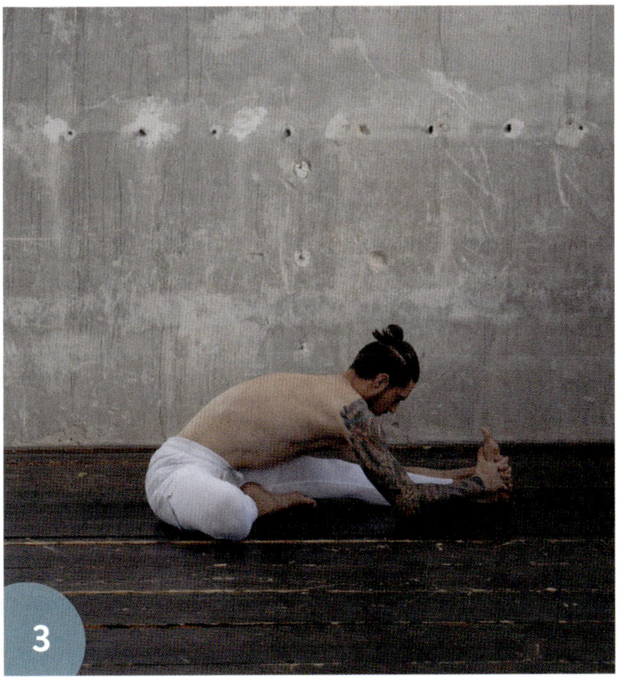
3

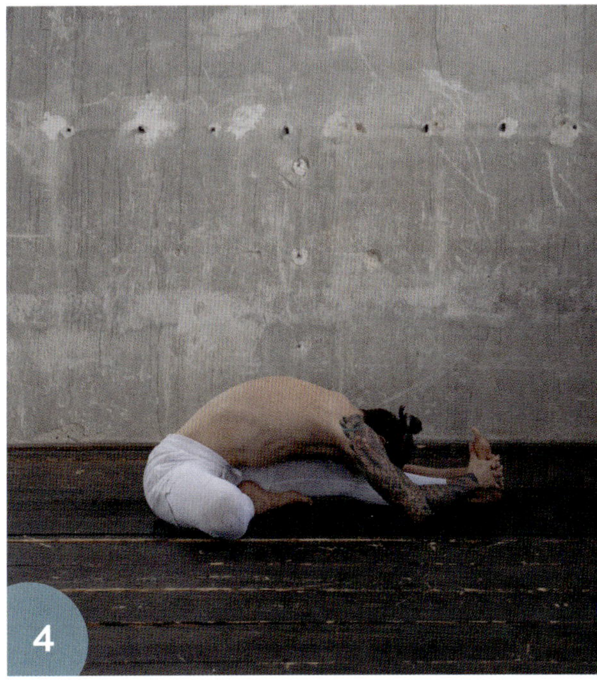
4

LIEGENDE HAND-FUSS-ZEHEN-HALTUNG B (SUPTA HASTA PADANGUSTHASANA B)

1. Lege dich mit ausgestreckten Beinen auf den Rücken.
2. Ziehe das rechte Bein angewinkelt zur Brust und greife mit dem rechten Daumen, Zeigefinger und Mittelfinger die große Zehe.
3. Strecke das rechte Bein senkrecht nach oben.
4. Lass dein Bein langsam zur rechten Seite sinken. Je näher dein Bein über dem Boden schwebt, desto intensiver fällt die Dehnung aus. Richte den Blick zur Mitte oder zur Gegenseite und schiebe mit der linken Hand die Hüfte sanft zur Matte. Kontrolliere, ob dein Gesäß komplett aufliegt und dein Gewicht gleichmäßig auf beiden Gesäßhälften verteilt ist, damit die Hüftknochen parallel zueinander ausgerichtet sind. Die Wirkung dieser Asana steigt mit den Atemzügen, die du in ihr verweilst. Halte diese Position daher mindestens 15 Atemzüge lang. Löse die Dehnung behutsam auf und wiederhole sie mit dem linken Bein.

TIPP

Versuche, die Schultern und das Gesäß fest auf der Matte zu verankern, um den Effekt der Dehnung aufrechtzuerhalten und nicht in eine Schieflage zu geraten.

WIRKUNG

Diese Asana ist eine effektive Vorbereitung für den Spagat, da die Oberschenkelinnenseite und die komplette Beinrückseite im angehobenen Bein intensiv gedehnt werden.

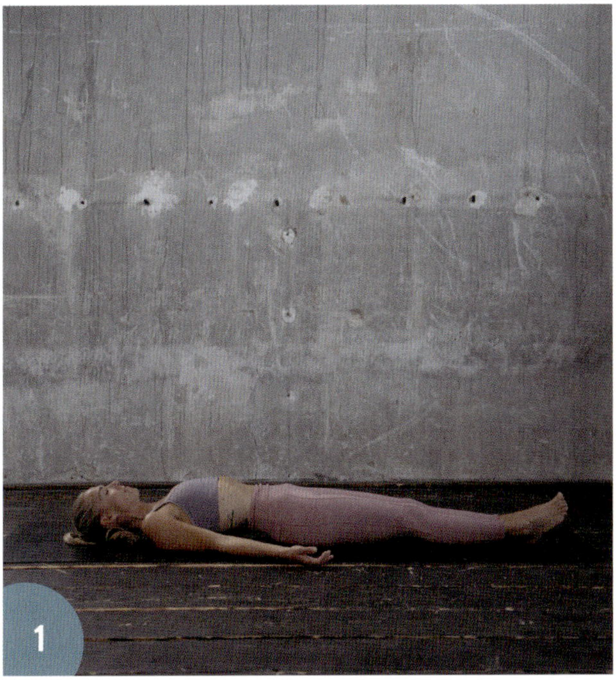
1

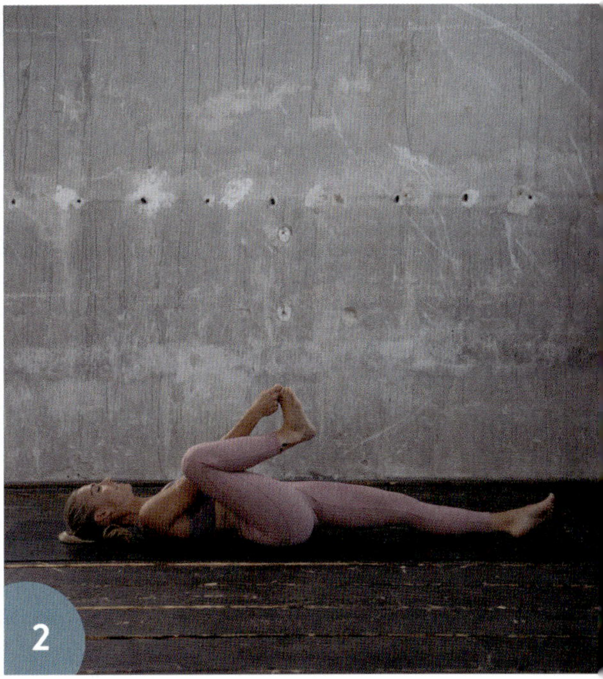
2

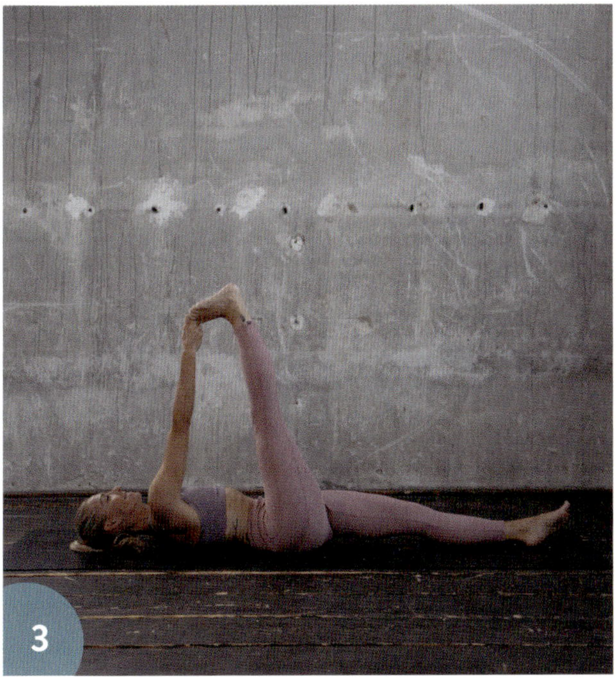
3

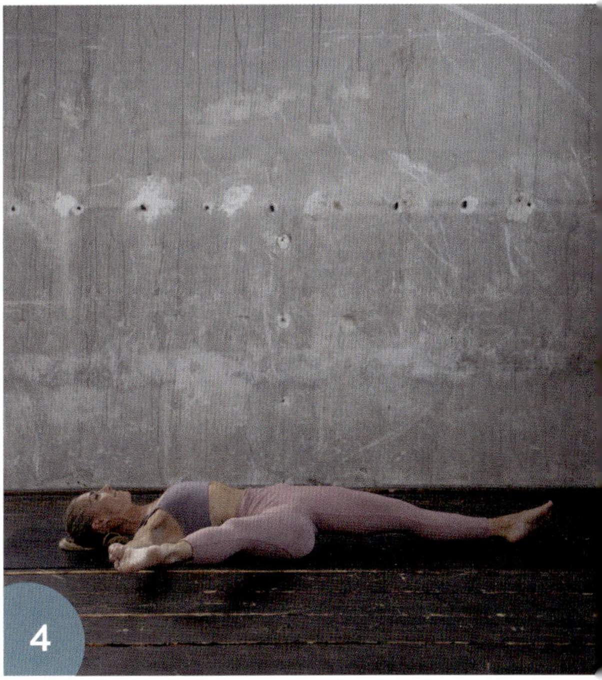
4

SCHLAFENDER VISHNU (ANANTASANA)

1. Lege dich auf die linke Körperseite und stütze den Kopf mit deiner Hand oder einem Kissen. Strecke das linke Bein, winkle das rechte Bein an und stelle den rechten Fuß vor dem Körper auf. Aktiviere die Oberschenkelmuskulatur im linken Bein und schiebe die linke Fußaußenkante in die Matte, um in eine stabile Ausgangsposition zu finden. Achte darauf, dass beide Hüftknochen nach vorne ausgerichtet sind und parallel auf einer Linie liegen.
2. Greife mit dem rechten Daumen, Zeigefinger und Mittelfinger die große Zehe des angewinkelten Beins und führe so das Knie zur Brust.
3. Strecke das rechte Bein senkrecht nach oben. Ziehe es in Richtung Kopf, wenn du die Dehnung erhöhen möchtest. Halte diese Asana für 10 bis 15 Atemzüge, damit sie ihre volle Wirkung entfalten kann. Löse die Dehnung behutsam auf und wiederhole sie auf der anderen Seite mit dem linken Bein.

TIPP

Aktiviere die Rumpfmuskulatur, indem du den Bauchnabel nach innen und oben zur Wirbelsäule ziehst, um ein zu starkes Hohlkreuz zu vermeiden.

WIRKUNG

Diese Asana ist eine effektive Vorbereitung für die anspruchsvolle Position des Paradiesvogels, da die Oberschenkelinnenseite, die Gesäßmuskulatur und die komplette Beinrückseite im angehobenen Bein gedehnt werden.

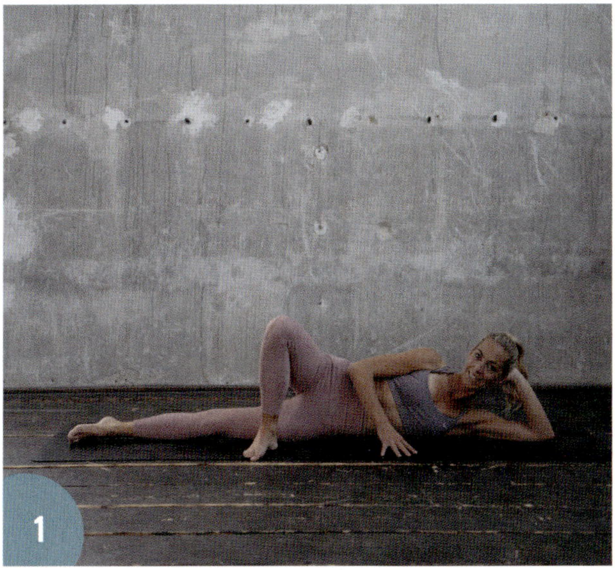

1

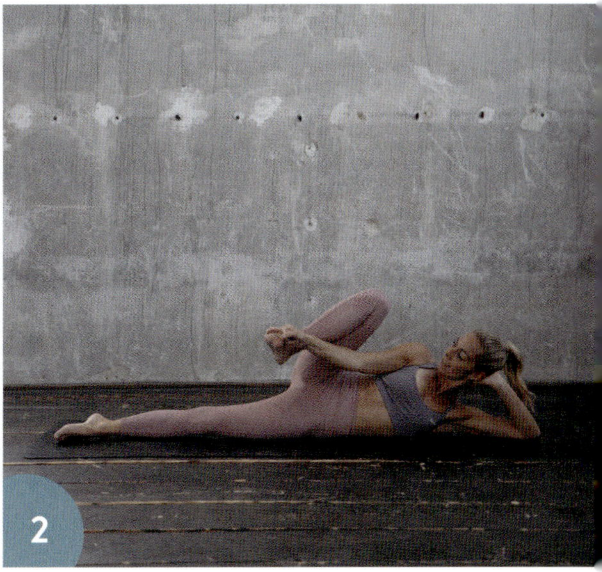

2

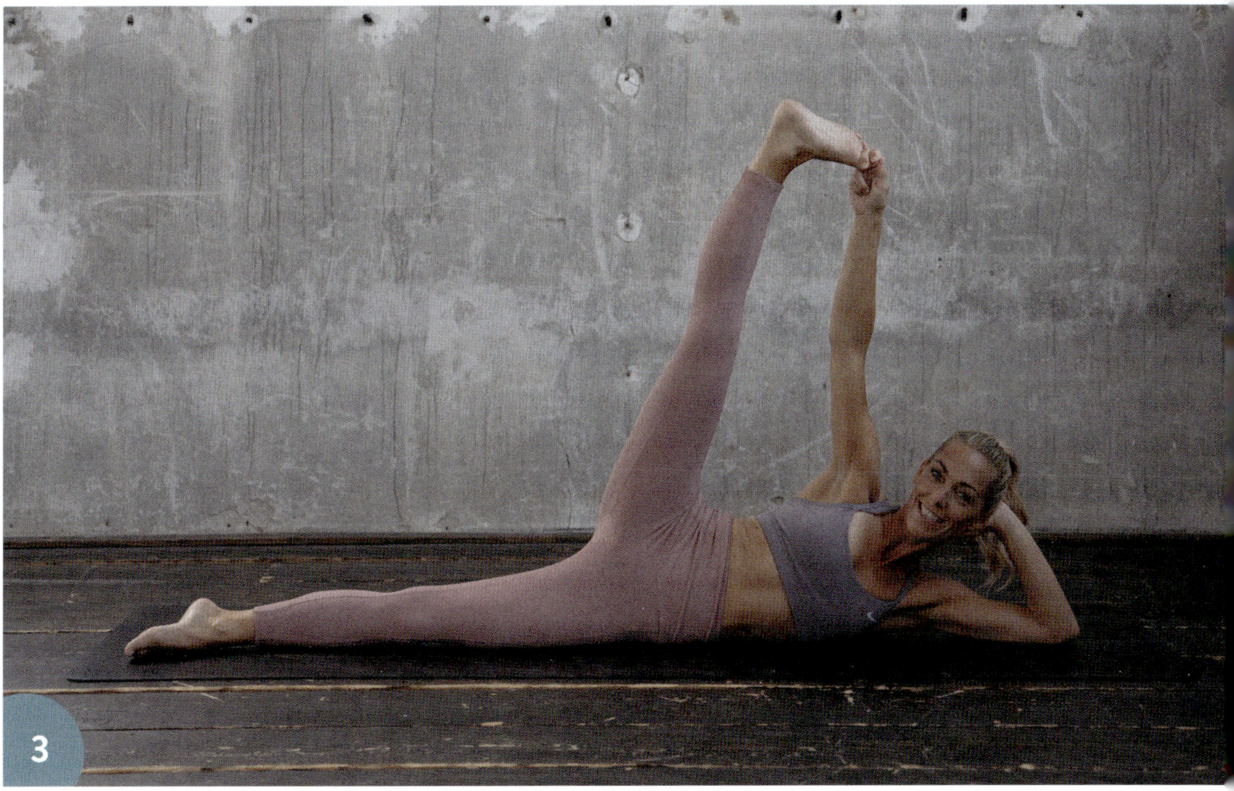

3

DEHNUNG DER HÜFT- UND LEISTENREGION

DIE GESCHLOSSENE WINKELHALTUNG (BADDHA KONASANA)

1. Setze dich in den klassischen Schneidersitz.
2. Greife deine Knöchel und ziehe die Unterschenkel zu dir heran, sodass du die Fußsohlen aneinanderlegen kannst. Umfasse die Füße und platziere die Fersen so nah am Körper, wie es sich für dich gut anfühlt.
3. Richte den Oberkörper mit der Einatmung auf und lass die Oberschenkel sowie die Knie mit jeder Ausatmung weiter zum Boden sinken. Halte diese Position mindestens 15 Atemzüge lang, damit die Asana ihre volle Wirkung entfalten kann.

WIRKUNG

Diese Asana ist eine intensive Hüftöffnung, die das stark verkürzte und verklebte Gewebe der Hüft- und Leistenregion aufdehnt, wodurch die Beweglichkeit der Hüft- und Kniegelenke nachhaltig verbessert werden kann. In dieser Haltung wird zudem die Oberschenkelinnenseite gedehnt.

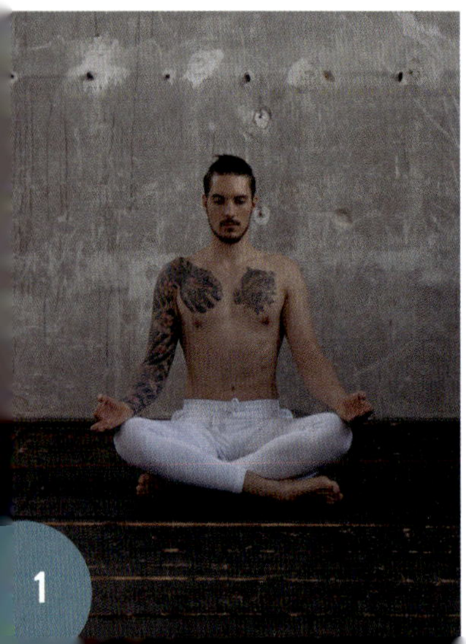

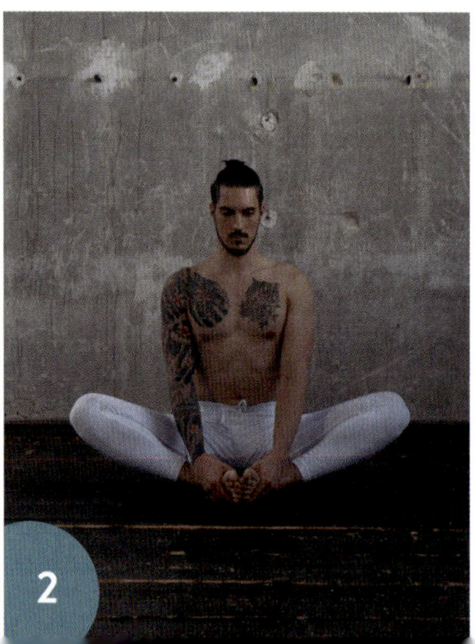

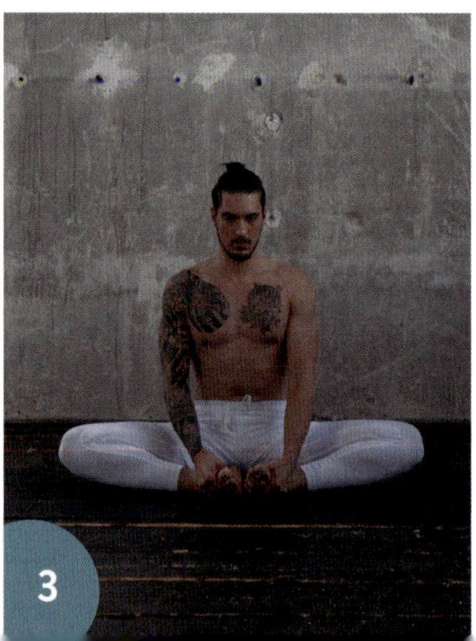

DER HALBE LOTUSSITZ (ARDHA PADMASANA)

1. Setze dich in den klassischen Schneidersitz.
2. Greife den rechten Unterschenkel und ziehe ihn zu dir heran, sodass du die rechte Fußaußenkante in die linke Leiste legen kannst.
3. Dein linker Fuß ist genau unter deinem rechten Kniegelenk platziert. Richte den Oberkörper bewusst auf und lass das rechte Knie nach unten streben. Lege die Handrücken auf den Knien ab. Halte diese Position mindestens 15 Atemzüge lang, damit die Asana ihre volle Wirkung entfalten kann. Löse diese Dehnung behutsam auf und wiederhole sie mit dem linken Bein oben.

WIRKUNG

Der halbe Lotus ist eine Hüftöffnung, die sich bei regelmäßiger Praxis positiv auf die Beweglichkeit der Hüft- und Kniegelenke auswirkt und diese nachhaltig verbessern kann. Zudem werden die Oberschenkelvorderseiten gedehnt.

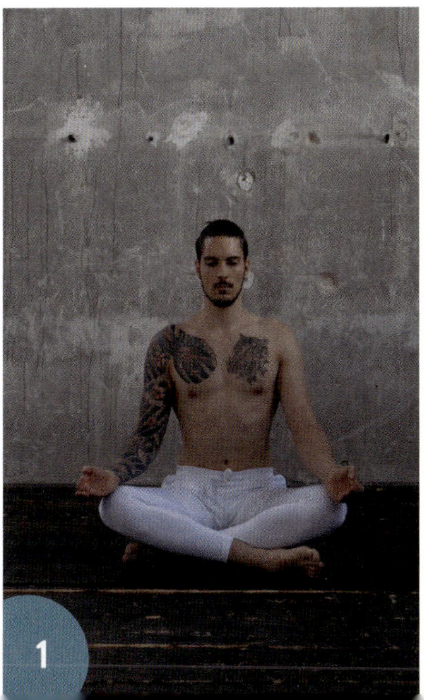

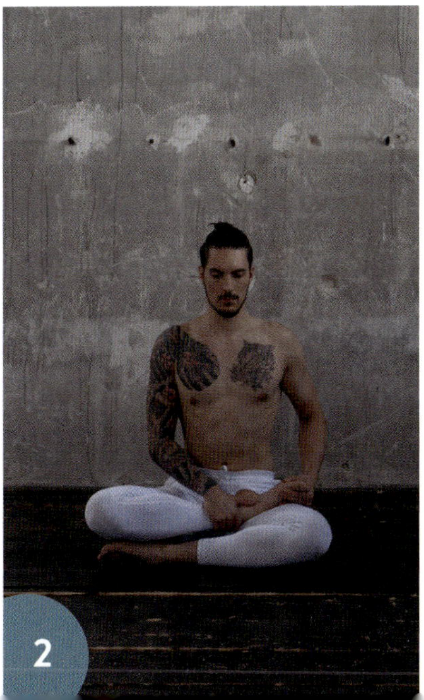

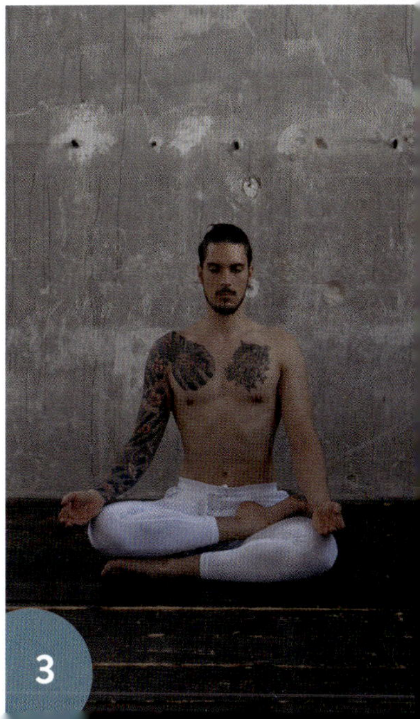

DIE BREITE VORBEUGE IM SITZEN (UPAVISTHA KONASANA)

1. Setze dich mit seitlich abgespreizten und gestreckten Beinen in die Grätsche. Öffne die Beine nur so weit, wie es dir möglich ist und sich gut anfühlt. Richte die Wirbelsäule und das Becken auf, damit dein Rücken in die Länge streben kann. Rotiere die Beine leicht nach außen, damit die Knie nicht nach innen fallen. Ziehe die Zehen zu dir heran, um die Oberschenkelvorderseiten zu aktivieren und die Beinrückseiten leicht zu dehnen.
2. Wandere mit den Händen nach vorn, bis deine Arme gestreckt sind. Dein Oberkörper folgt den Händen und beugt sich nach vorn. Lege die Stirn auf der Matte ab, wenn möglich. Achte darauf, dass sich dein Rücken nicht rundet, und versuche, ihn möglichst gerade auszurichten.
3. Strecke die Arme unter den Beinen zu beiden Seiten und lege die Handflächen auf dem Boden ab, wenn du die Position der **Schildkröte (Kurmasana)** ausprobieren möchtest. Halte diese intensive Dehnung bis zu 20 Atemzüge lang, damit deine Faszien und die oftmals stark verkürzten Gewebestrukturen der Hüfte, der Beinrückseite und der Oberschenkelinnenseite genügend Zeit und Raum haben, um sich zu weiten.

WIRKUNG

Die breite Vorbeuge ist eine sehr effektive Asana, die bei regelmäßiger Praxis helfen kann, die stark verkürzten und verklebten Faszien sowie das Bindegewebe der Hüft- und Leistenregion aufzudehnen. Zudem wirkt sich diese Haltung auch positiv auf die Beweglichkeit der Hüftgelenke aus und verbessert diese nachhaltig.

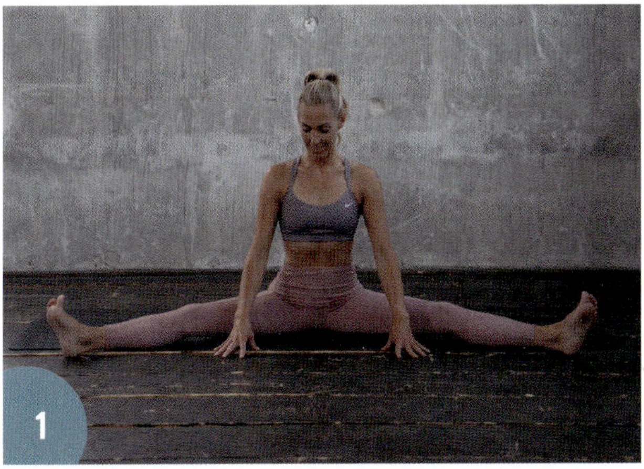
1

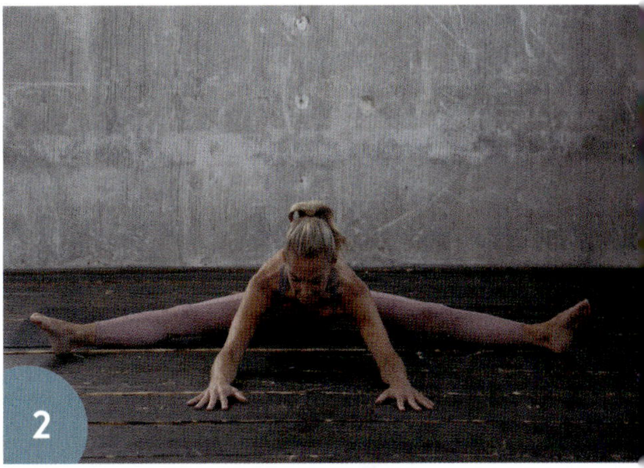
2

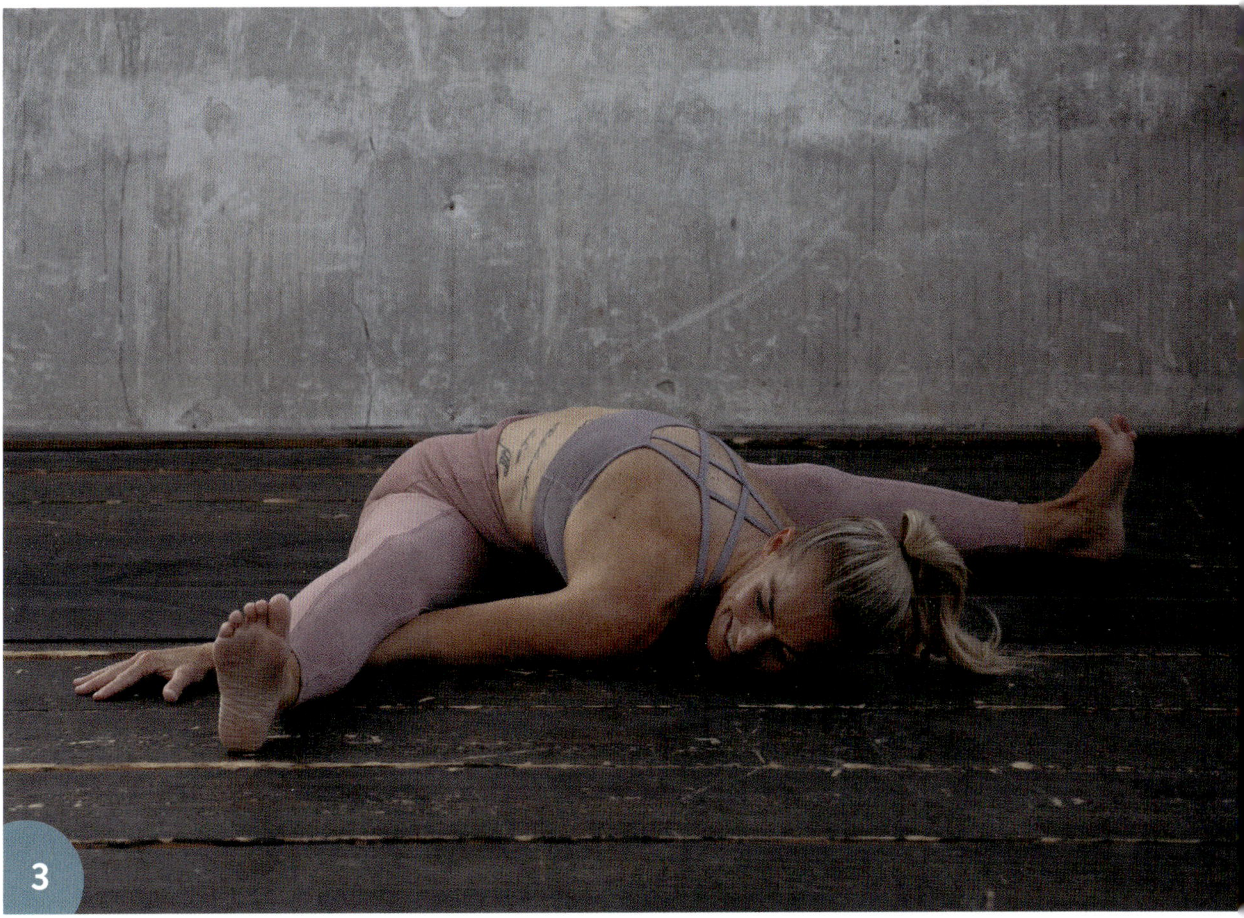
3

DER TIEFE AUSFALLSCHRITT (ANJANEYASANA)

1. Beginne im herabschauenden Hund.
2. Hebe dein rechtes Bein mit der Einatmung gestreckt nach oben.
3. Ziehe das rechte Knie mit der Ausatmung zur Brust und stelle den rechten Fuß zwischen den Händen auf der Matte ab. Schiebe das Knie genau über dein Sprunggelenk und lege das linke Bein auf der Matte ab, sodass sich Unterschenkel und Fußrücken erden können. Deine Hüftknochen sind parallel zueinander ausgerichtet und zeigen nach vorn zur kurzen Mattenseite.
4. Hebe die Arme und strecke sie nach oben in Richtung Decke, bis dein Oberkörper in eine sanfte Rückbeuge findet. Spüre dabei, wie sich deine Brust und deine Lungen mit jeder Einatmung weiten. Wenn du die Dehnung des Hüftbeugers intensivieren möchtest, dann schiebe die Hüfte noch etwas weiter nach vorn. Halte diese Position für 5 bis 10 Atemzüge, bevor du über den herabschauenden Hund die Seite wechselst.

TIPPS

- Schiebe das Knie des vorderen Beins aktiv nach außen, um eine Innenrotation zu vermeiden.
- Ziehe die Schulterblätter zum unteren Rücken und rotiere die Schultern nach hinten, damit sie nicht an den Ohren anliegen.

WIRKUNG

Diese Asana dehnt primär den Hüftbeuger und die Oberschenkelvorderseite des hinteren Beins. Die Rückbeuge im Oberkörper dehnt zudem die Brust- und die Bauchmuskulatur.

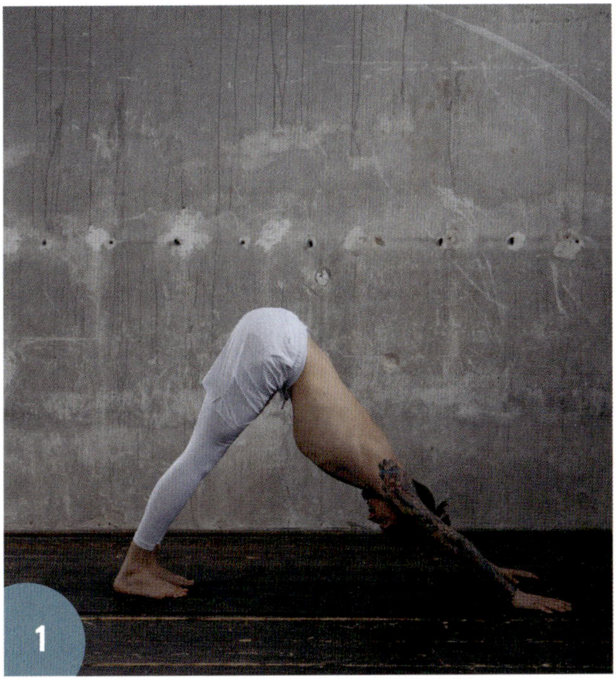

1

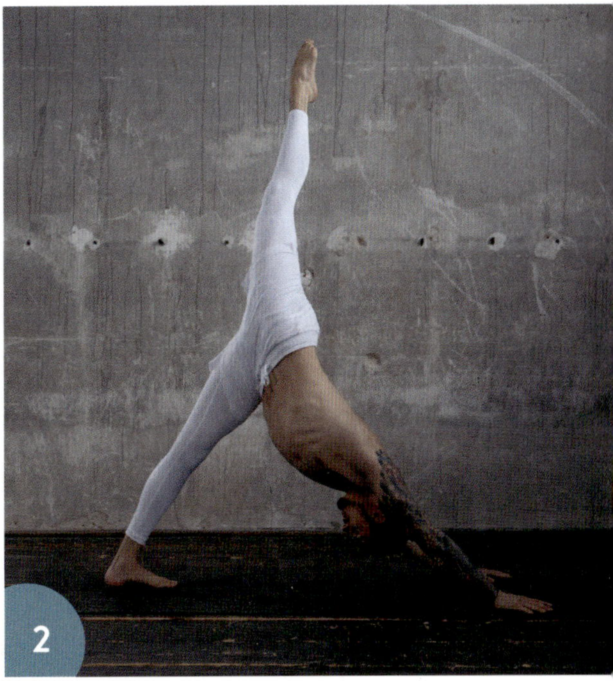

2

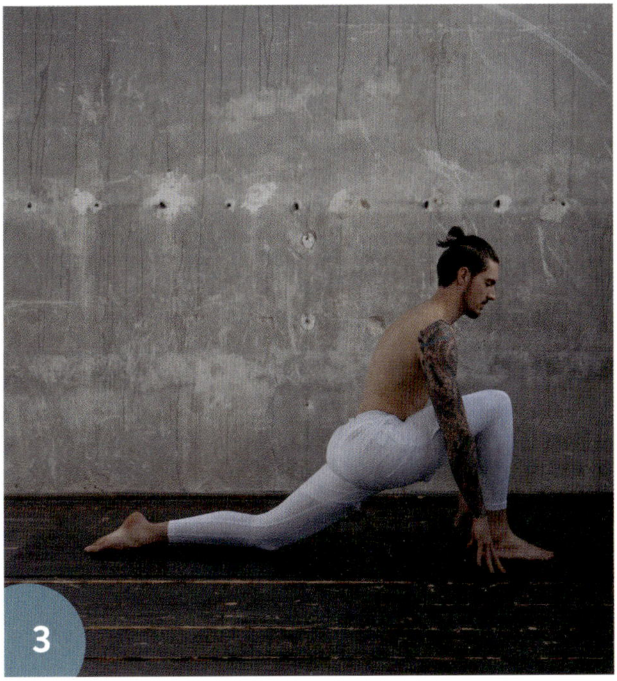

3

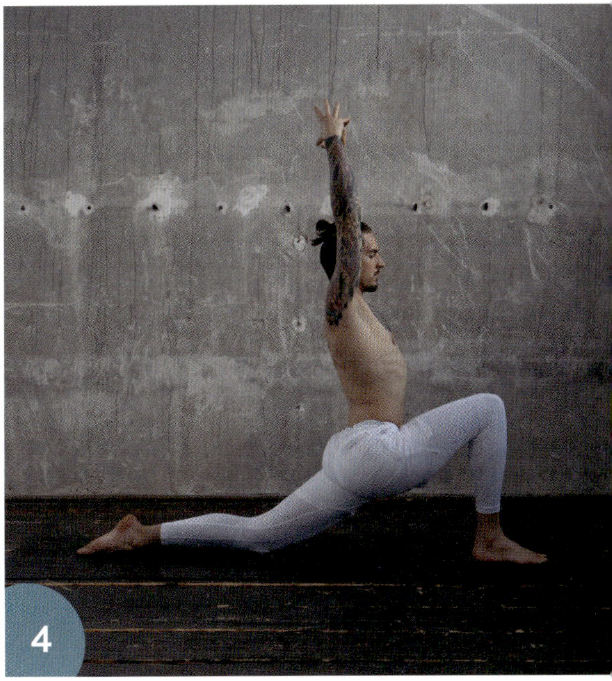

4

DIE TAUBE (KAPOTASANA)

1. Beginne im herabschauenden Hund.
2. Hebe das rechte Bein mit der Einatmung gestreckt nach oben.
3. Ziehe das rechte Knie mit der nächsten Ausatmung zur Brust und lege es zwischen den Händen auf der Matte ab.
4. Lass dein rechtes Knie nun weiter nach unten und außen sinken und lege auch das hintere Bein ab. Achte darauf, dass das Gesäß, die Sitzbeinhöcker und der Fußrücken des hinteren, lang gestreckten Beins fest mit der Matte verbunden sind. Deine Hüftknochen sind parallel zueinander ausgerichtet und zeigen nach vorn zur kurzen Mattenseite. Richte den Oberkörper und die Wirbelsäule mit der Einatmung auf.
5. Beuge dich mit der Ausatmung mit lang gestrecktem Rücken nach vorn. Lege den Oberkörper und die Stirn auf der Matte ab. Strecke die Arme nach vorn oder winkle sie an und lege die Stirn auf die Hände. Lass den Atem sanft und gleichmäßig fließen. Versuche, mit jeder Ausatmung tiefer in die Dehnung einzutauchen und etwas mehr loszulassen. Halte diese Position für mindestens 10 bis 15 Atemzüge, damit Verklebungen und Verspannungen des faszialen Gewebes im Bereich der Hüfte gelöst werden können. Richte dich behutsam auf und komm genau auf dem gleichen Weg aus der Taube in den herabschauenden Hund zurück, auf dem du in sie hineingefunden hast. Wiederhole alle Schritte mit dem anderen Bein.

WIRKUNG

Die Position der Taube zählt zu den hüftöffnenden Asanas, da vor allem die häufig verkürzten Gewebestrukturen der Hüft- und Leistenregion geweitet werden. Zudem werden die Oberschenkelaußenseite und die Gesäßmuskulatur des vorderen Beins sowie der Hüftbeuger und die Oberschenkelvorderseite des hinteren Beins gedehnt. Darüber hinaus lässt sich die Dehnung verstärken, wenn der Unterschenkel des vorderen Beins parallel zur kurzen Mattenseite ausgerichtet wird.

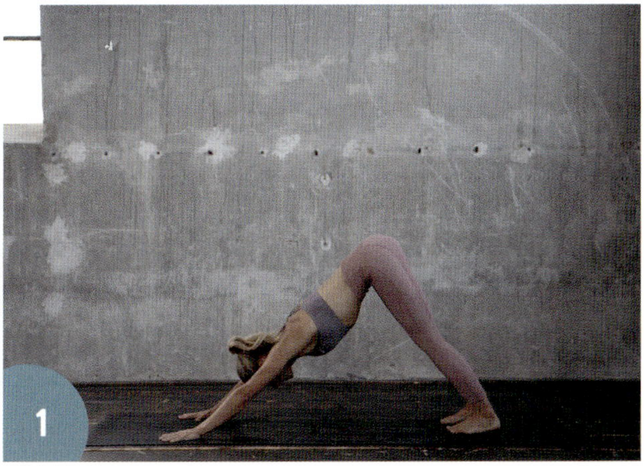
1

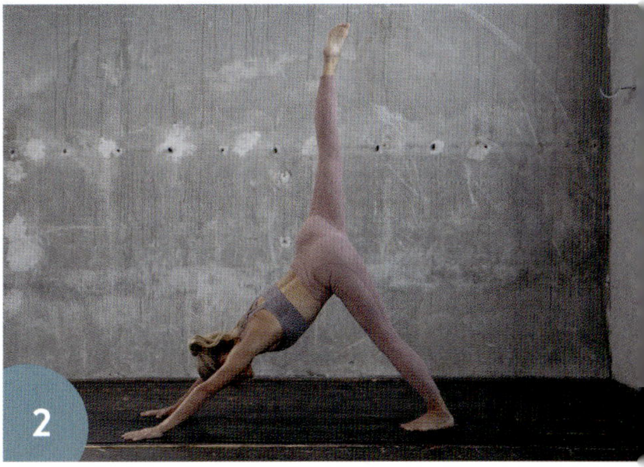
2

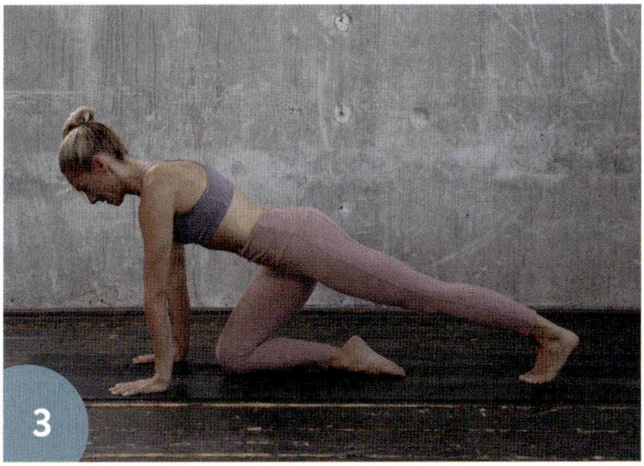
3

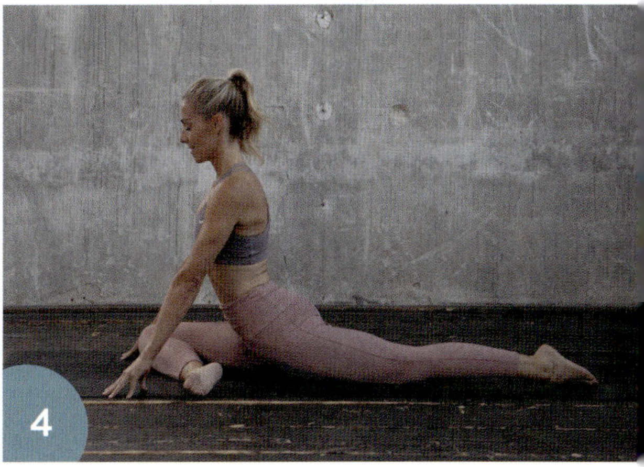
4

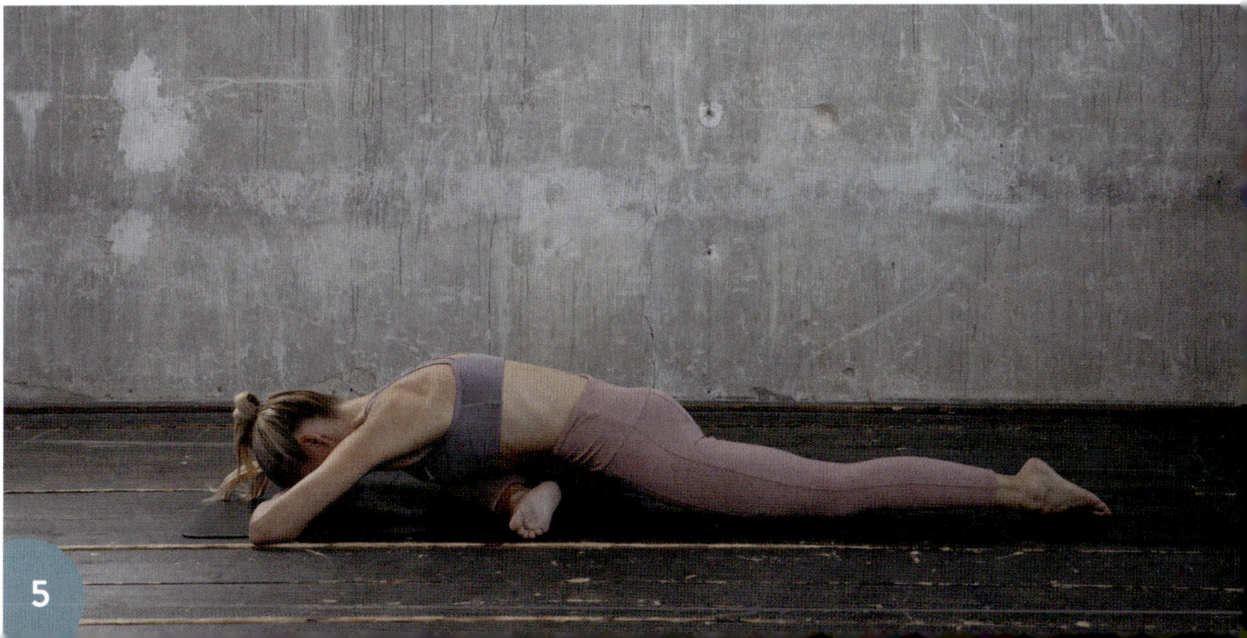
5

KRÄFTIGUNGS- UND DEHNUNGS-ÜBUNGEN FÜR EINEN STABILEN STAND

Stabilität, Kraft in den Beinen und im Rumpf sowie ein ausgeprägter Gleichgewichtssinn unterstützen die Ausrichtung in jeglichen Standhaltungen. Diese Aspekte finden sich in den folgenden Asanas wieder, deren regelmäßiges Praktizieren einen positiven Effekt auf das Erlernen fortgeschrittener Standhaltungen hat, die wir in diesem Buch vorstellen.

DIE PYRAMIDE (PARSVOTTANASANA)

1. Stelle dich aufrecht mit hüftbreit voneinander entfernten Füßen an die Schmalseite deiner Matte.
2. Steige mit deinem linken Bein ungefähr einen Meter zurück, sodass du deinen linken Fuß in der Mattenmitte platzieren kannst. Drehe deinen Fuß in einem 45-Grad-Winkel nach außen und kontrolliere, ob deine Hüftknochen parallel zueinander ausgerichtet sind und nach vorn zeigen. Aktiviere die Oberschenkelmuskulatur im vorderen Bein, damit deine Kniescheibe leicht nach oben schiebt, und drücke die Fußaußenkante des hinteren Fußes in die Matte, um einen festen Stand zu finden.

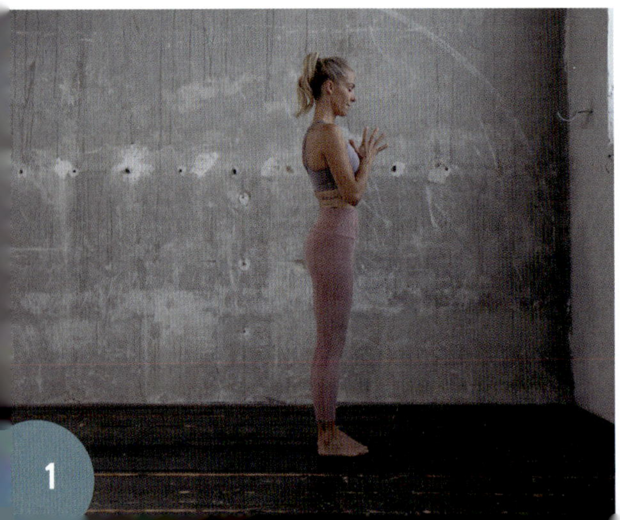

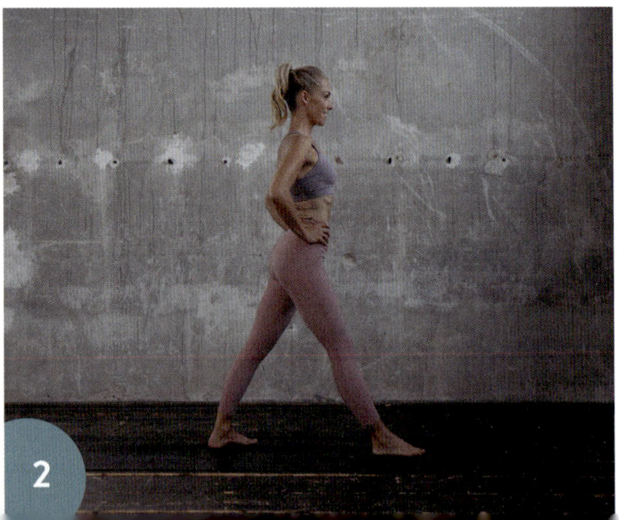

3. Richte den Oberkörper mit der Einatmung auf und hebe deine Arme kreisförmig nach oben.
4. Senke mit der Ausatmung den Oberkörper nach vorn unten und achte darauf, dass dein Rücken gestreckt ist. Lege deine Hände auf der Matte ab oder platziere sie auf Blöcken, um deinen Oberkörper auf einer horizontalen Linie parallel zum Boden zu halten. Richte den Blick zur Matte, damit deine Halswirbelsäule in die Länge strebt.
5. Wenn du die Beinrückseite des gestreckten Beins intensiver dehnen möchtest, sinke mit dem Oberkörper noch tiefer, bis dein Bauch den Oberschenkel und deine Stirn das Schienbein berührt. Halte diese Position mindestens 10 Atemzüge lang und finde auf dem Weg in den Stand zurück, über den du in die Asana gelangt bist. Wiederhole alle Schritte mit dem anderen Bein.

WIRKUNG

Die Pyramide ist eine klassische Vorbeuge, die intensiv die Beinrückseite im vorderen Bein und die Wadenmuskulatur im hinteren Bein dehnt. Darüber hinaus dehnt diese Haltung auch die Oberschenkelinnenseite des hinteren Beins und kräftigt die Oberschenkelmuskulatur des vorderen Beins. Sofern der Oberkörper komplett auf das vordere Bein abgelegt ist, wird zudem die gesamte Rückenmuskulatur gedehnt.

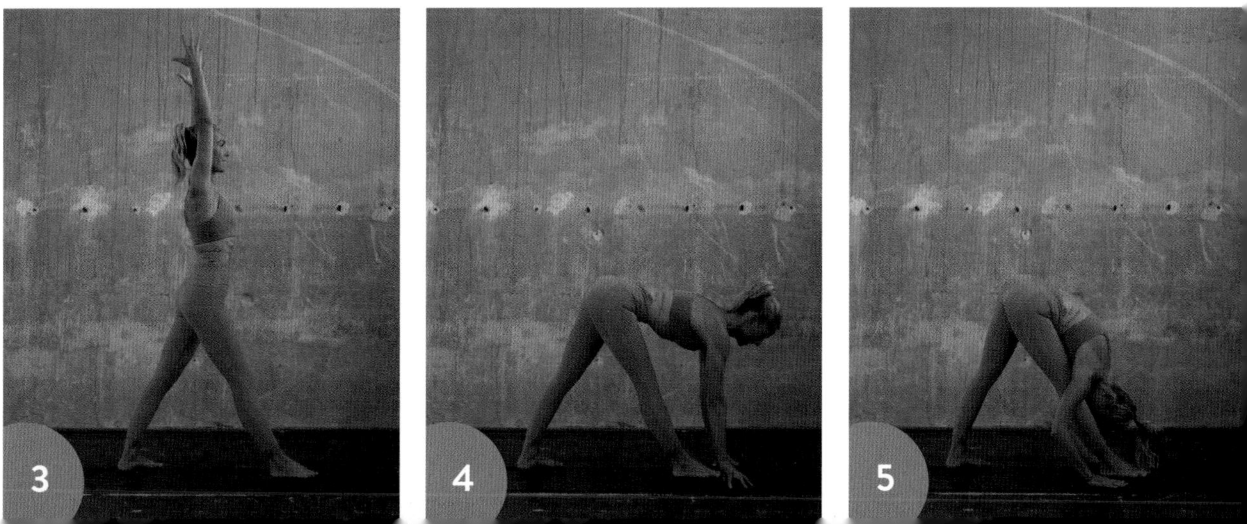

DER ERSTE KRIEGER (VIRABHADRASANA I)

1. Beginne im herabschauenden Hund.
2. Ziehe das rechte Knie mit der Ausatmung zur Brust und platziere den rechten Fuß zwischen deinen Händen auf der Matte. Kontrolliere, ob dein rechtes Knie auf einer senkrechten Linie mit dem Sprunggelenk liegt und ob das Kniegelenk einen 90-Grad-Winkel bildet. Achte darauf, dass deine linke Ferse genau über den Zehen steht und deine Hüfte nach vorn zur kurzen Mattenseite ausgerichtet ist.
3. Richte den Oberkörper mit der Einatmung auf und hebe deine Arme kreisförmig nach oben.
4. Strecke deine Arme und schiebe die Handflächen über deinem Kopf gegeneinander. Der Blick folgt den Armen. Aktiviere die Rumpfmuskulatur, indem du den Bauchnabel nach innen und oben zur Wirbelsäule ziehst, um deinen unteren Rücken zu stabilisieren. Halte diese Position für 5 bis 10 Atemzüge und komm genau auf dem Weg aus dem ersten Krieger in den herabschauenden Hund zurück, auf dem du hineingefunden hast. Wiederhole alle Schritte mit dem anderen Bein.

WIRKUNG

In dieser Asana wird der Hüftbeuger und die Oberschenkelvorderseite des hinteren Beins intensiv gedehnt. Dagegen werden im vorderen Bein die Oberschenkelmuskulatur, die Wadenmuskulatur und die Schienbeinmuskulatur gekräftigt. Diese Position weitet zudem den Brustkorb und dehnt die Atemmuskulatur.

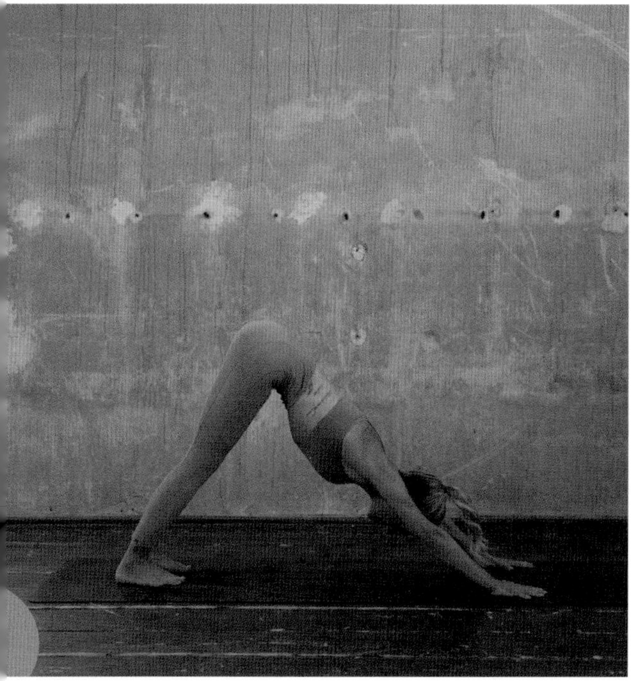

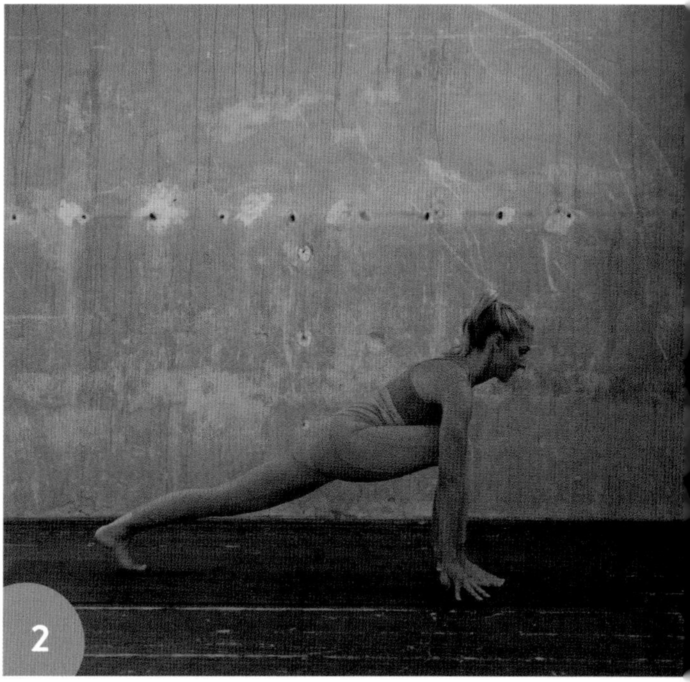
2

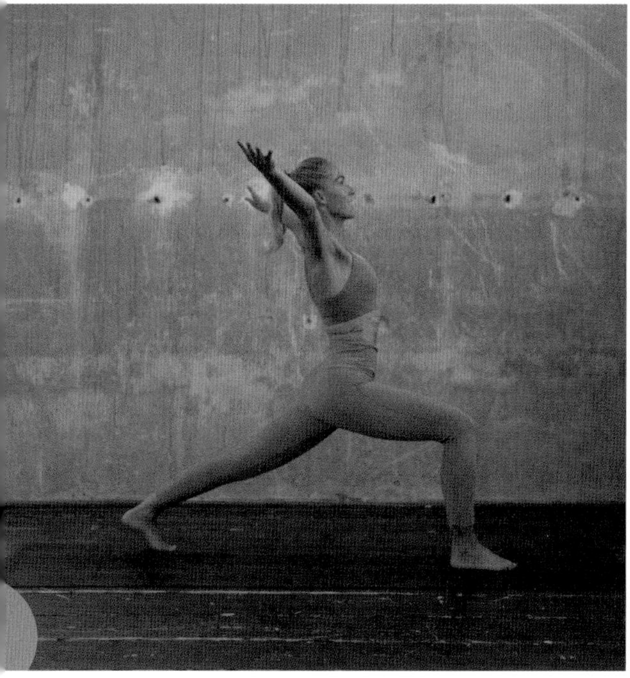

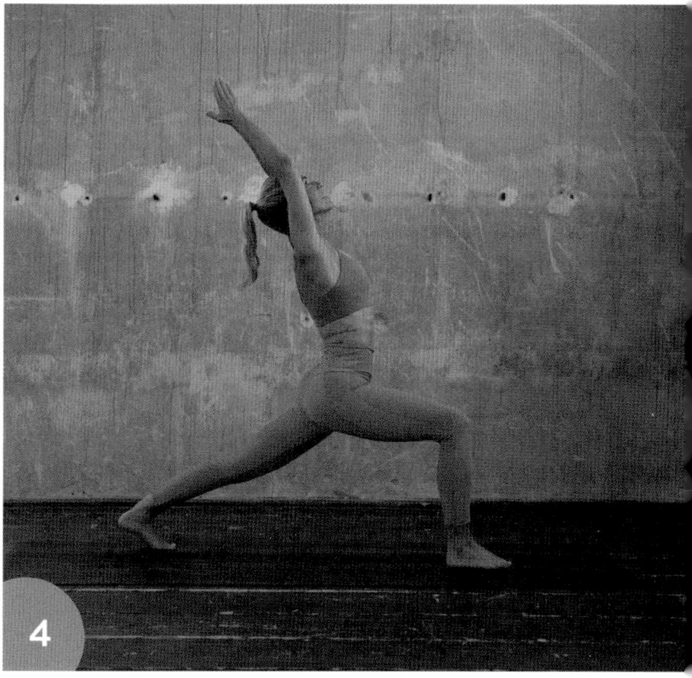
4

DER ZWEITE KRIEGER (VIRABHADRASANA II) MIT CHIN-MUDRA

1. Beginne im herabschauenden Hund.
2. Ziehe das rechte Knie mit der Ausatmung zur Brust und platziere den rechten Fuß zwischen deinen Händen auf der Matte. Kontrolliere, ob dein Knie senkrecht über dem Sprunggelenk steht und ob das Kniegelenk einen 90-Grad-Winkel bildet. Drehe den linken Fuß ungefähr 45 Grad nach außen.
3. Hebe den linken Arm mit der Einatmung kreisförmig über vorn nach oben. Richte den Oberkörper auf und hebe dein Brustbein. Halte die Arme parallel zum Boden auf Schulterhöhe ausgestreckt, sodass sie eine horizontale Linie von Fingerspitze zu Fingerspitze bilden. Lass den Blick über deine vordere Hand zum Horizont schweifen. Öffne die Hüfte und ziehe das Schambein nach oben. Achte darauf, dass dein rechtes Knie stets nach außen zeigt und nicht nach innen fällt. Lass den Atem gleichmäßig fließen und spüre, wie dein Brustkorb sich weitet.
4. Drehe die rechte Handfläche nach oben und beuge deinen linken Unterarm, bis ein 90-Grad-Winkel im Ellbogengelenk entsteht. Forme mit den Fingern in beiden Händen das Chin-Mudra, indem du Daumen und Zeigefinger zueinander führst, während du die restlichen Finger streckst. Halte diese Position 5 bis 10 Atemzüge lang und komm in die Ausgangsposition zurück. Wiederhole alle Schritte mit dem anderen Bein.

WIRKUNG

In dieser Asana werden der Hüftbeuger und die Wadenmuskulatur des hinteren Beins stark gedehnt, im vorderen Bein hingegen die Oberschenkel-, Waden- und Schienbeinmuskulatur gekräftigt. Durch die aufrechte Haltung im Oberkörper ist die Rückenmuskulatur stabilisierend aktiv. Zudem werden die ausgestreckten Arme und die Schultern trainiert. Das Chin-Mudra schärft deine Konzentration und hilft dir, vollkommen im Hier und Jetzt zu bleiben.

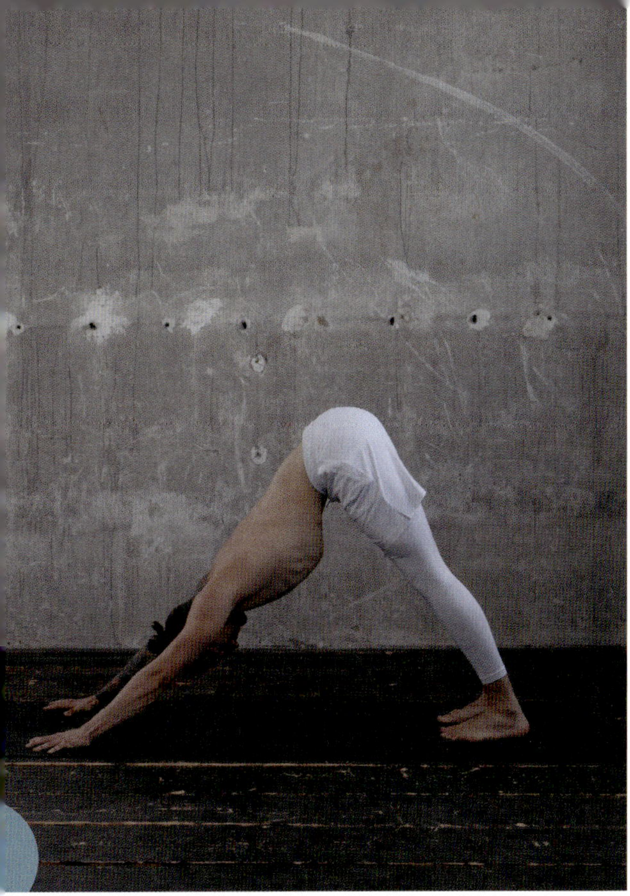

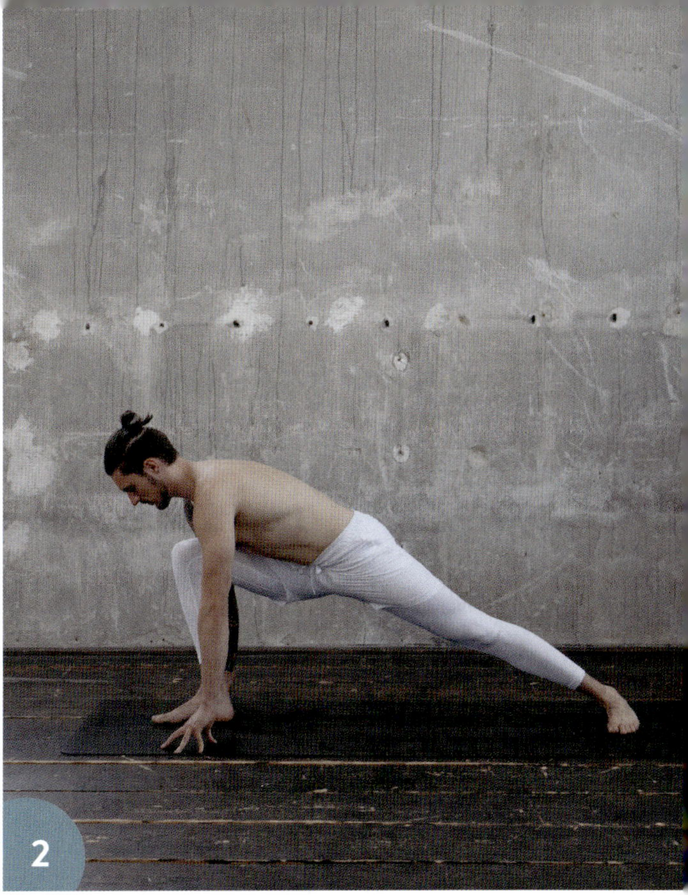
2

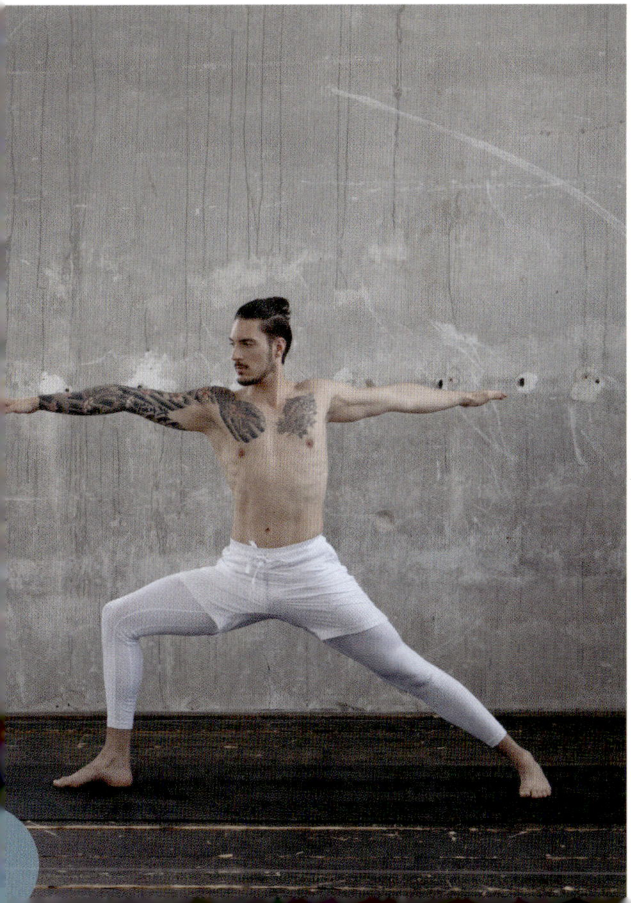

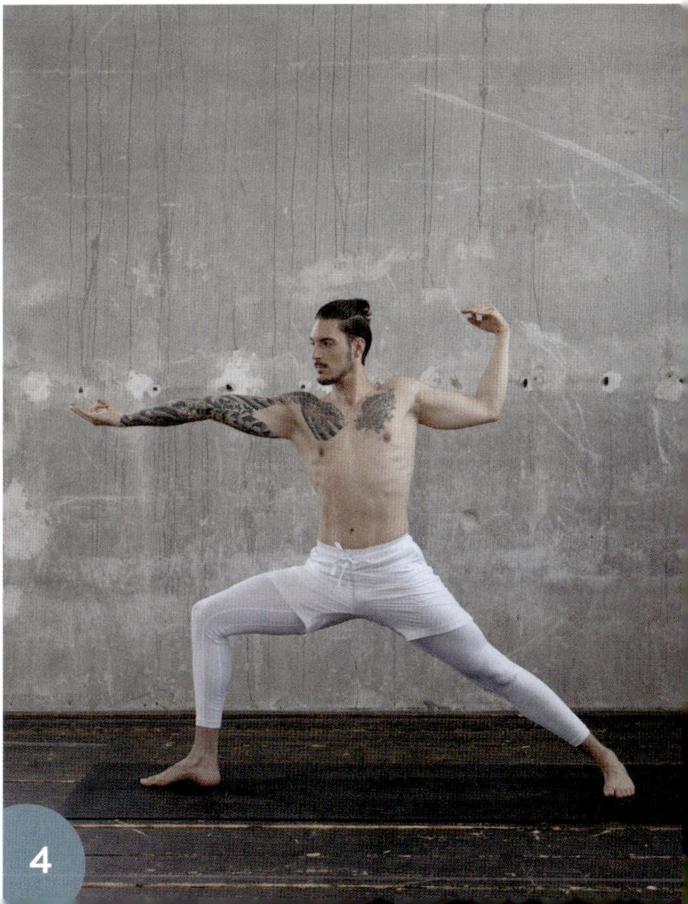
4

DAS DREIECK (TRIKONASANA)

1. Beginne im zweiten Krieger (Seite 58) und kontrolliere deine Ausrichtung. Dein linkes Bein ist gebeugt und dein rechtes ist gestreckt.
2. Strecke das linke Bein mit der Einatmung.
3. Schiebe die Hüfte mit der Ausatmung zum hinteren (rechten) Bein und ziehe den Oberkörper mit dem linken Arm parallel zum Boden, nach vorn in die Länge.
4. Beuge den Oberkörper nach unten zum linken Bein, bis du die linke Handfläche knapp hinter deiner Ferse auf der Matte platzieren kannst. Strecke den rechten Arm nach oben aus, sodass deine Arme von Hand zu Hand eine vertikale Linie bilden. Drehe dich aus der Körpermitte nach rechts und blicke zu den Fingerspitzen deiner rechten Hand. Halte diese Position für 5 bis 10 Atemzüge und atme tief in die seitlichen Flanken sowie die Zwischenrippenmuskulatur ein. Komm genau auf dem gleichen Weg aus dem Dreieck in den zweiten Krieger zurück, auf dem du hineingefunden hast. Wiederhole alle Schritte mit dem anderen Bein.

WIRKUNG

In dieser Asana werden die Oberschenkelrückseite und die Gesäßmuskulatur des vorderen Beins stark gedehnt. Im hinteren Bein wird zusätzlich zur Oberschenkelrückseite auch die Wadenmuskulatur gedehnt. Durch die Streckung der Beine werden zudem die Oberschenkelvorderseiten gekräftigt. Die Seitneigung dehnt neben der Brustmuskulatur vor allem die seitlichen Bauchmuskeln der nach oben zeigenden und weit geöffneten Körperseite.

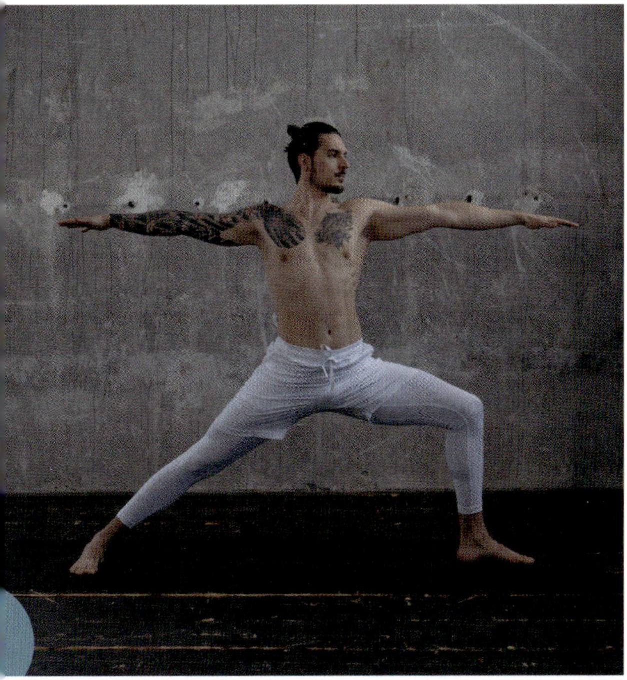

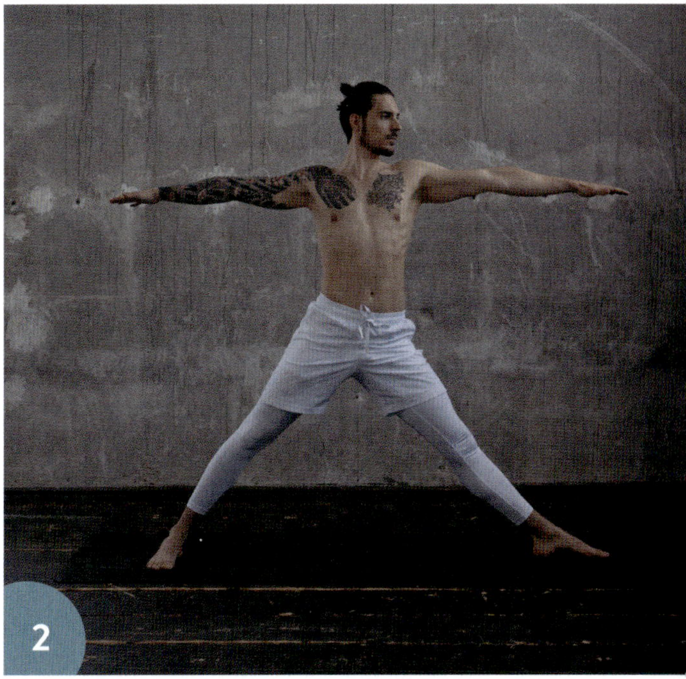

2

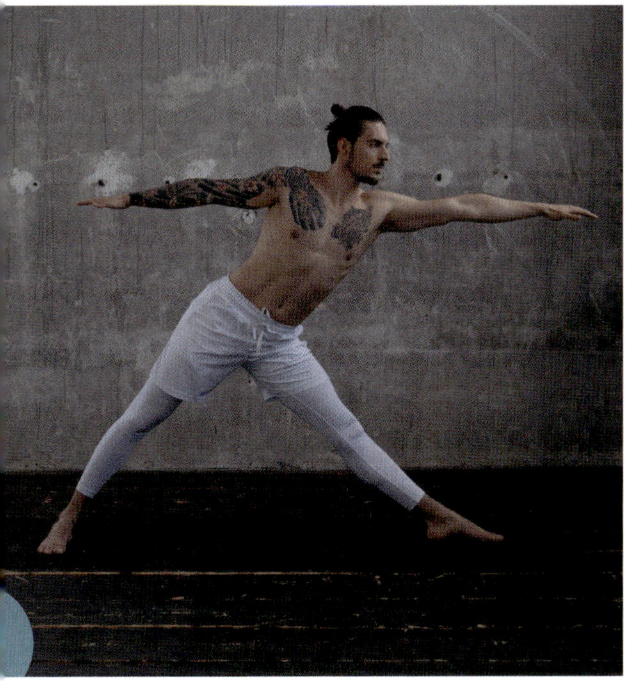

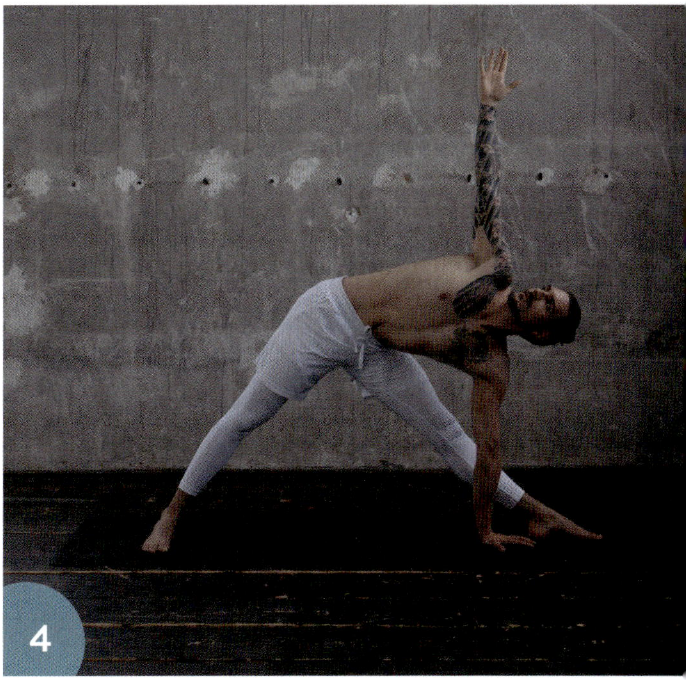

4

DER BAUM (VRKSASANA)

1. Stelle dich aufrecht auf die Matte und verwurzle dich fest im Boden. Deine Füße sind hüftbreit voneinander entfernt. Verlagere dein Körpergewicht auf das rechte Bein.
2. Löse dein linkes Bein langsam vom Boden und ziehe es angewinkelt zu dir. Aktiviere die Oberschenkelmuskulatur des Standbeins und platziere den linken Fuß an der Wade des rechten Beins oder schiebe ihn gegen die rechte Oberschenkelinnenseite. Richte den Blick zum Boden und atme gleichmäßig, damit Stabilität in der Haltung entsteht.
3. Wenn du einen festen Stand gefunden hast, schiebe die Handflächen über den Kopf, um Zentrierung und Ruhe in der Asana zu spüren. Halte diese Position für mehrere Atemzüge, bevor du sie langsam auflöst und in den aufrechten Stand zurückkehrst. Wiederhole alle Schritte mit dem anderen Bein.

TIPPS

- Achte darauf, dass dein linkes Knie nach außen strebt, damit sich deine Hüfte öffnen und weiten kann.
- Du kannst in der Position des Baumes auch die Augen schließen, wenn du eine Herausforderung für den Gleichgewichtssinn suchst.

WIRKUNG

Diese Asana verbessert das Gleichgewicht und die Hüftmobilität, da die Gewebsstrukturen der Hüft- und Leistenregion des angehobenen Beins sowie die Oberschenkelinnenseite gedehnt werden. Zudem werden die Oberschenkelmuskulatur und das Kniegelenk des Standbeins gekräftigt.

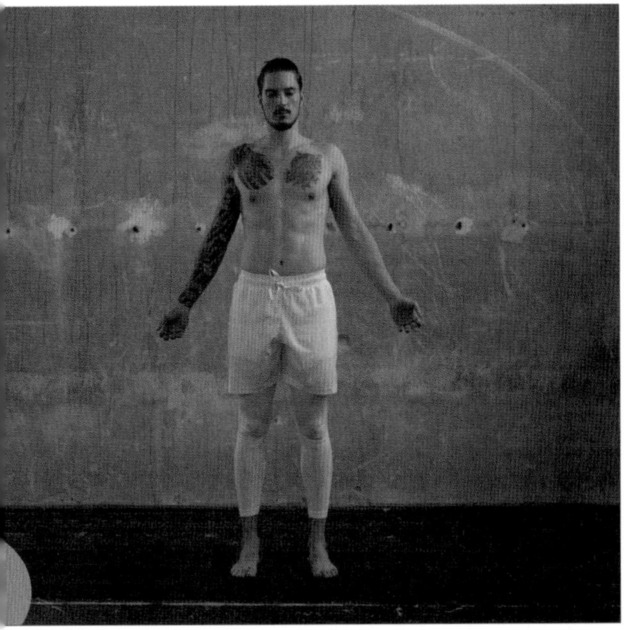

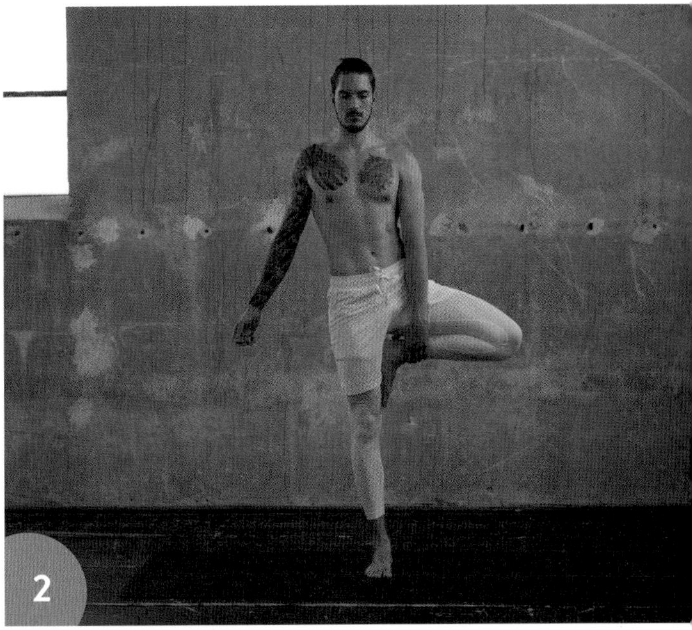

2

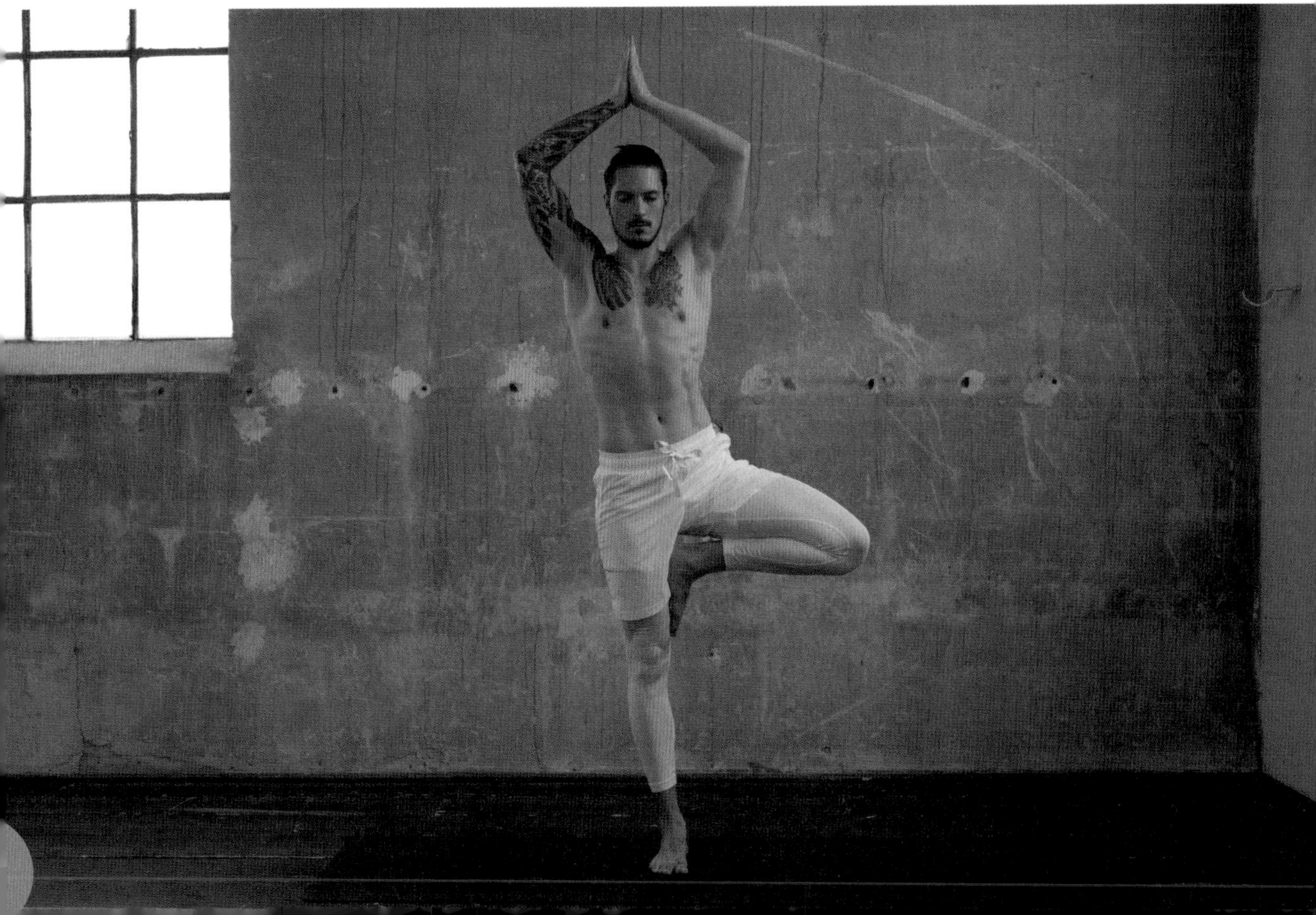

DER HALBE LOTUS IM STAND (ARDHA PADMASANA VRKSASANA)

1. Stelle dich aufrecht auf die Matte und verwurzle dich fest im Boden. Deine Füße sind hüftbreit voneinander entfernt. Verlagere dein Körpergewicht auf das linke Bein.
2. Löse dein rechtes Bein langsam vom Boden und ziehe es angewinkelt zu dir. Aktiviere die Oberschenkelmuskulatur des Standbeins und schiebe den rechten Fuß gegen die linke Oberschenkelinnenseite. Atme gleichmäßig und finde Stabilität in der Position des Baumes.
3. Greife deinen rechten Fuß und platziere die Fußaußenkante in der linken Leiste, sodass deine Fußsohle nach oben zeigt, wenn du vollkommen im Gleichgewicht bist. Lass dein rechtes Knie nach unten streben, damit sich deine Hüfte öffnen und weiten kann. Wenn du einen festen Stand gefunden hast, schiebe deine Handflächen auf Brusthöhe gegeneinander, um Zentrierung und Ruhe in der Asana zu spüren. Halte diese Position für mehrere Atemzüge, bevor du sie langsam auflöst und in den aufrechten Stand zurückkehrst. Wiederhole alle Schritte mit dem anderen Bein.

TIPP

Achte darauf, dass der Rücken gestreckt und die Wirbelsäule aufgerichtet ist, damit der Oberkörper nicht nach vorn kippt.

WIRKUNG

Diese Asana ist wie der Baum eine Hüftöffnung und eine Balanceübung zugleich, da diese Haltung sowohl das Gleichgewicht als auch die Hüftmobilität verbessert. Zudem werden die Gewebestrukturen der Hüft- und Leistenregion des angehobenen Beins sowie die Oberschenkelvorderseite gedehnt. Darüber hinaus werden das Kniegelenk und die Oberschenkelmuskulatur des Standbeins gekräftigt.

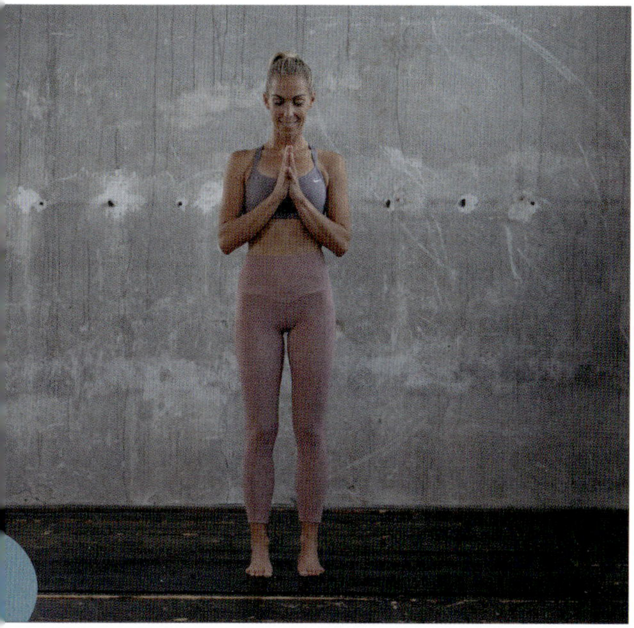

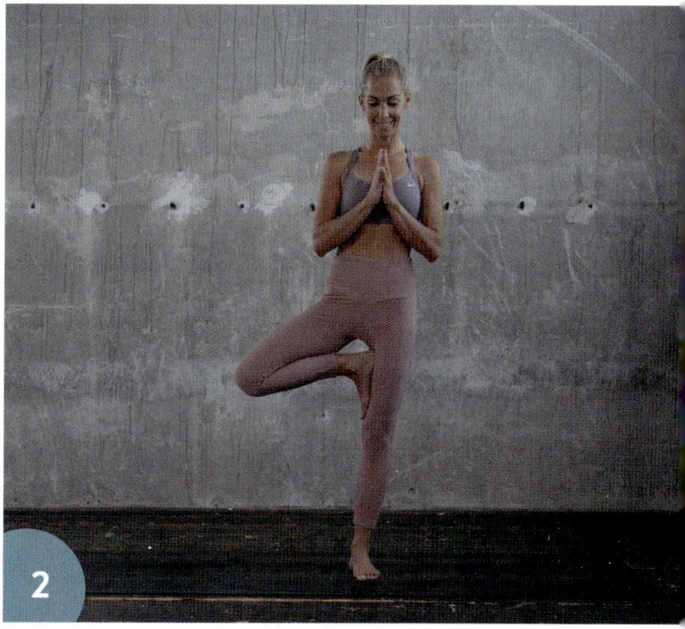

2

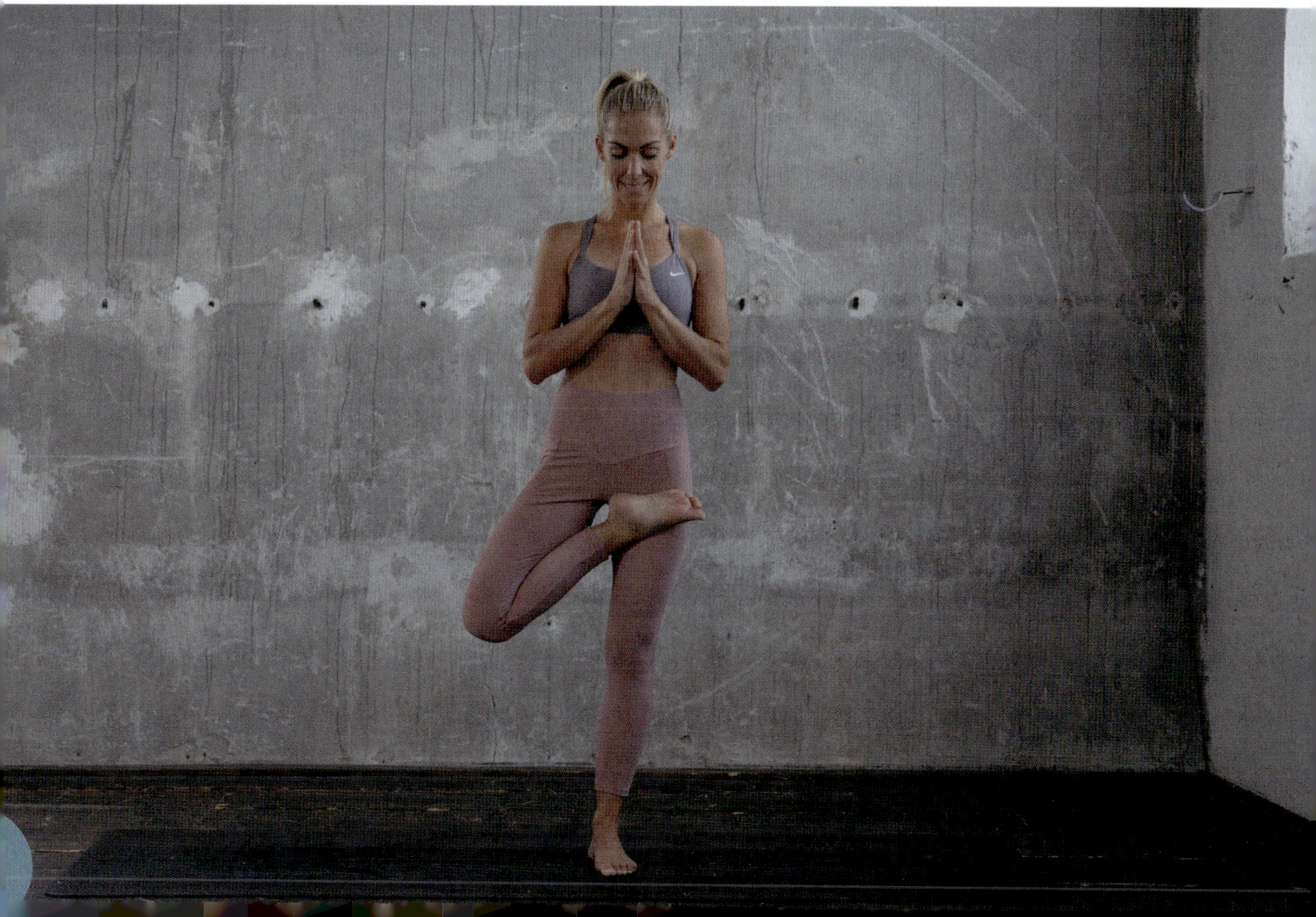

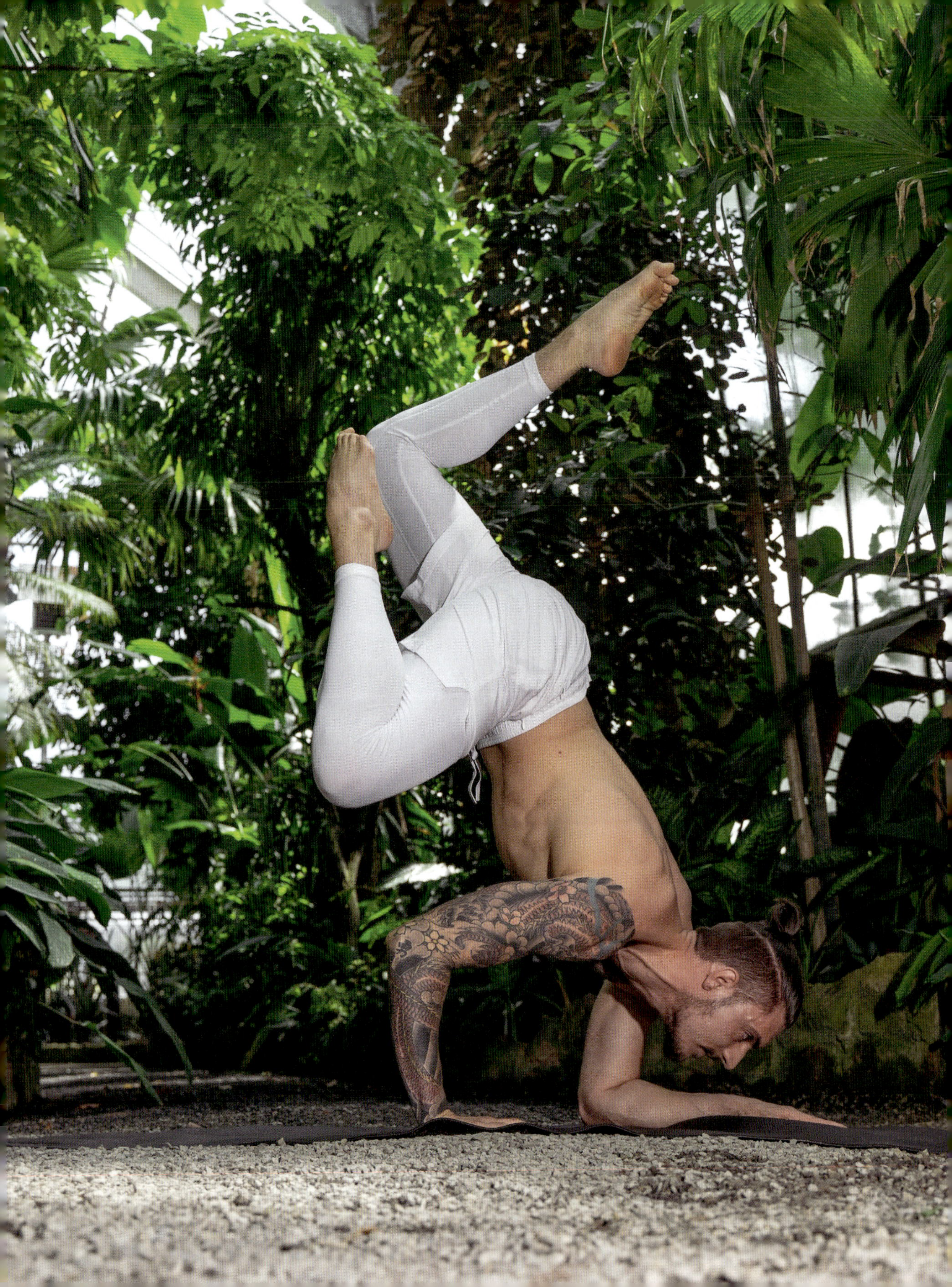

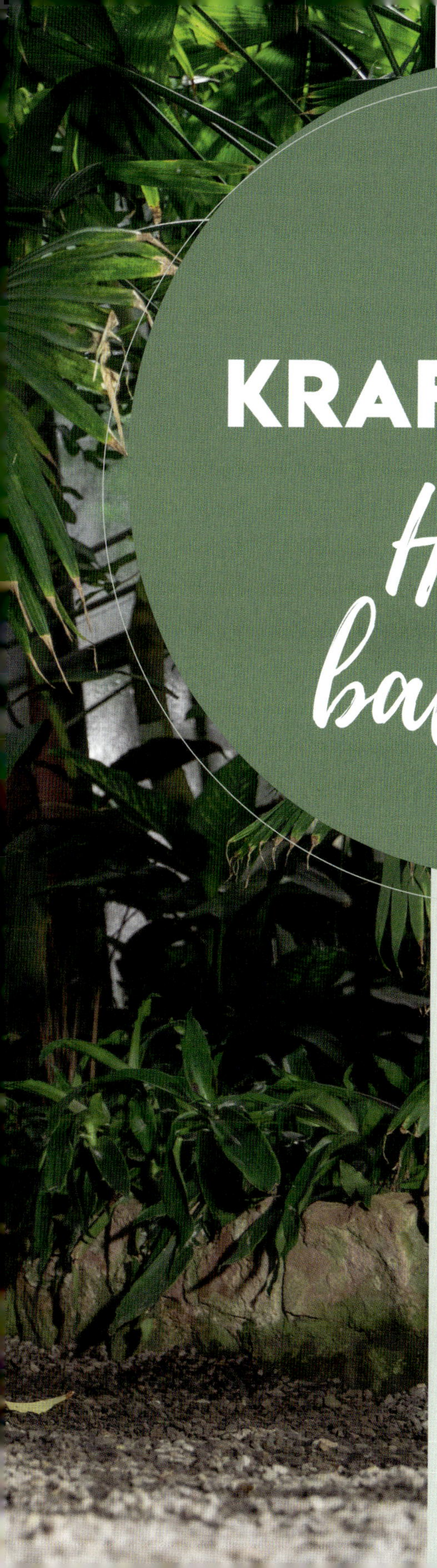

3 KRAFTVOLLE *Handbalancen*

Handbalancen sind besonders kraftvolle und energetische Asanas. Dennoch gilt es auch in diesen Haltungen Zentrierung und Ruhe zu schaffen, damit sich die entsprechenden Wirkungen entfalten können. Um dies zu gewährleisten, ist eine tiefergehende Auseinandersetzung mit der körperlichen Ausrichtung sowie der korrekten Ausführung der jeweiligen Asanas notwendig, die in diesem Kapitel thematisiert wird.

WARM-UP FÜR HANDBALANCEN

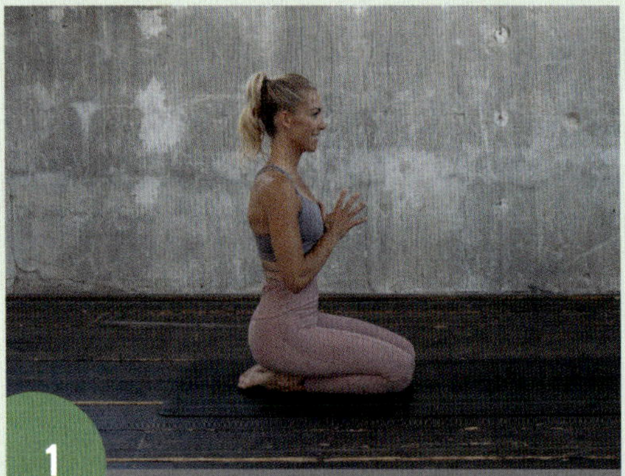

1 *Beginne im Fersensitz.*

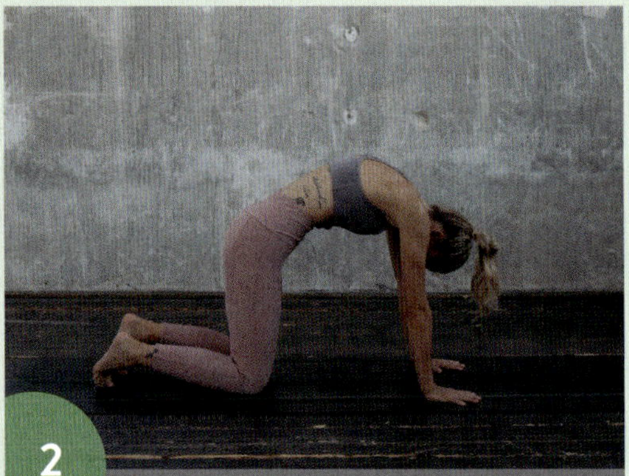

2 *Katze*

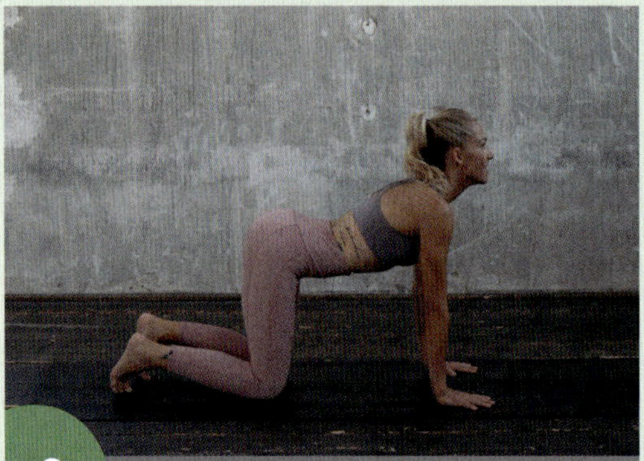

3 *Kuh – wiederhole die Schritte 2 und 3 4- bis 8-mal.*

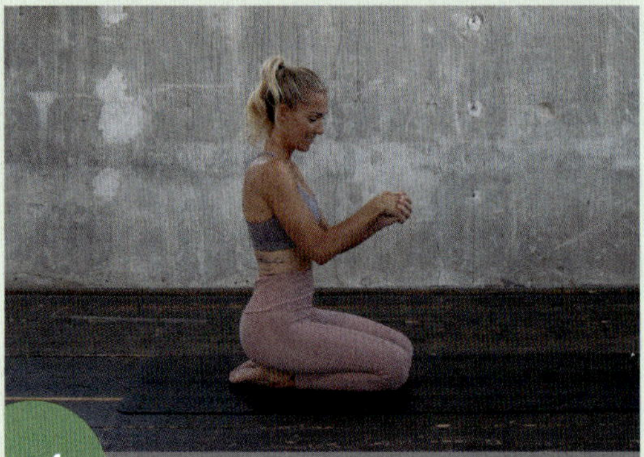

4 *Fersensitz – falte die Hände ineinander und lass sie kreisen.*

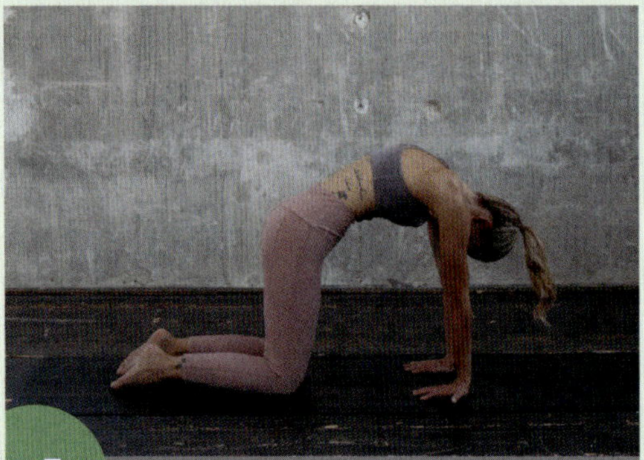

5 *Katze – drehe die Fingerspitzen zum Körper.*

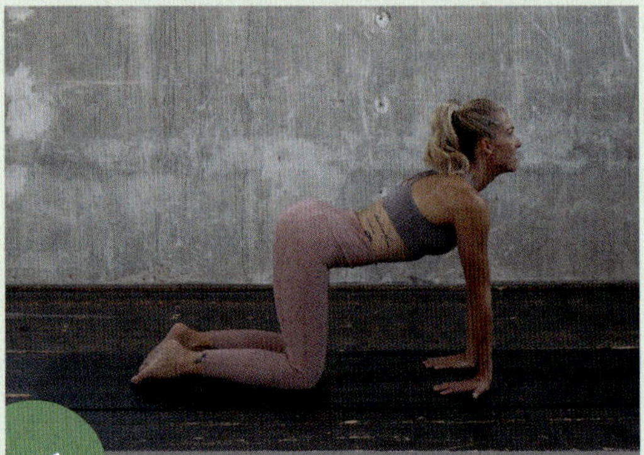

6 *Kuh – wiederhole die Schritte 5 und 6 4- bis 8-mal.*

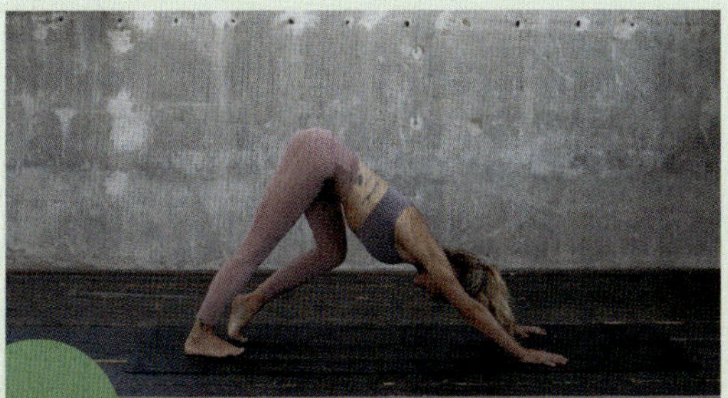

7 Herabschauender Hund – beuge abwechselnd leicht die Beine.

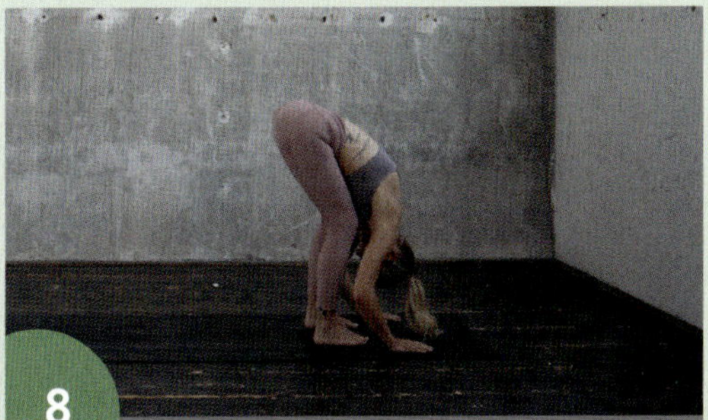

8 Laufe nach vorn in die Vorbeuge.

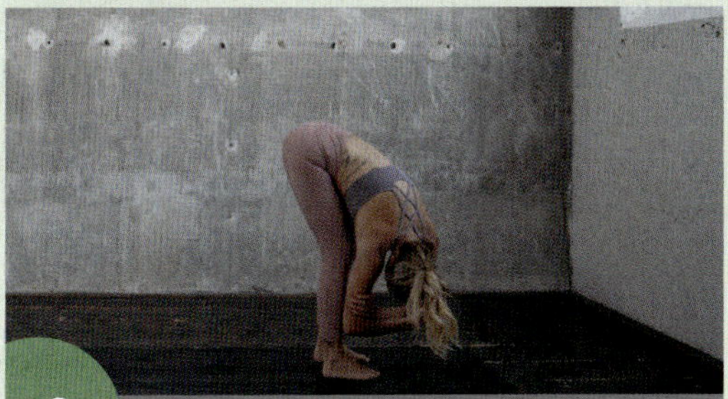

9 Vorbeuge auslockern – bleibe 5 Atemzüge.

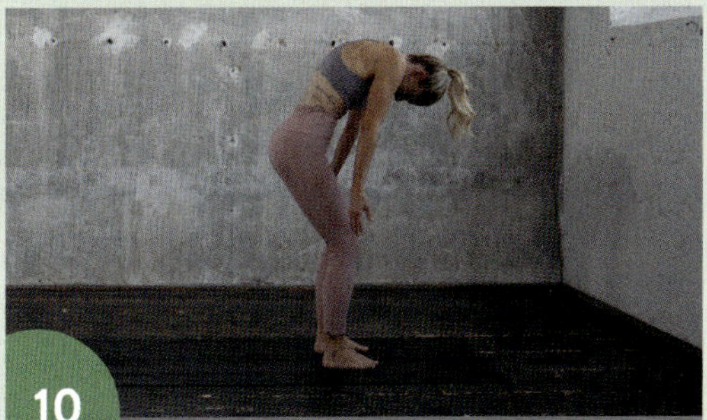

10 Aufrollen

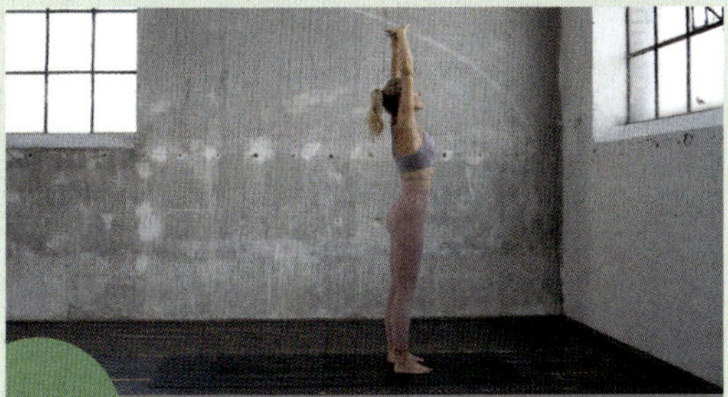

11 Aufrichten – falte die Hände und drehe die Handinnenfläche nach oben.

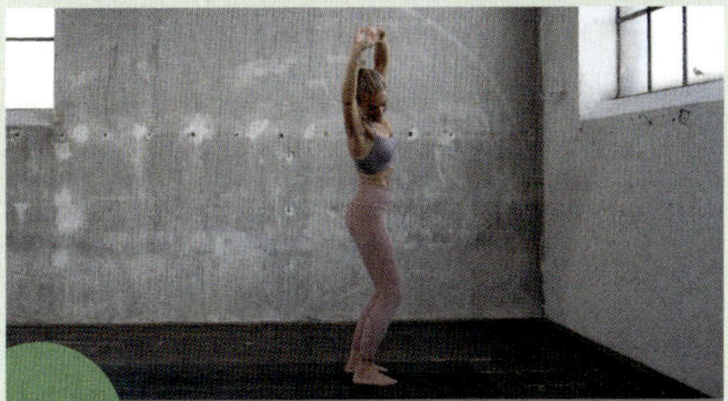

12 Knie beugen – neige dich nach rechts zur Seite.

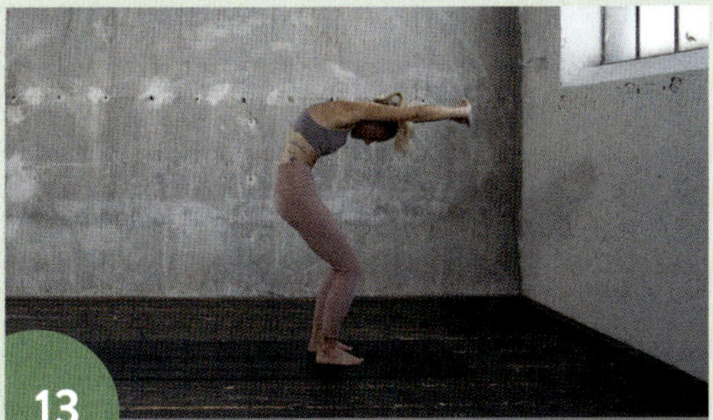

13 Oberkörper kreisen lassen.

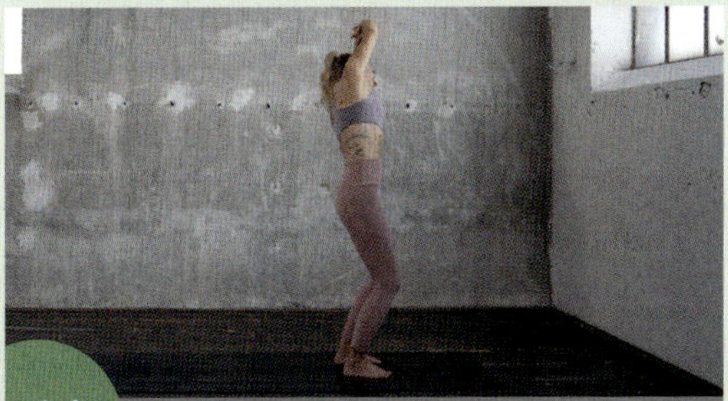

14 Knie beugen – neige dich nach links zur Seite.

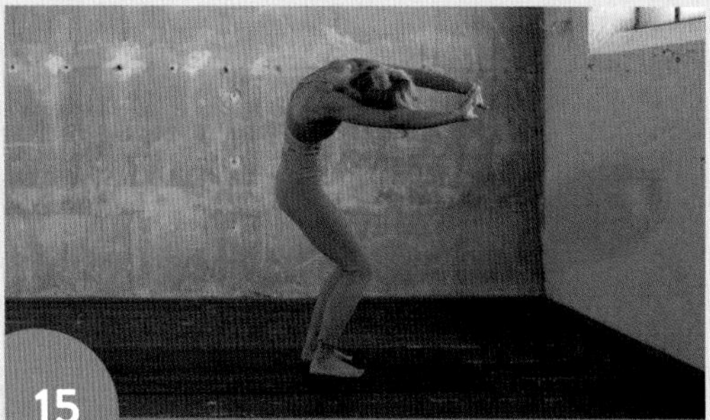

15 *Oberkörper kreisen lassen (4 bis 8 Wdh.).*

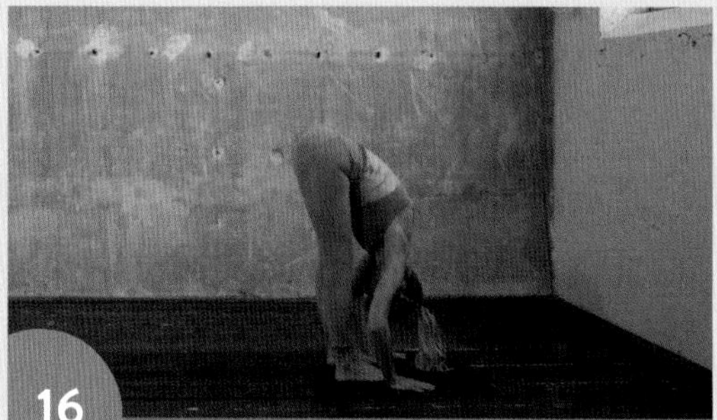

16 *Vorbeuge*

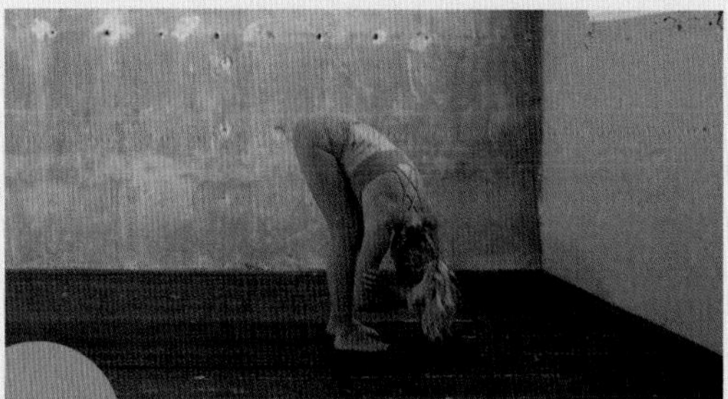

17 *Vorbeuge auslockern – bleibe 5 Atemzüge.*

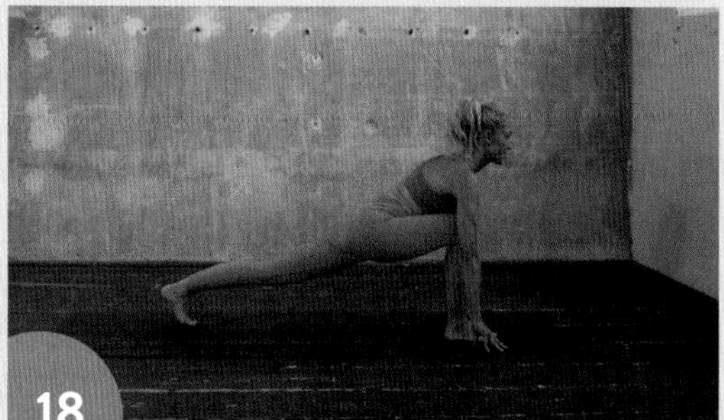

18 *Sprinter rechts – bleibe 5 Atemzüge.*

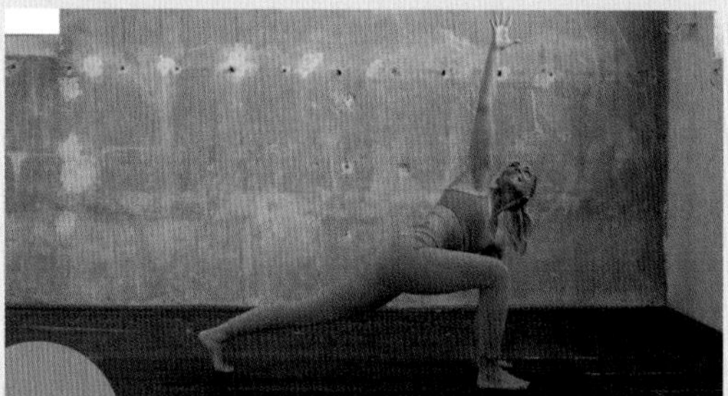

19 *Gedrehter Sprinter rechts – bleibe 5 Atemzüge.*

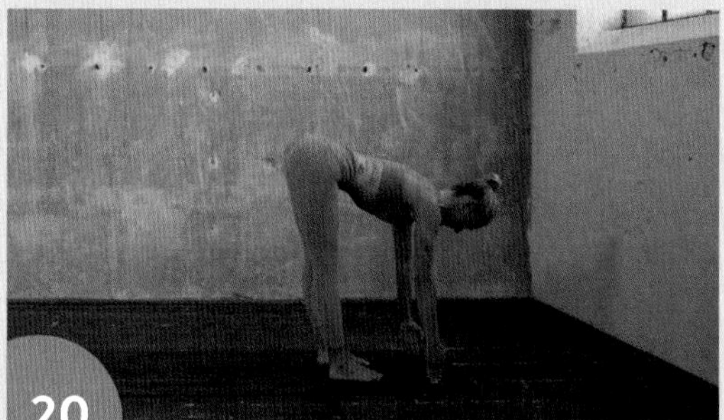

20 *Halbe Vorbeuge*

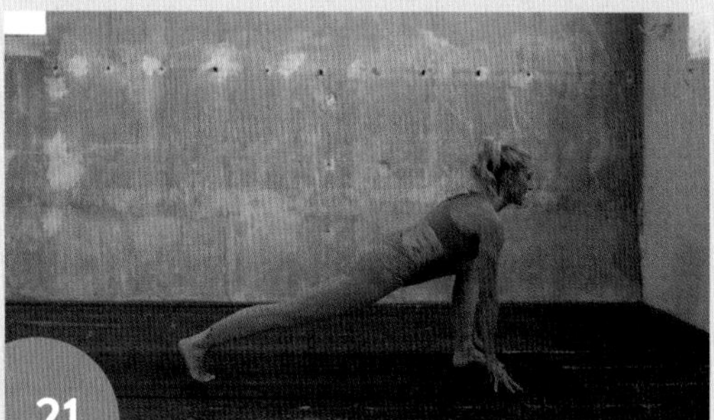

21 *Sprinter links – bleibe 5 Atemzüge.*

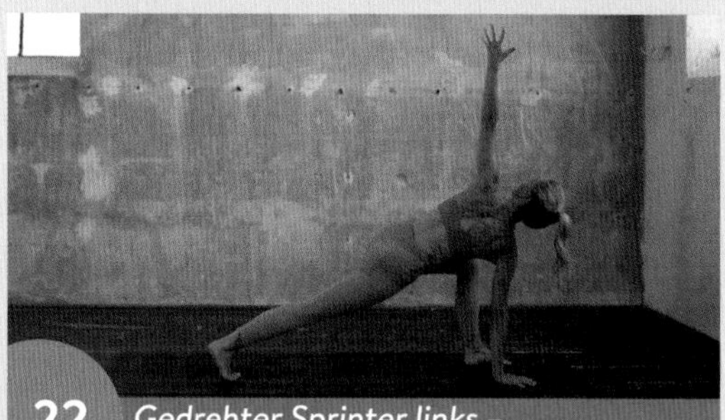

22 *Gedrehter Sprinter links – bleibe 5 Atemzüge.*

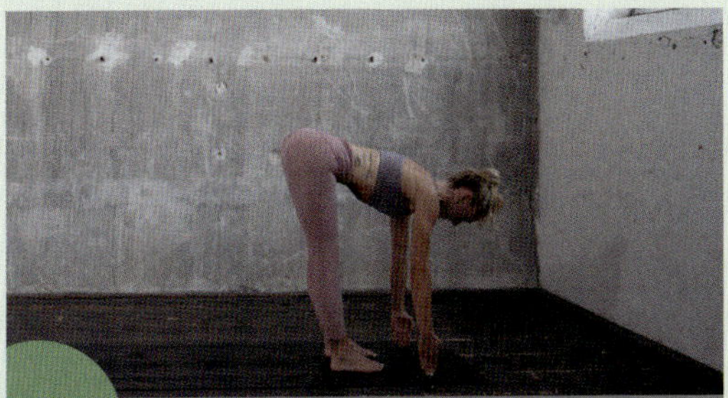
23 Halbe Vorbeuge – steige mit dem linken Fuß nach vorn.

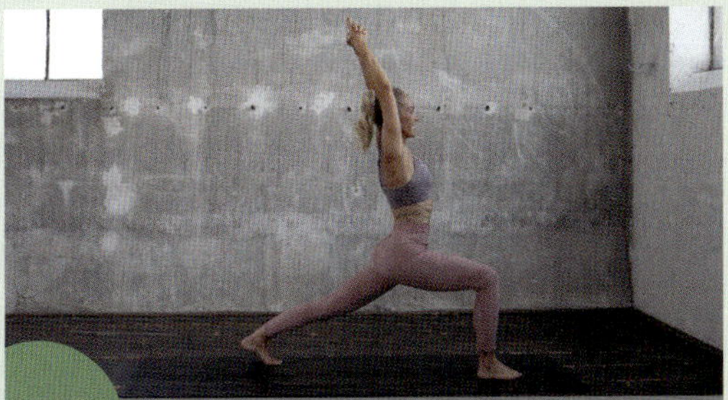
24 Krieger 1 rechts – halte die Finger in Sampurna-Mudra. Bleibe 5 Atemzüge.

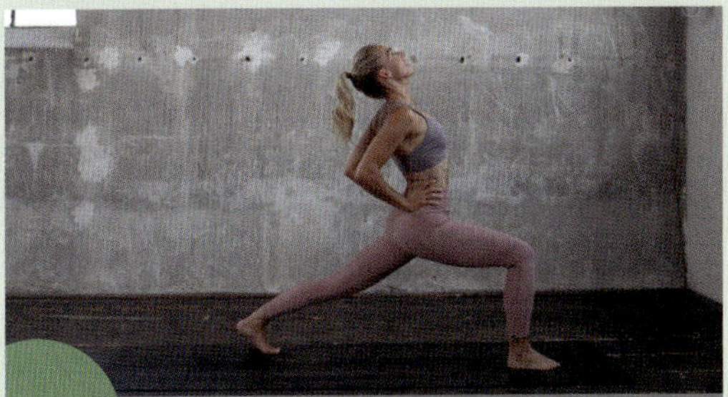
25 Krieger 1 Herzöffnung – bleibe 5 Atemzüge.

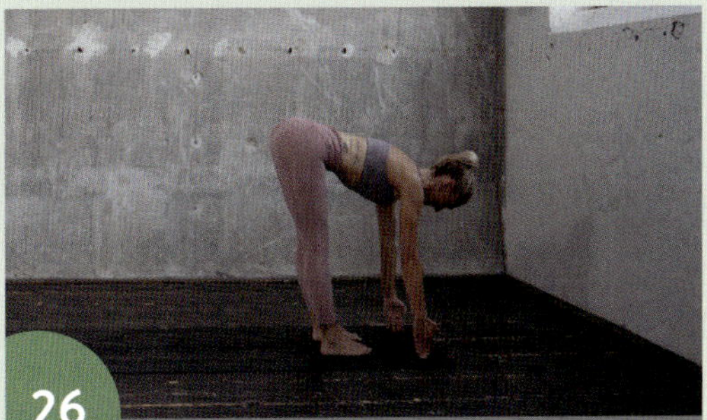
26 Halbe Vorbeuge

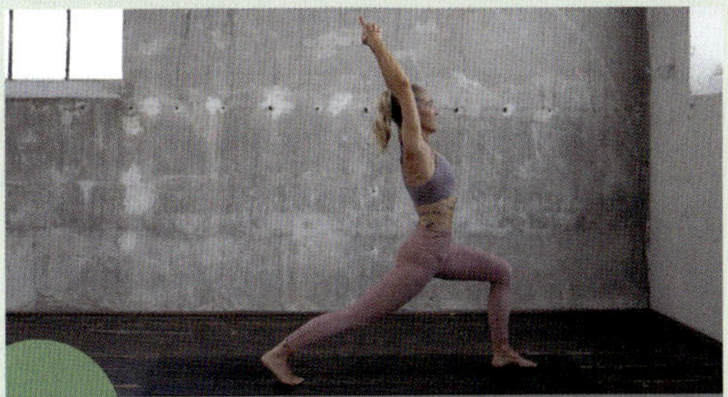
27 Krieger 1 links –halte die Finger in Sampurna-Mudra. Bleibe 5 Atemzüge.

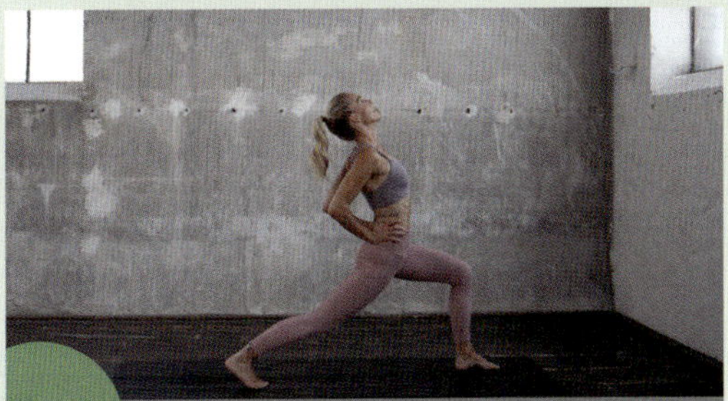
28 Krieger 1 Herzöffnung – bleibe 5 Atemzüge.

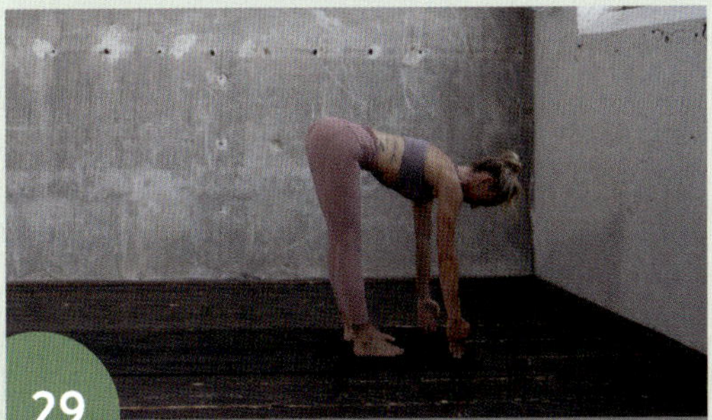
29 Halbe Vorbeuge

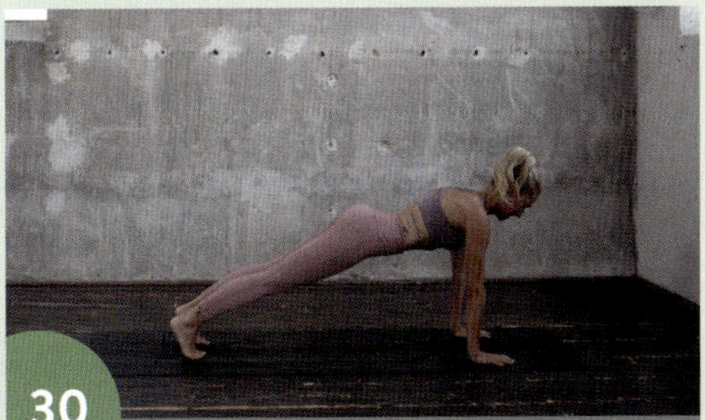
30 Stütz

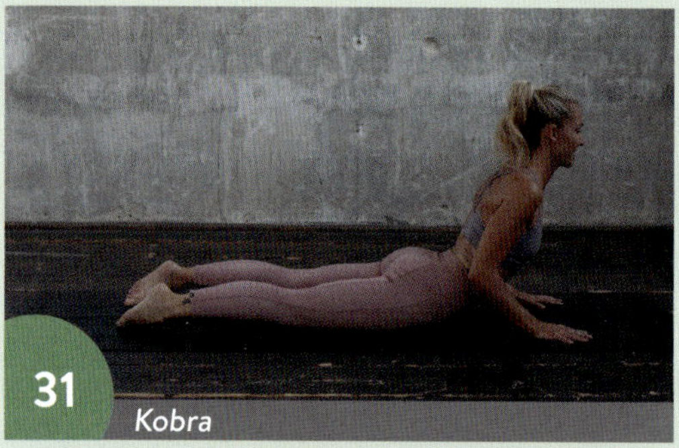

31 Kobra

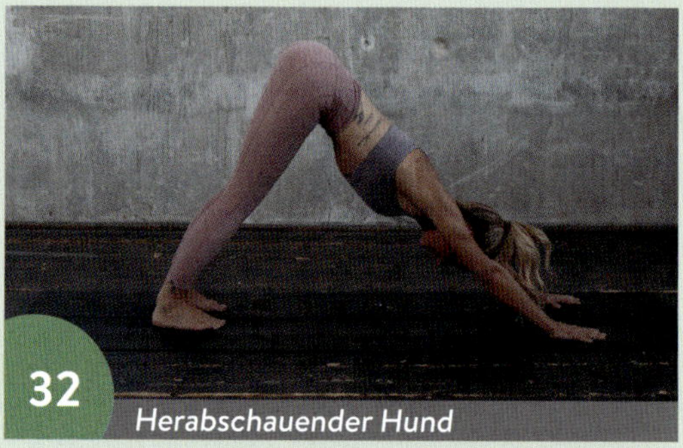

32 Herabschauender Hund

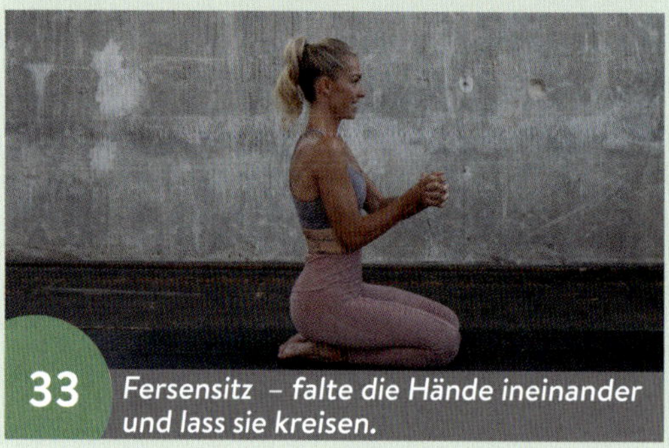

33 Fersensitz – falte die Hände ineinander und lass sie kreisen.

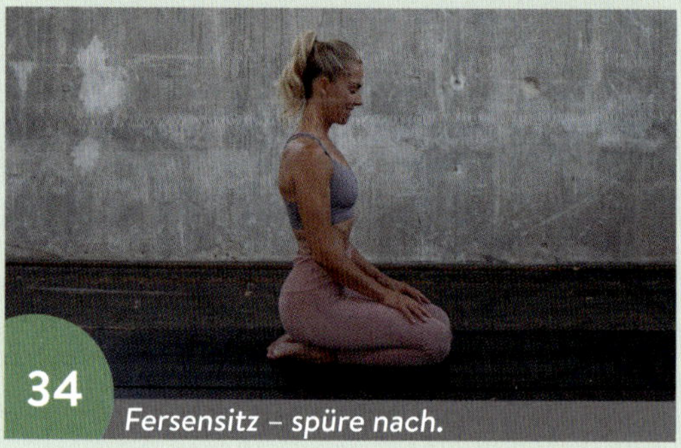

34 Fersensitz – spüre nach.

MENTALE WIRKUNG VON HANDBALANCEN

Durch die Überwindung der Angst, nach vorn zu fallen, fördern Handbalancen die Attribute Mut, Disziplin und Willenskraft. Daher steigert eine regelmäßige Praxis vor allem das Selbstbewusstsein. Das spielerische Erlernen jeglicher Handbalancen stellt dabei einen Prozess des Ausprobierens dar, der deine Konzentration und Lebensfreude erhöht. Zudem entsteht ein Gefühl der Leichtigkeit in dir, wenn du auf deinen Händen und Armen schwebst. Du lernst, Blockaden loszulassen und dich neuen Herausforderungen zu stellen. Insbesondere der Handstand wirkt sehr energetisierend und motivierend. Dadurch können Müdigkeit, Antriebslosigkeit und sogar Trauer vertrieben werden.

DIE BABY-KRÄHE (BALA KAKASANA)

LEVEL 1 2 3

1. Beginne diese Asana in der tiefen Hocke. Öffne die Füße hüftbreit, die Knie zeigen parallel zueinander. Verlagere den Körperschwerpunkt nach vorn und schiebe die Fußballen in die Matte, sodass sich die Fersen leicht anheben. Platziere die Hände schulterbreit voneinander entfernt und strecke die Arme.
2. Hebe die Fersen nach oben an und klemme die Knie in die Achselhöhlen.
3. Beuge die Arme und lehne den Oberkörper nach vorn, bis du die Unterarme auf der Matte ablegen kannst.
4. Verlagere den Körperschwerpunkt noch weiter nach vorn und richte den Blick zum Mattenanfang, bis die Füße vom Boden abheben. Das ganze Körpergewicht liegt nun auf deinen Unterarmen. Ziehe die Fersen zu den Waden sowie die Zehen zum Gesäß, um die Stabilität in dieser Position zu erhöhen (siehe Seite 74). Halte diese Asana bis zu 20 Atemzüge lang, bevor du sie langsam auflöst, um deine Rumpfmuskulatur zu stärken.

WIRKUNG

In dieser Asana werden die gesamte Rumpfmuskulatur und vor allem der gerade Bauchmuskel intensiv trainiert. Ebenso werden die Schultern, die Arme und der obere Rücken gekräftigt. Durch die angezogenen Beine werden auch die Waden und die Oberschenkelrückseite aktiviert.

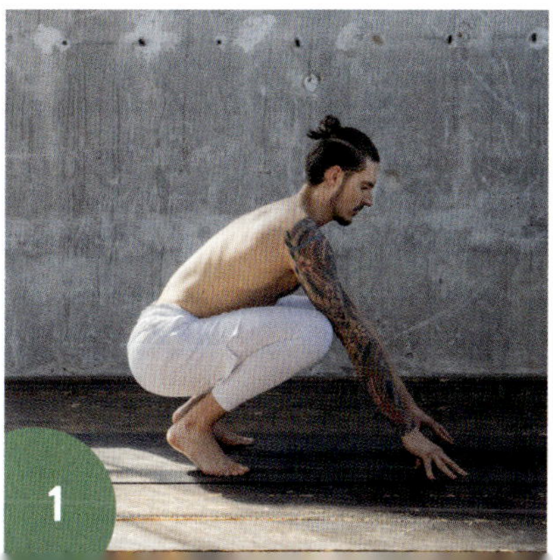

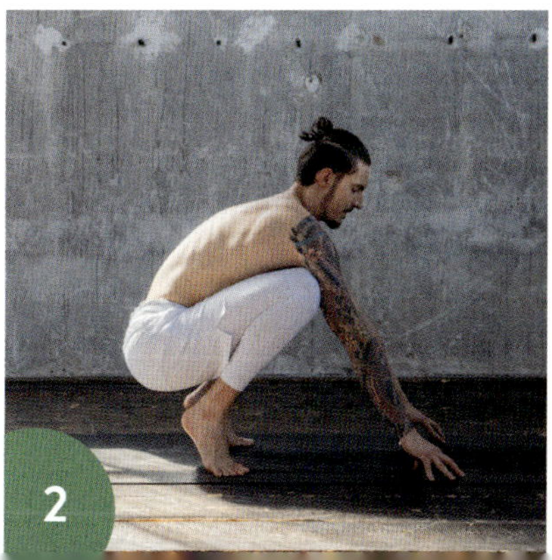

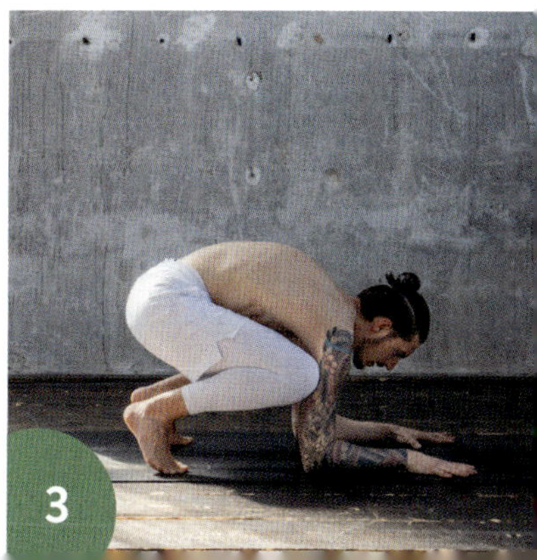

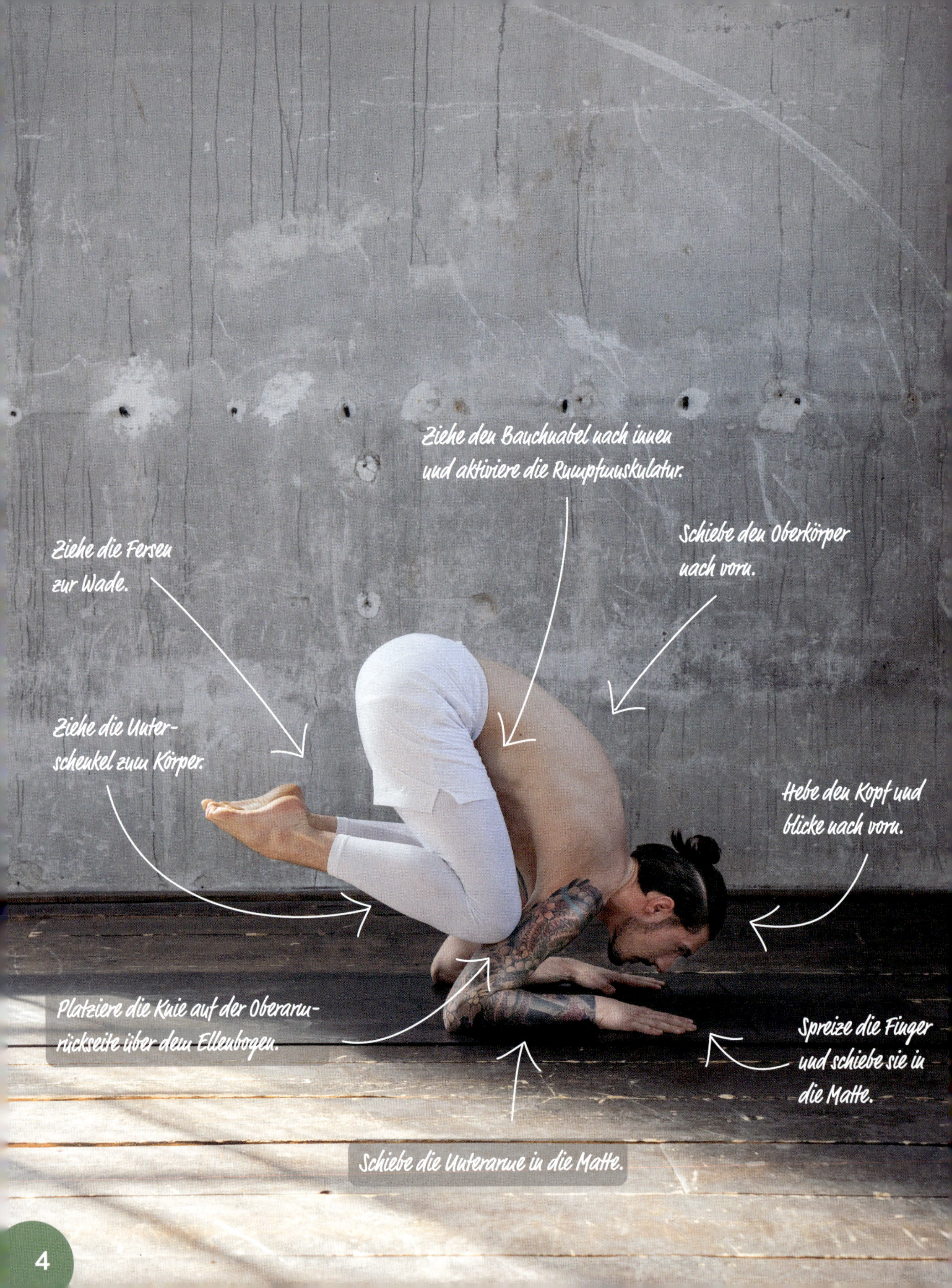
Ziehe den Bauchnabel nach innen und aktiviere die Rumpfmuskulatur.
Ziehe die Fersen zur Wade.
Schiebe den Oberkörper nach vorn.
Ziehe die Unterschenkel zum Körper.
Hebe den Kopf und blicke nach vorn.
Platziere die Knie auf der Oberarmrückseite über dem Ellenbogen.
Spreize die Finger und schiebe sie in die Matte.
Schiebe die Unterarme in die Matte.

DIE KRÄHE (KAKASANA)

LEVEL 1 2 3

1. Beginne diese Asana in der tiefen Hocke. Öffne die Füße hüftbreit, die Knie zeigen nach außen. Platziere die Hände schulterbreit voneinander entfernt und spreize die Finger. Drücke die Fingerspitzen fest nach unten in die Matte. Verlagere den Körperschwerpunkt nach vorn und schiebe die Fußballen in die Matte, sodass sich die Fersen leicht anheben. Strecke die Arme und drehe sie zum Körper, bis die Ellbogen nach hinten zeigen.

2. Presse die Kniescheiben knapp oberhalb der Ellbogen gegen die Oberarmrückseiten. Hebe dann dein Gesäß und deine Fersen nach oben an. Schiebe den Oberkörper gleichzeitig nach vorn und beuge die Arme, damit sich der Körperschwerpunkt verlagert und sich die Füße von der Matte lösen.

3. Richte den Blick nach vorn und zieh die Fersen zu den Waden, um die Stabilität in dieser Position zu erhöhen (siehe Seite 76). Halte diese Asana bis zu 20 Atemzüge lang, bevor du sie langsam auflöst. Mit dieser langen Haltedauer baust du mehr Kraft auf und schulst den Gleichgewichtssinn.

TIPPS

- Achte darauf, dass du die Krähe in Mattenmitte beginnst, damit du ausreichend Platz für deine Hände hast.
- Denke daran, deine Handgelenke vor dem Belasten ausgiebig aufzuwärmen.
- Du solltest die Krähe häufig praktizieren, wenn du weitere Handbalancen und fortgeschrittene Varianten erlernen möchtest.

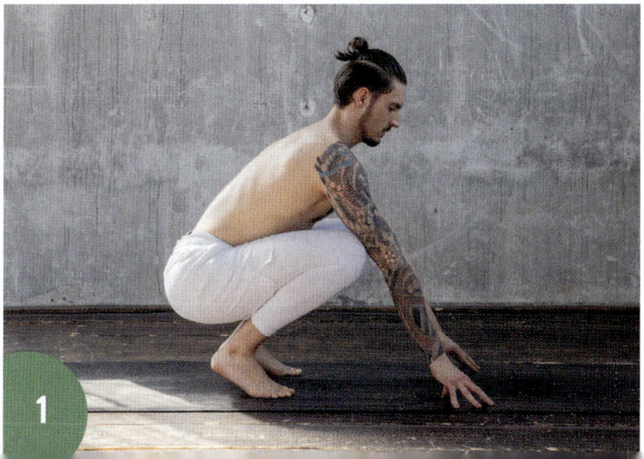

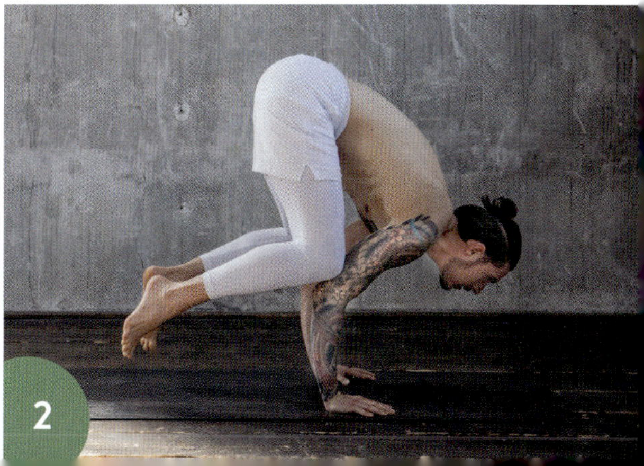

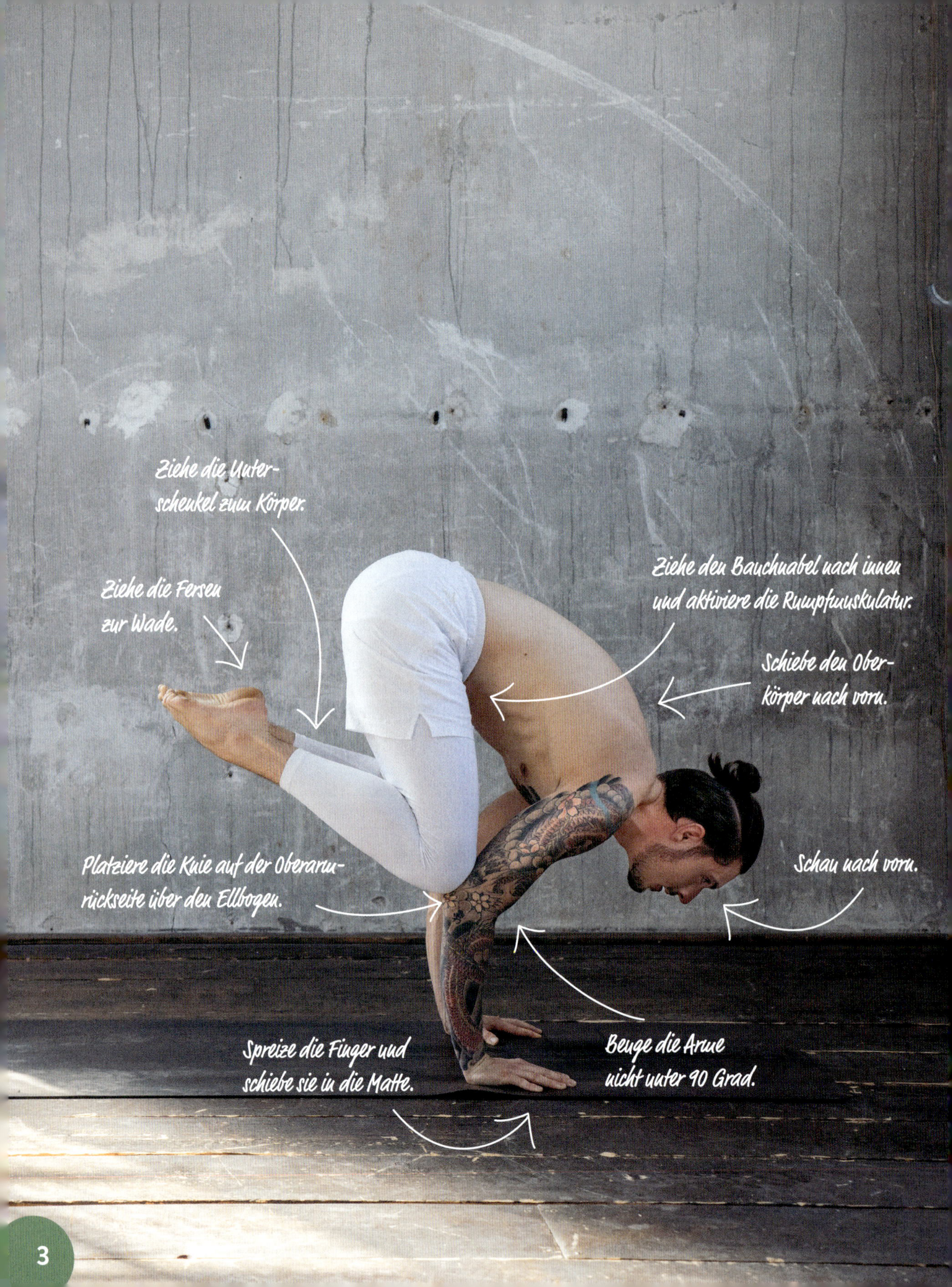
Ziehe die Unterschenkel zum Körper.
Ziehe die Fersen zur Wade.
Ziehe den Bauchnabel nach innen und aktiviere die Rumpfmuskulatur.
Schiebe den Oberkörper nach vorn.
Platziere die Knie auf der Oberarmrückseite über den Ellbogen.
Schau nach vorn.
Spreize die Finger und schiebe sie in die Matte.
Beuge die Arme nicht unter 90 Grad.
3

VARIANTE

Wenn du eine Herausforderung suchst oder einen neuen Impuls und Trainingsreiz setzen möchtest, dann stütze dich mit den Händen auf Paralletes (Mini-Turnbarren).

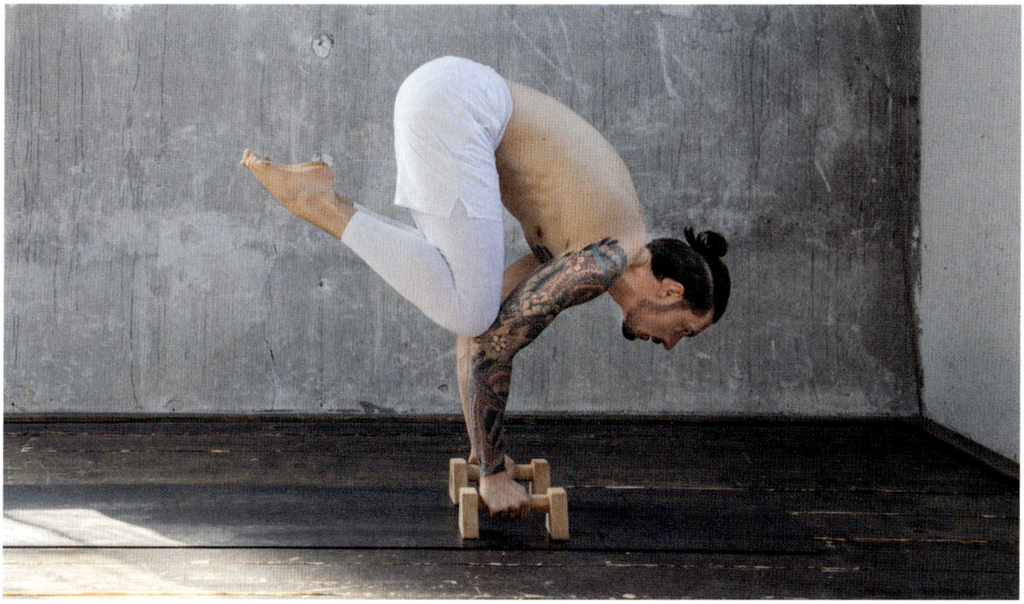

WIRKUNG

Diese Asana stellt den Einstieg in den Bereich der Handbalancen dar und dient zugleich als Ausgangsposition für fortgeschrittene Haltungen wie auch als Vorbereitung, um die nötige Kraft und Stabilität aufzubauen. In der Krähe wird der ganze Körper beansprucht. Dabei werden die Schultern, die Arme und die Handgelenke gekräftigt. Ebenso werden der obere Rücken, die gesamte Rumpfmuskulatur und vor allem der gerade Bauchmuskel trainiert. Durch die angezogenen Beine werden auch die Waden und die Oberschenkelrückseiten aktiviert. Da die Krähe zudem eine Balancehaltung ist, wird das Gleichgewicht verbessert.

DER KRANICH (BAKASANA)

LEVEL 1 2 3

1. Beginne diese Asana in der tiefen Hocke. Öffne die Füße hüftbreit, die Knie zeigen parallel zueinander. Platziere die Hände schulterbreit voneinander entfernt und spreize die Finger. Drücke mit den Fingerspitzen fest nach unten in die Matte. Verlagere den Körperschwerpunkt nach vorn und schiebe die Fußballen in die Matte, sodass sich die Fersen leicht anheben. Strecke die Arme und drehe sie zum Körper, bis die Ellbogen nach hinten zeigen.
2. Hebe das Gesäß sowie die Fersen nach oben an und klemme die Knie in die Achselhöhlen.
3. Lehne den Oberkörper nach vorn und beuge die Arme leicht, damit sich der Körperschwerpunkt verlagert und die Füße von der Matte lösen.
4. Strecke nun die Arme so weit wie möglich und aktiviere die Rumpfmuskulatur, indem du den Bauchnabel nach innen und oben zur Wirbelsäule ziehst. Dabei streben deine Fersen zu den Waden und die Zehen zum Gesäß. Richte den Blick bewusst nach vorn. Halte diese Asana für 5 bis 10 Atemzüge, bevor du sie langsam auflöst.

TIPPS

- Achte darauf, dass du den Kranich in Mattenmitte beginnst, damit du ausreichend Platz hast, um deine Hände auf der Matte zu platzieren.
- Denke daran, deine Handgelenke gründlich aufzuwärmen, da diese im Kranich aufgrund der gestreckten Arme deutlich stärker als in der Krähe belastet werden.

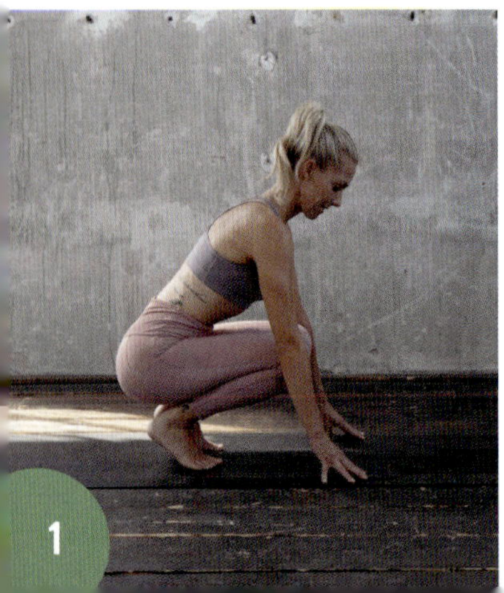

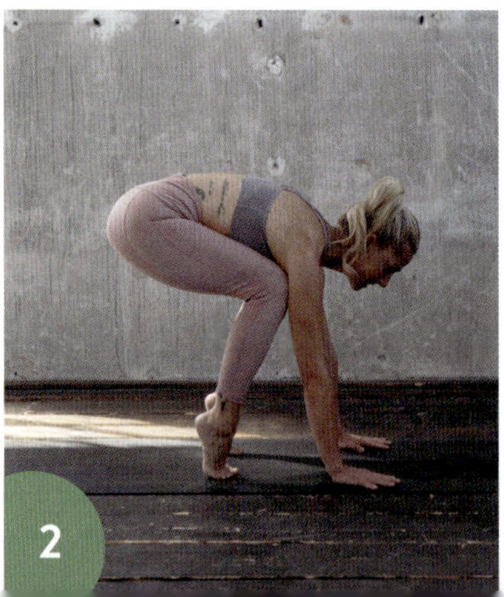

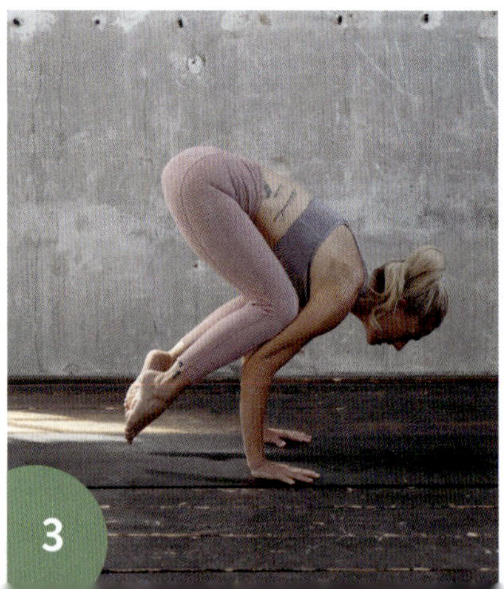

WIRKUNG

Genau wie die Krähe trainiert der Kranich den ganzen Körper. Im Gegensatz zur Krähe wird zum einen die gesamte Rumpfmuskulatur und vor allem der gerade Bauchmuskel intensiver trainiert. Zum anderen werden die Schultern, die Arme und die Handgelenke durch die Streckung stärker gekräftigt. Diese Asana verbessert zudem das Gleichgewicht und trainiert die Muskulatur des oberen Rückens, der Waden sowie der Oberschenkelrückseiten.

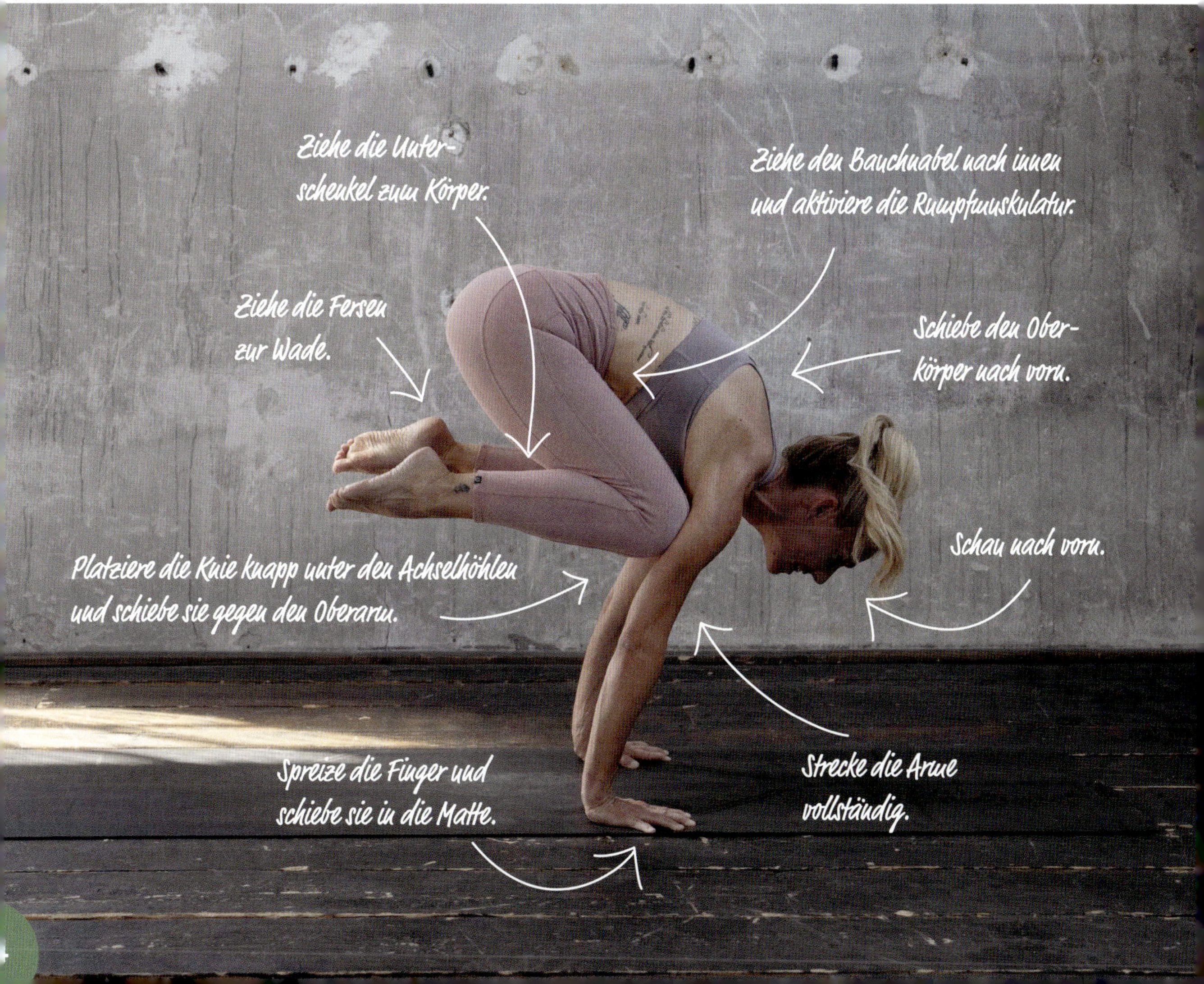
Ziehe die Unterschenkel zum Körper.
Ziehe den Bauchnabel nach innen und aktiviere die Rumpfmuskulatur.
Ziehe die Fersen zur Wade.
Schiebe den Oberkörper nach vorn.
Schau nach vorn.
Platziere die Knie knapp unter den Achselhöhlen und schiebe sie gegen den Oberarm.
Spreize die Finger und schiebe sie in die Matte.
Strecke die Arme vollständig.

DIE FLIEGENDE KRÄHE (EKA PADA BAKASANA)

LEVEL 1 2 (3)

1. Die fliegende Krähe ist eine Erweiterung der klassischen Krähe. Beginne diese Asana ebenfalls in der tiefen Hocke. Öffne die Füße hüftbreit, die Knie zeigen nach außen. Verlagere den Körperschwerpunkt nach vorn und schiebe die Fußballen in die Matte, sodass sich die Fersen leicht anheben. Platziere die Hände schulterbreit voneinander entfernt und spreize die Finger. Die Fingerspitzen drücken fest nach unten in die Matte. Strecke die Arme und drehe sie zum Körper, bis die Ellbogen nach hinten zeigen.

2. Presse die Kniescheiben knapp oberhalb der Ellbogen gegen die Oberarmrückseiten. Hebe dann dein Gesäß und beide Fersen nach oben an. Schiebe den Oberkörper gleichzeitig nach vorn und beuge die Arme, damit sich der Körperschwerpunkt verlagert und sich die Füße von der Matte lösen.
3. Richte den Blick nach vorn und zieh die Fersen zu den Waden sowie die Zehen zum Gesäß, um die Stabilität in dieser Position zu erhöhen.
4. Verlagere dein Gewicht in die rechte Hand und den Körperschwerpunkt etwas mehr nach vorn. Konzentriere dich auf die Spannung im ganzen Körper und strecke dein linkes Bein nach oben. Pointe die Füße, sobald dein Bein komplett gestreckt ist. Führe nun das linke Bein in die Position der Krähe zurück und platziere dein Knie wie zuvor an der Oberarmrückseite. Verlagere dabei das Körpergewicht kontrolliert nach hinten (siehe Seite 82). Halte die fliegende Krähe für 5 Atemzüge, bevor du sie langsam auflöst.

Hinweis: Denke daran, asymmetrische Asanas stets auf beiden Seiten zu praktizieren, um Dysbalancen zu vermeiden.

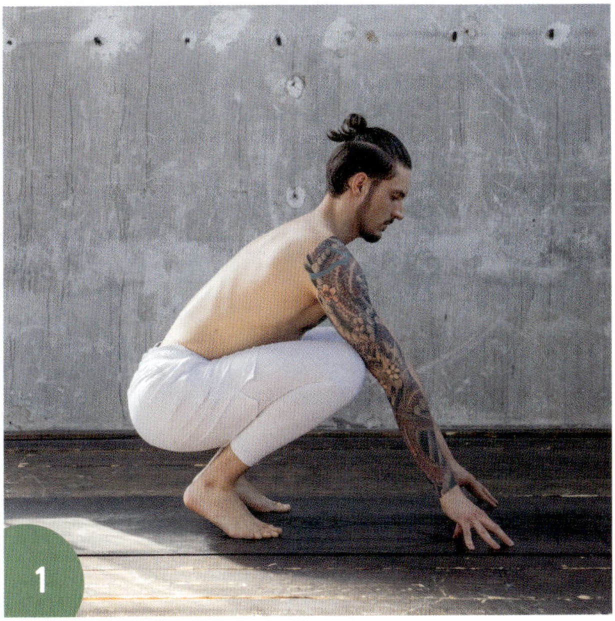

1

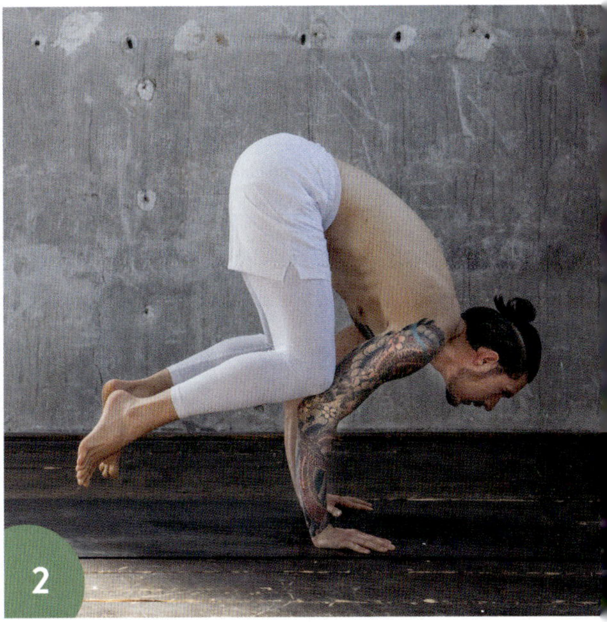

2

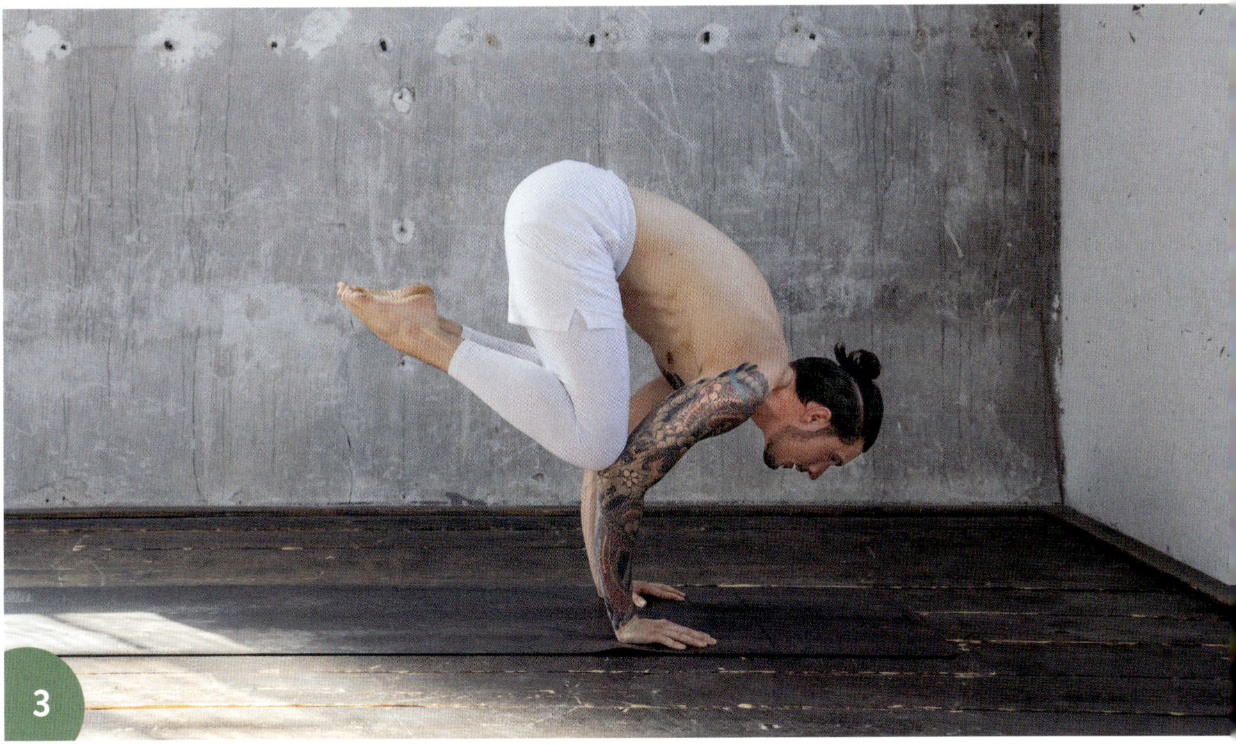

3

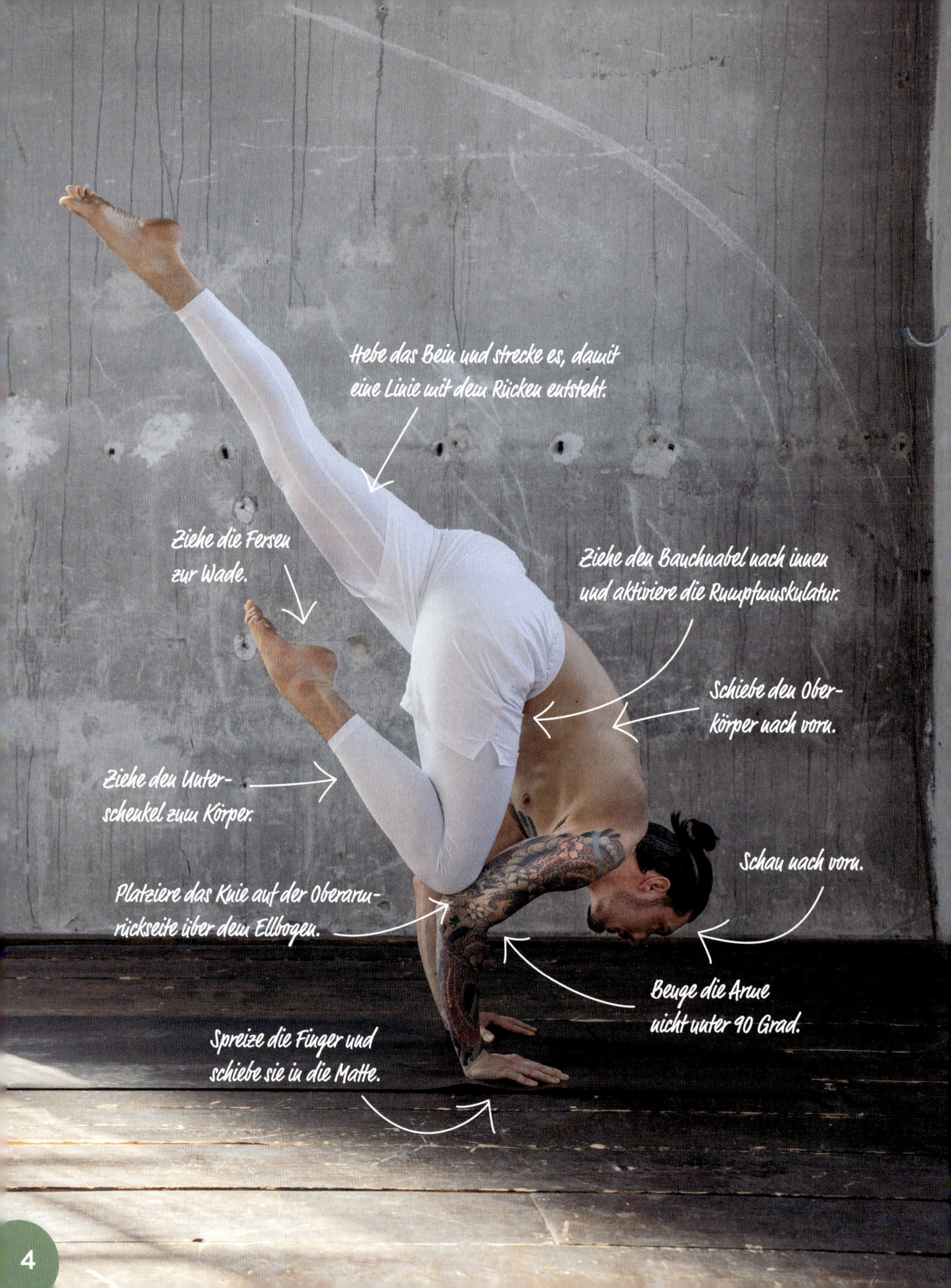
Hebe das Bein und strecke es, damit eine Linie mit dem Rücken entsteht.
Ziehe die Fersen zur Wade.
Ziehe den Bauchnabel nach innen und aktiviere die Rumpfmuskulatur.
Schiebe den Oberkörper nach vorn.
Ziehe den Unterschenkel zum Körper.
Schau nach vorn.
Platziere das Knie auf der Oberarmrückseite über dem Ellbogen.
Beuge die Arme nicht unter 90 Grad.
Spreize die Finger und schiebe sie in die Matte.

VARIANTEN

1. Beuge den Unterschenkel des gestreckten Beins zu dir und ziehe das linke Knie zum rechten Fuß.
2. Wenn du eine Herausforderung suchst oder einen neuen Impuls und Trainingsreiz setzen möchtest, dann stütze die Hände auf Parallettes (Mini-Turnbarren).

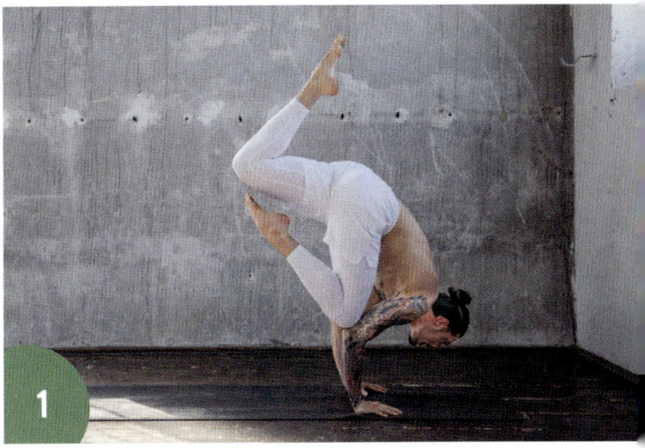

1

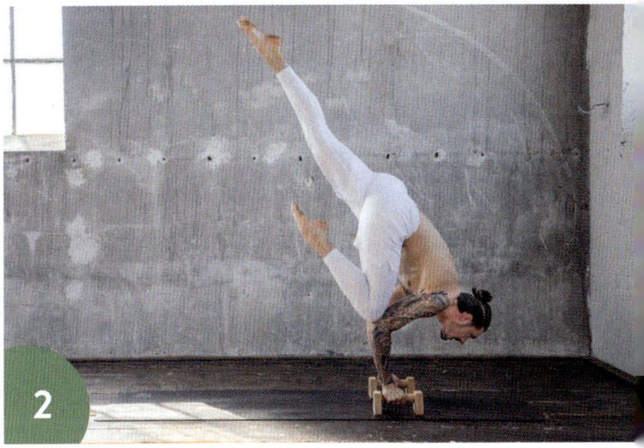

2

TIPPS

- Achte darauf, dass du die fliegende Krähe in Mattenmitte beginnst, damit du ausreichend Platz hast, um deine Hände auf der Matte zu platzieren.
- Du solltest deine Handgelenke vor dieser anspruchsvollen Asana unbedingt aufwärmen.

WIRKUNG

In der fliegenden Krähe werden wie auch in der Krähe die Schultern, die Arme und die Handgelenke gekräftigt. Ebenso werden der obere Rücken, die gesamte Rumpfmuskulatur und vor allem der gerade Bauchmuskel trainiert. In dem angezogenen Bein werden die Wadenmuskulatur und die Oberschenkelrückseite aktiviert. Hingegen wird im gestreckten Bein vor allem die Oberschenkelvorderseite gekräftigt. In der Variante mit dem angewinkelten Bein wird anstatt der Oberschenkelvorderseite die komplette Beinrückseite aktiviert. Die fliegende Krähe trainiert zudem den Gleichgewichtssinn.

FUNKY FLYING CROW

LEVEL 1 **2** 3

1. Beginne diese Asana im herabschauenden Hund.
2. Lege den linken Unterarm auf der Matte ab und platziere die rechte Hand parallel zu dem abgelegten Arm, sodass die Fingerspitzen, von der Seite aus betrachtet, knapp hinter dem linken Ellbogen in die Matte drücken.
3. Ziehe das rechte Knie heran und schiebe das Knie gegen die Oberarmrückseite.
4. Lehne den Oberkörper nach vorn, bis sich der linke Fuß von der Matte löst.
5. Hebe das linke Bein nach oben an und strecke es komplett. Richte den Blick nach vorn und zieh die Ferse zur Wade, um die Stabilität in dieser Position zu erhöhen. Dein rechter Arm bildet dabei einen 90-Grad-Winkel im Ellbogengelenk. Halte die Funky Flying Crow für 5 Atemzüge, bevor du sie langsam auflöst.

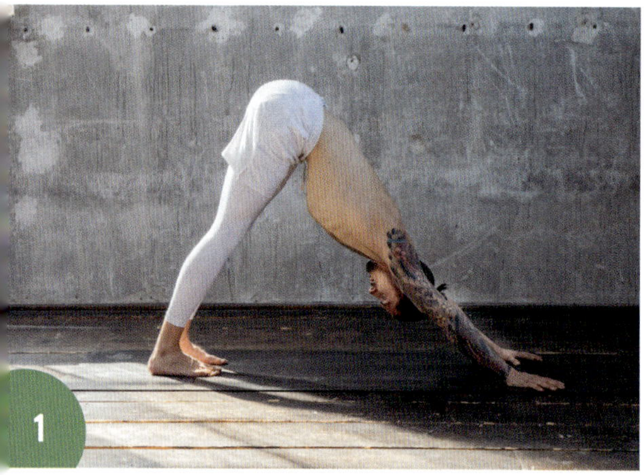

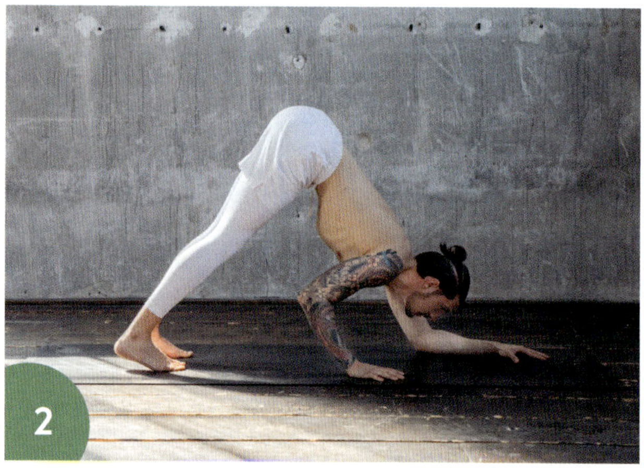

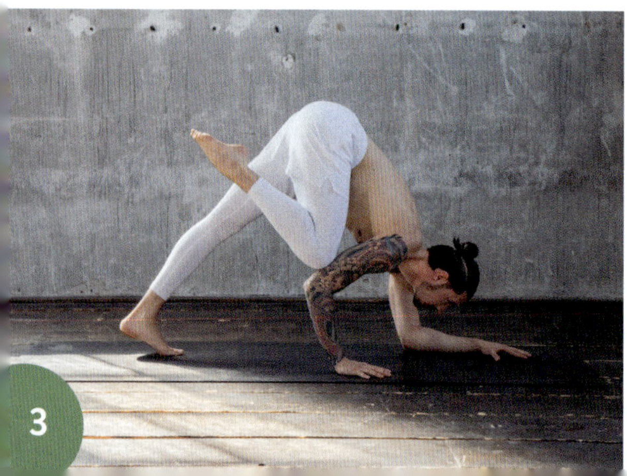

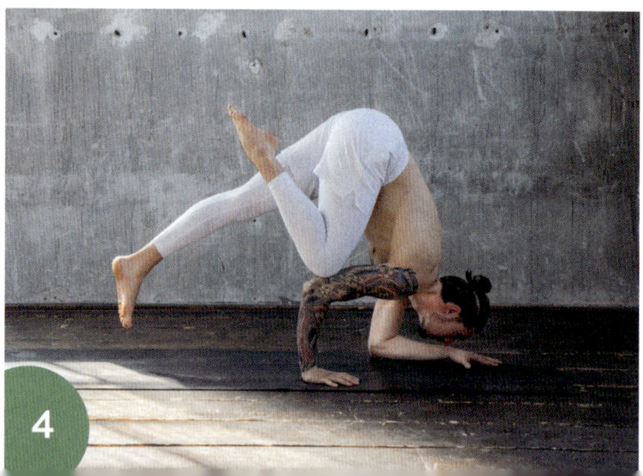

Hinweis: Die Funky Flying Crow ist eine Variante der fliegenden Krähe. Denke daran, asymmetrische Asanas stets auf beiden Seiten zu praktizieren, um Dysbalancen zu vermeiden.

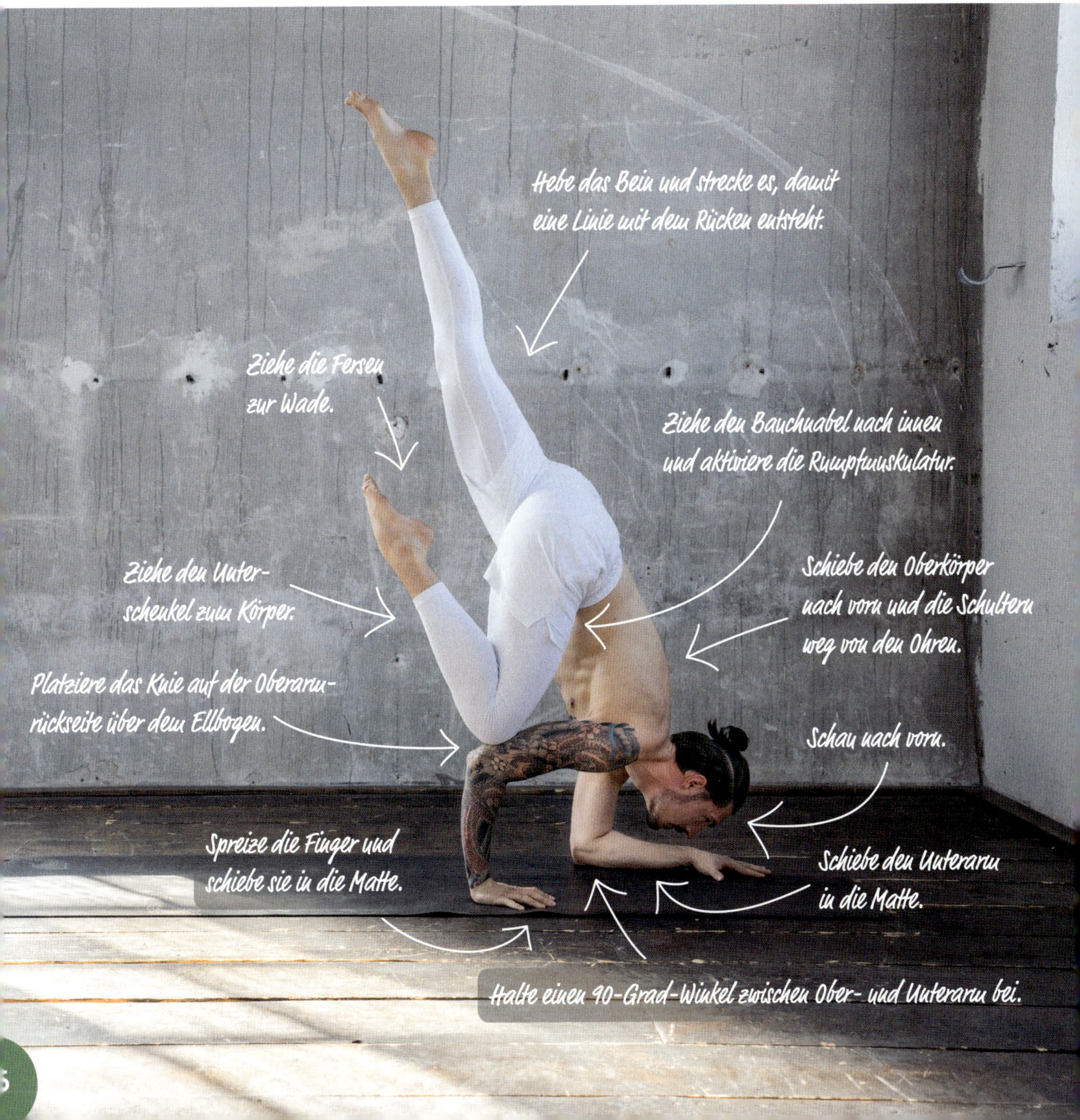
Hebe das Bein und strecke es, damit
eine Linie mit dem Rücken entsteht.
Ziehe die Fersen
zur Wade.
Ziehe den Bauchnabel nach innen
und aktiviere die Rumpfmuskulatur.
Ziehe den Unter-
schenkel zum Körper.
Schiebe den Oberkörper
nach vorn und die Schultern
weg von den Ohren.
Platziere das Knie auf der Oberarm-
rückseite über dem Ellbogen.
Schau nach vorn.
Spreize die Finger und
schiebe sie in die Matte.
Schiebe den Unterarm
in die Matte.
Halte einen 90-Grad-Winkel zwischen Ober- und Unterarm bei.

VARIANTE

Beuge in der Endposition den Unterschenkel des gestreckten Beins zu dir, bis ein 90-Grad-Winkel im Kniegelenk entsteht. Strecke das linke Bein wieder und lass es dann nach unten sinken, bevor du wie beschrieben aus der Übung herauskommst.

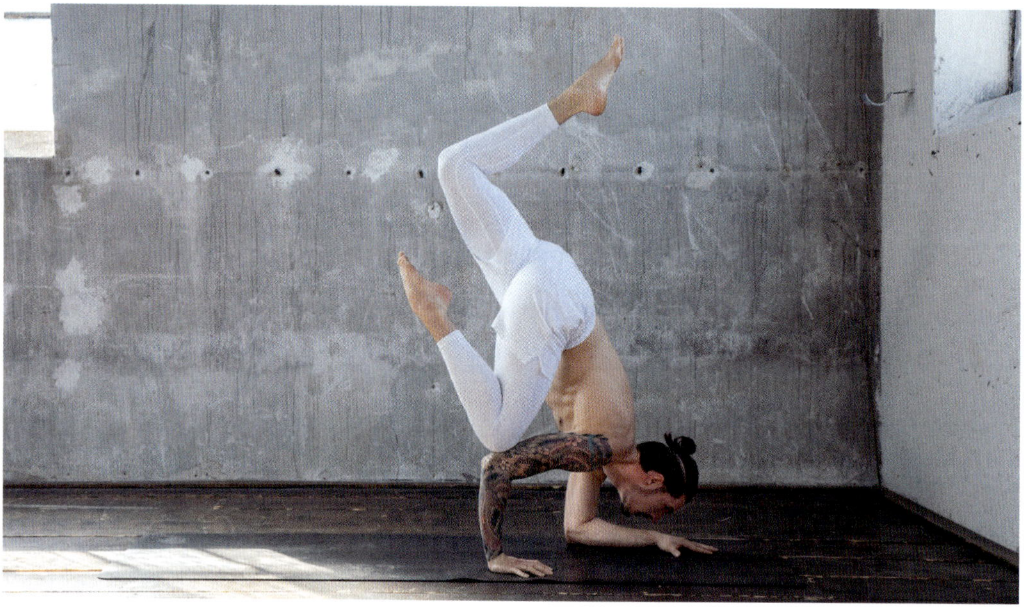

WIRKUNG

In der Funky Flying Crow werden wie auch in der fliegenden Krähe die Schultern, die Arme und die Handgelenke gekräftigt. Ebenso werden der obere Rücken, die gesamte Rumpfmuskulatur und vor allem der gerade Bauchmuskel trainiert. In dem angezogenen Bein werden die Wadenmuskulatur und die Oberschenkelrückseite aktiviert. Hingegen wird im gestreckten Bein vor allem die Oberschenkelvorderseite gekräftigt. In der Variante mit dem angewinkelten Bein wird anstatt der Oberschenkelvorderseite die komplette Beinrückseite aktiviert. Außerdem verbessert die Funky Flying Crow den Gleichgewichtssinn.

DIE SEITLICHE KRÄHE (PARSVA KAKASANA)

LEVEL 1 2 3

1. Beginne diese Asana in der tiefen Hocke und richte dich zur langen Mattenseite aus. Schließe Füße und Knie. Schiebe die Fußballen in die Matte, sodass sich die Fersen leicht anheben. Stütze dich mit den Fingern ab und strecke die Arme.
2. Drehe den Oberkörper weit nach links und platziere die linke Hand ungefähr auf einer Linie mit den Fersen. Löse die rechte Hand und stelle sie parallel zur Linken auf die Matte. Klemme den rechten Oberarm vor den linken Oberschenkel. Spreize die Finger und drücke die Fingerspitzen fest nach unten.
3. Beuge die Arme und drehe sie zum Körper, bis die Ellbogen nach hinten zeigen. Schiebe die linke Oberschenkelaußenseite gegen die Rückseite des rechten Oberarms und lehne dich nach vorn.
4. Verlagere so den Körperschwerpunkt, bis die Füße von der Matte abheben. Lege die Beine nur auf dem rechten Oberarm ab. Hebe das Gesäß nach oben, damit die Hüfte nicht nach unten sinkt. Richte den Blick nach vorn und ziehe die Fersen zu den Waden sowie die Zehen zum Gesäß, um die Stabilität in dieser Position zu erhöhen (siehe Seite 88). Halte die seitliche Krähe für 5 Atemzüge.

Hinweis: Denke daran, asymmetrische Asanas stets auf beiden Seiten zu praktizieren, um Dysbalancen zu vermeiden.

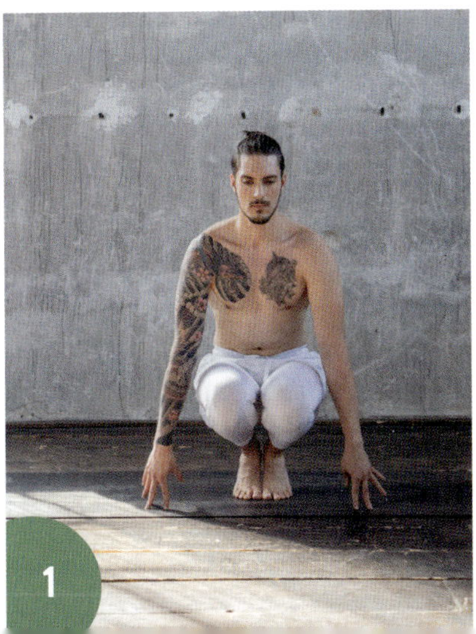
1

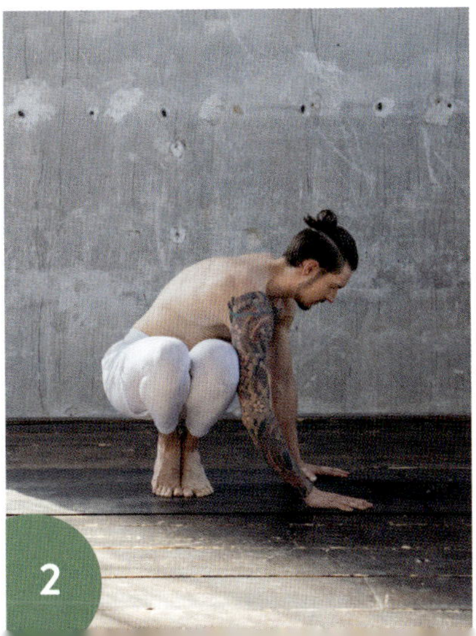
2

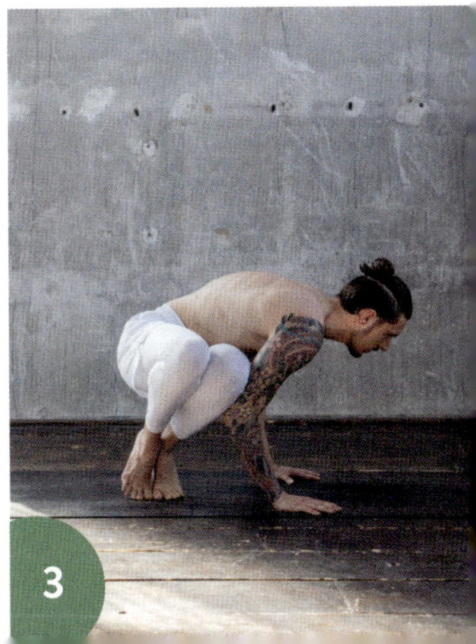
3

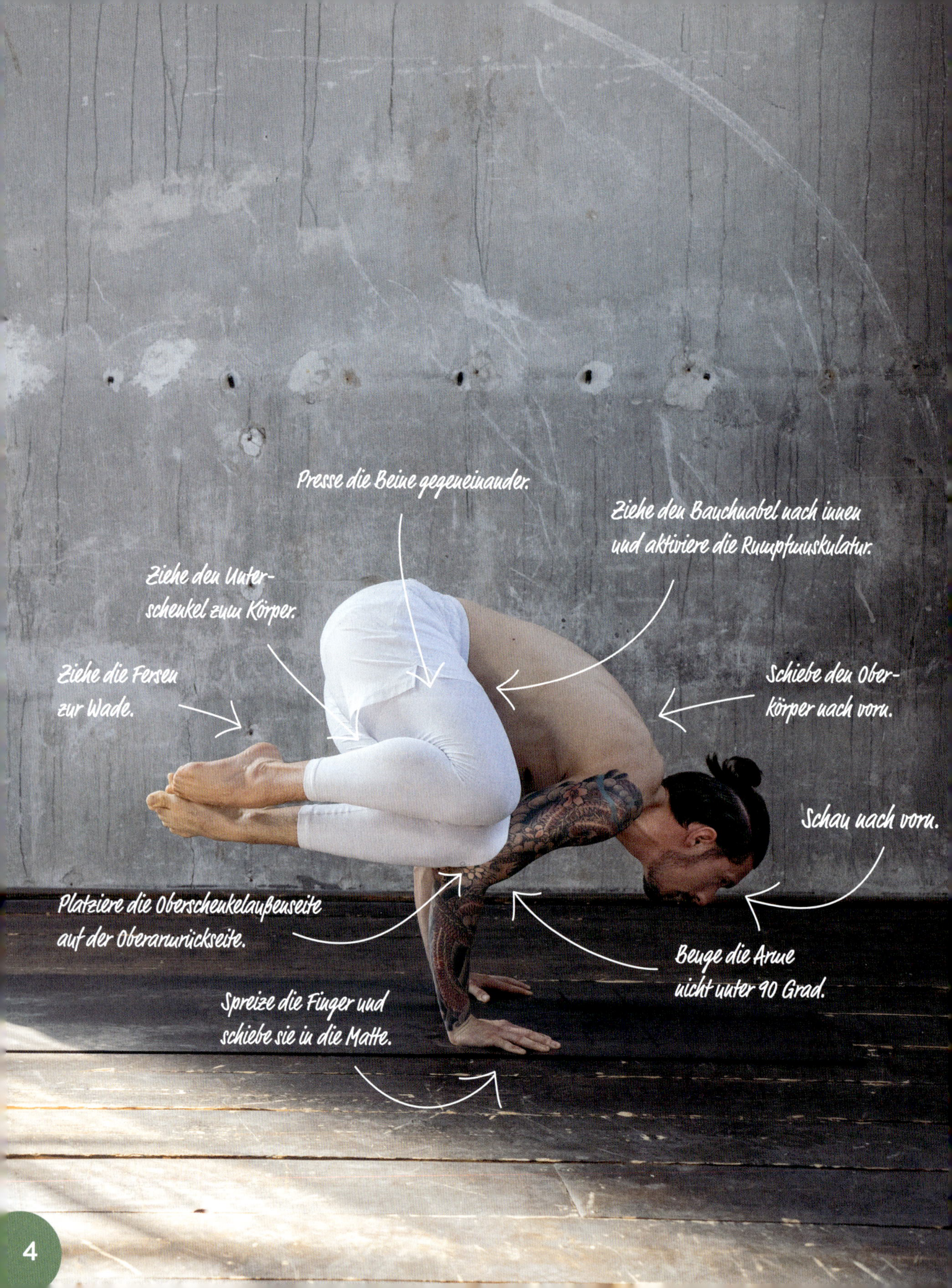

Presse die Beine gegeneinander.
Ziehe den Bauchnabel nach innen und aktiviere die Rumpfmuskulatur.
Ziehe den Unterschenkel zum Körper.
Ziehe die Fersen zur Wade.
Schiebe den Oberkörper nach vorn.
Schau nach vorn.
Platziere die Oberschenkelaußenseite auf der Oberarmrückseite.
Beuge die Arme nicht unter 90 Grad.
Spreize die Finger und schiebe sie in die Matte.

VARIANTE

Strecke das rechte Bein zur Seite aus und senke die Hüfte nach unten ab, bis das gestreckte Bein auf einer horizontalen Linie parallel zum Boden schwebt.

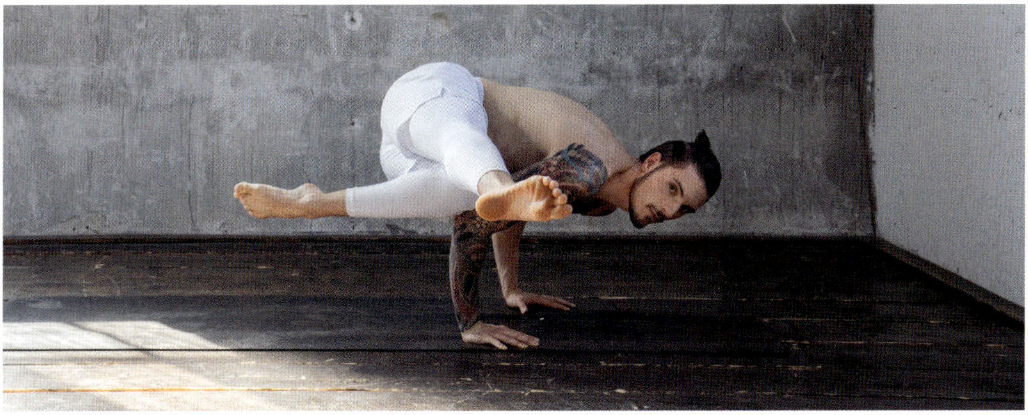

TIPPS

- Die seitliche Krähe ist aufgrund der Rotation im Oberkörper eine effektive Vorbereitung für den Grashüpfer oder den fliegenden Spagat 1. Übe sie also, wenn du eine dieser oder beide Asanas erlernen möchtest.
- Achte darauf, dass du einen Winkel von 90 Grad im Ellbogengelenk nicht unterschreitest.

WIRKUNG

In der seitlichen Krähe werden die Schultern, die Arme und die Handgelenke gekräftigt. Ebenso werden der obere Rücken und die gesamte Rumpfmuskulatur trainiert. Aufgrund der Rotation des Oberkörpers wird neben dem geraden Bauchmuskel vor allem die schräge Bauchmuskulatur aktiviert. Durch die angezogenen Beine werden zudem die Waden und die Oberschenkelrückseite gekräftigt. In der Variation wird stattdessen die Oberschenkelvorderseite aktiviert.

DER HAHN (KUKKUTASANA)

LEVEL 1 2 3

1. Beginne diese Asana im klassischen Schneidersitz.
2. Greife deinen rechten Unterschenkel und ziehe ihn zu dir heran, sodass du die rechte Fußaußenkante in die linke Leiste legen kannst.
3. Greife dir nun den linken Unterschenkel und ziehe ihn zu dir heran. Lege den linken Unterschenkel über den rechten, sodass du die rechte Fußaußenkante in der linken Leiste platzieren kannst.
4. Ziehe deine im Lotussitz überkreuzten Beine zu dir und schiebe deine Arme jeweils unter dem Knie zwischen Unterschenkel und Oberschenkel, bis knapp unter den Ellbogen durch die Beine.

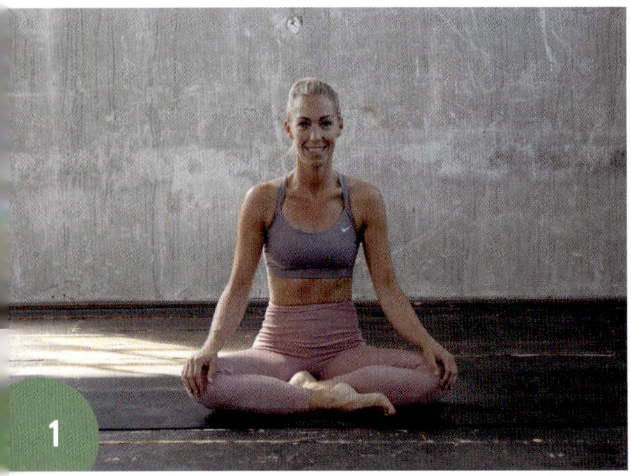
1

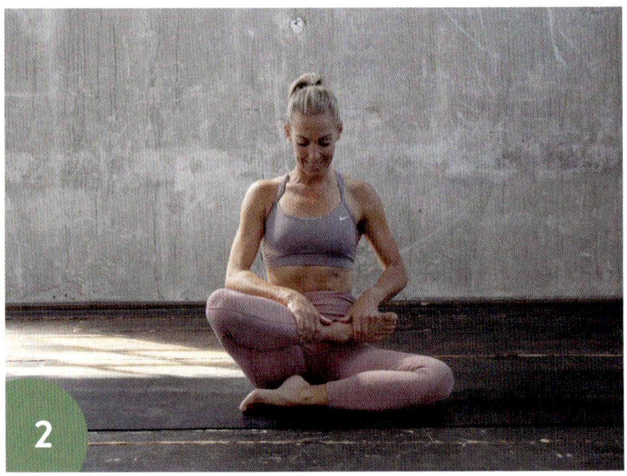
2

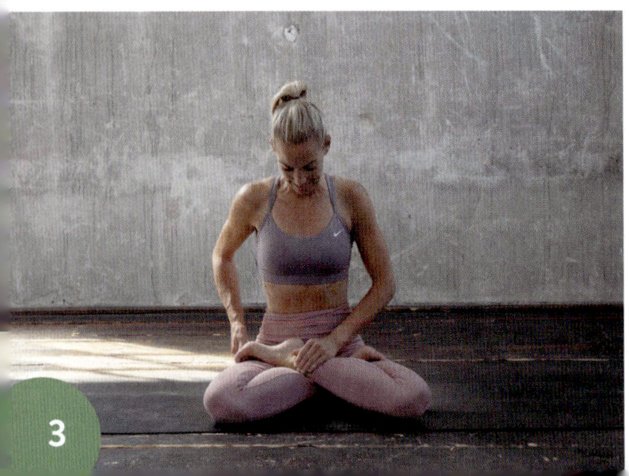
3

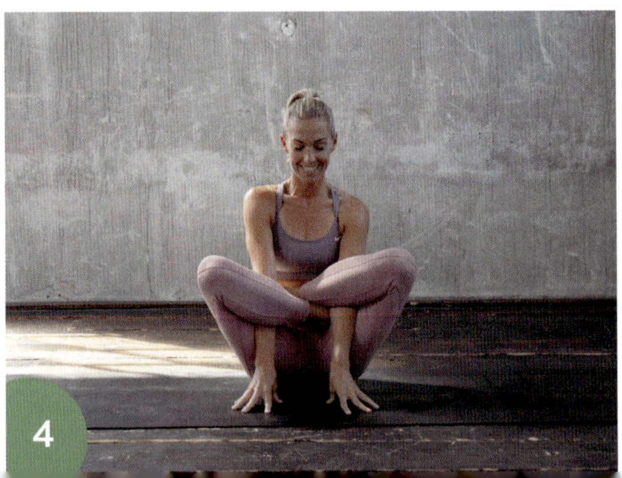
4

5. Platziere die Hände auf der Matte und spreize die Finger. Beuge den Oberkörper und rolle ihn nach vorn. Drücke die Hände gleichzeitig gegen die Matte, damit du den ganzen Körper anheben kannst. Balanciere auf deinen Händen und richte den Blick an den Mattenrand. Halte den Hahn 10 bis 15 Atemzüge lang, damit die Asana ihre volle Wirkung entfalten kann. Löse diese Asana behutsam auf und wiederhole sie, indem du nun das andere Bein zuerst überkreuzt.

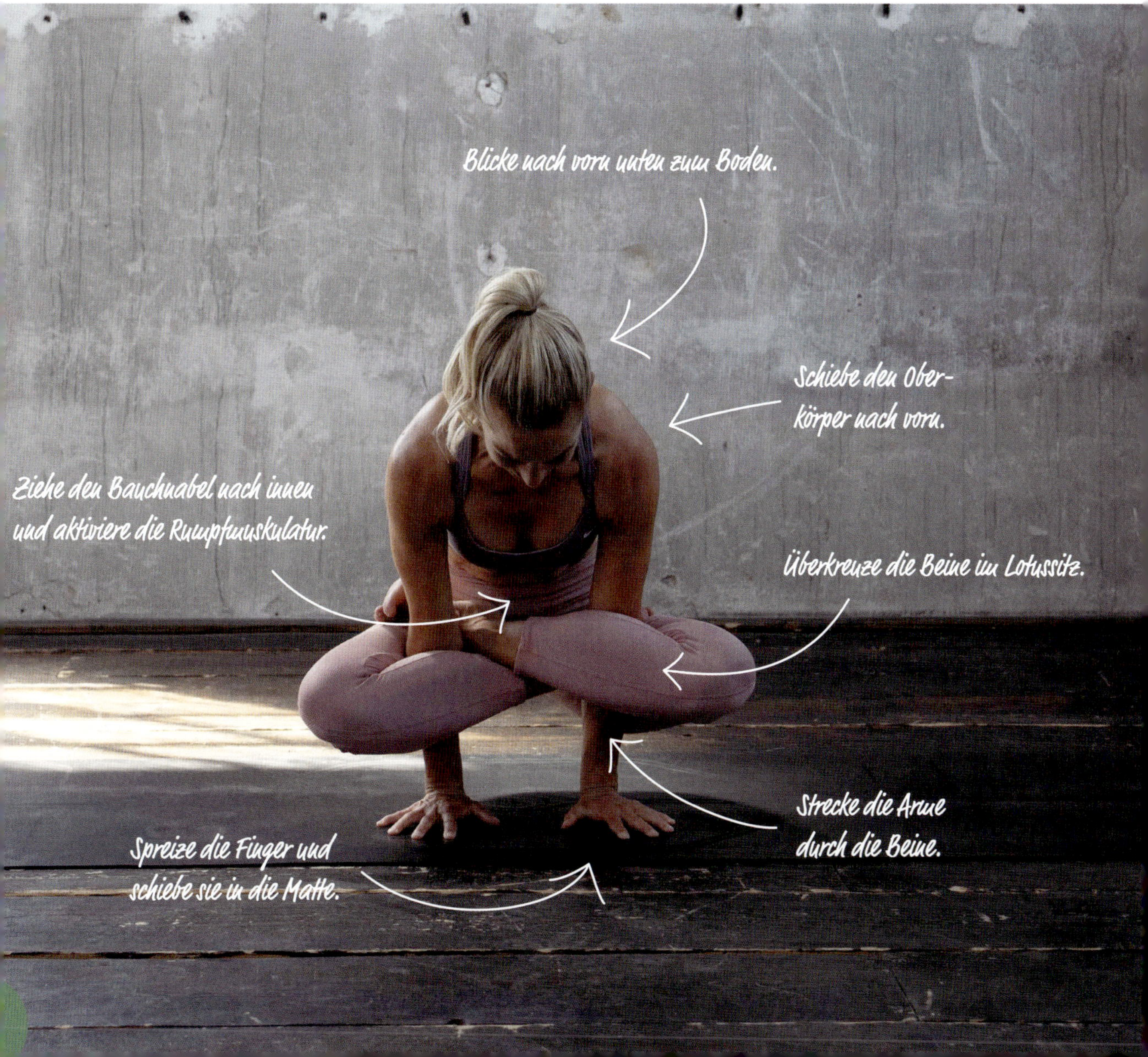
Blicke nach vorn unten zum Boden.
Schiebe den Oberkörper nach vorn.
Ziehe den Bauchnabel nach innen und aktiviere die Rumpfmuskulatur.
Überkreuze die Beine im Lotussitz.
Strecke die Arme durch die Beine.
Spreize die Finger und schiebe sie in die Matte.

TIPP

Bevor du den Hahn praktizierst, solltest du die Mobilität deiner Hüft- und Kniegelenke verbessern. Dazu empfehlen wir dir, den Lotussitz (Seite 148) regelmäßig auszuführen.

WIRKUNG

Der Hahn stellt einen über die Kraft der Arme angehobenen Lotussitz dar. Daher zählt diese Asana zum einen zu den Hüftöffnern, die sich bei regelmäßiger Praxis positiv auf die Beweglichkeit der Hüft- und Kniegelenke auswirken. Zum anderen ist der Hahn eine Handbalance und kräftigt neben dem oberen Rücken, den Schultern, Armen und Handgelenken auch die gesamte Rumpfmuskulatur und vor allem den geraden Bauchmuskel. Durch die Beinstellung werden zudem die Oberschenkelvorderseiten gedehnt. Da ein hoher Druck auf die Kniegelenke und die Hüftgelenke ausgeübt wird, solltest du diese Haltung besonders achtsam einnehmen.

DER NACH OBEN BLICKENDE HAHN (URDHVA KUKKUTASANA)

LEVEL 1 2 **3**

1. Beginne diese Asana in der Krähe (Seite 75).
2. Verlagere den Körperschwerpunkt langsam nach vorn und beuge die Arme, bis du den Scheitel auf der Matte ablegen kannst.
3. Aktiviere die Rumpfmuskulatur und drehe die Arme nach innen, damit die Ellbogen nach hinten zeigen. Hebe nun aus der Kraft deines Rumpfes und Rückens die Beine gestreckt nach oben in den sogenannten Tripod-Kopfstand.
4. Falte die Beine genauso, wie wenn du in den Lotussitz kommen würdest.
5. Beuge die Hüfte und ziehe die im Lotus überkreuzten Beine zu dir, bis du die Knie knapp unterhalb der Achselhöhlen auf den Oberarmrückseiten ablegen kannst.
6. Verlagere den Körperschwerpunkt nach hinten, damit du aus der Kraft der Arme und der Rumpfmuskulatur den Scheitel vom Boden lösen kannst. Hebe den Kopf und richte den Blick nach vorn, um auf den Händen zu balancieren. Halte die Asana für 5 Atemzüge, bevor du kontrolliert in die Ausgangsposition zurückkehrst.

TIPP

Bevor du den nach oben blickenden Hahn übst, solltest du die Mobilität deiner Hüft- und Kniegelenke verbessern. Dazu empfehlen wir dir, den Lotussitz (Seite 148) zu üben.

WIRKUNG

Diese Asana stellt angehobenen Lotussitz da und vereint die Wirkungen einer hüftöffnenden Haltung mit denen einer Handbalance. Daher verbessert sich die Beweglichkeit der Hüft- und Kniegelenke und neben dem oberen Rücken, den Schultern, Armen und Handgelenken wird auch die gesamte Rumpfmuskulatur gekräftigt. Da ein hoher Druck auf die Knie- und Hüftgelenke ausgeübt wird, solltest du diese Haltung achtsam einnehmen.

▶▶▶

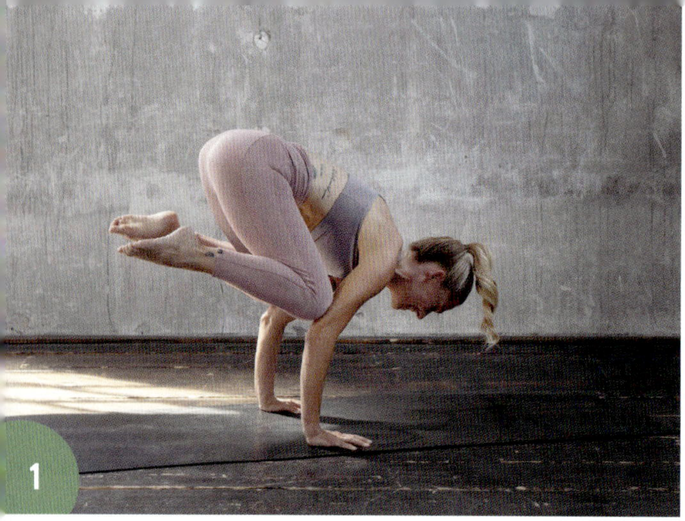
1

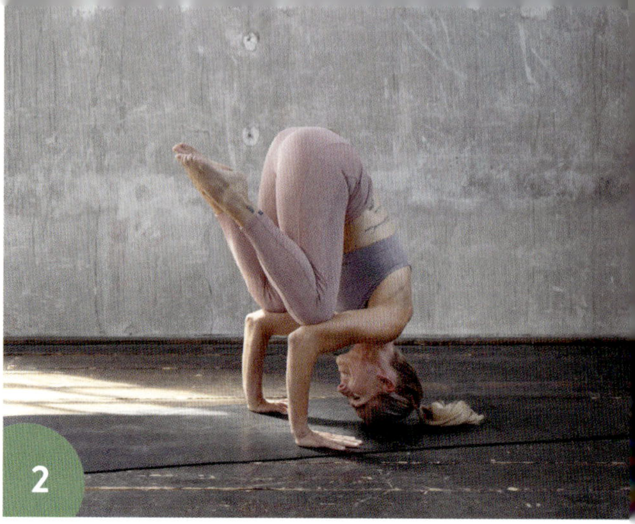
2

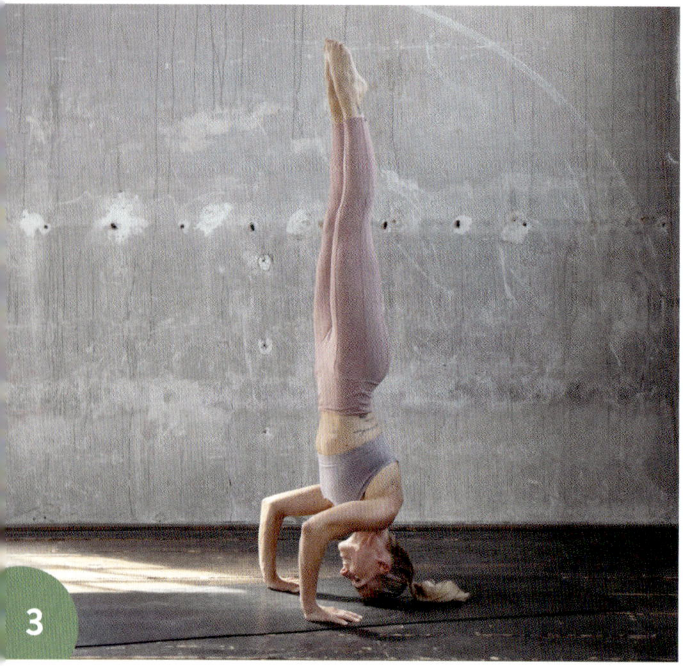
3

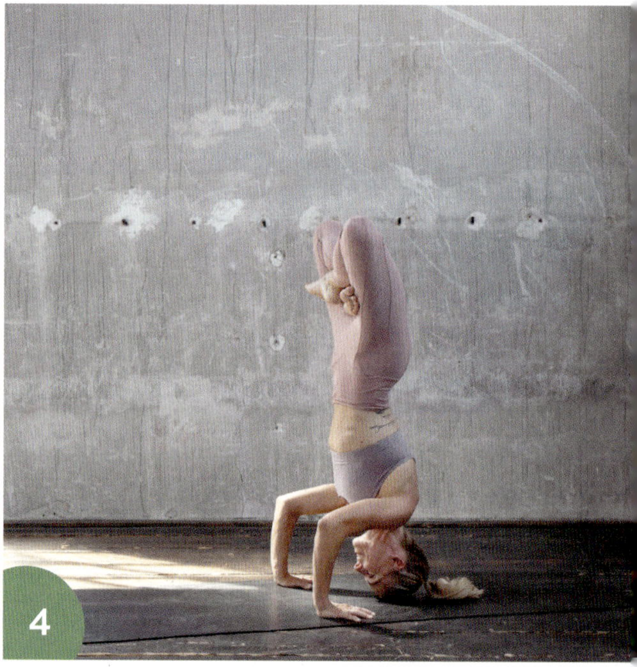
4

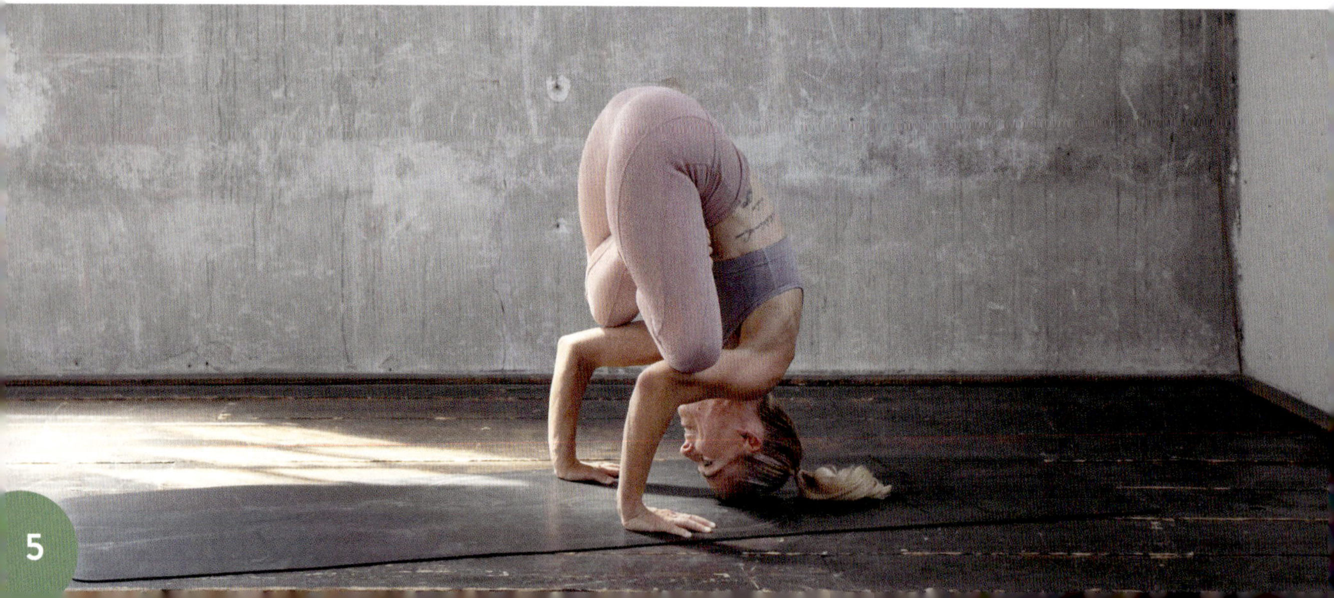
5

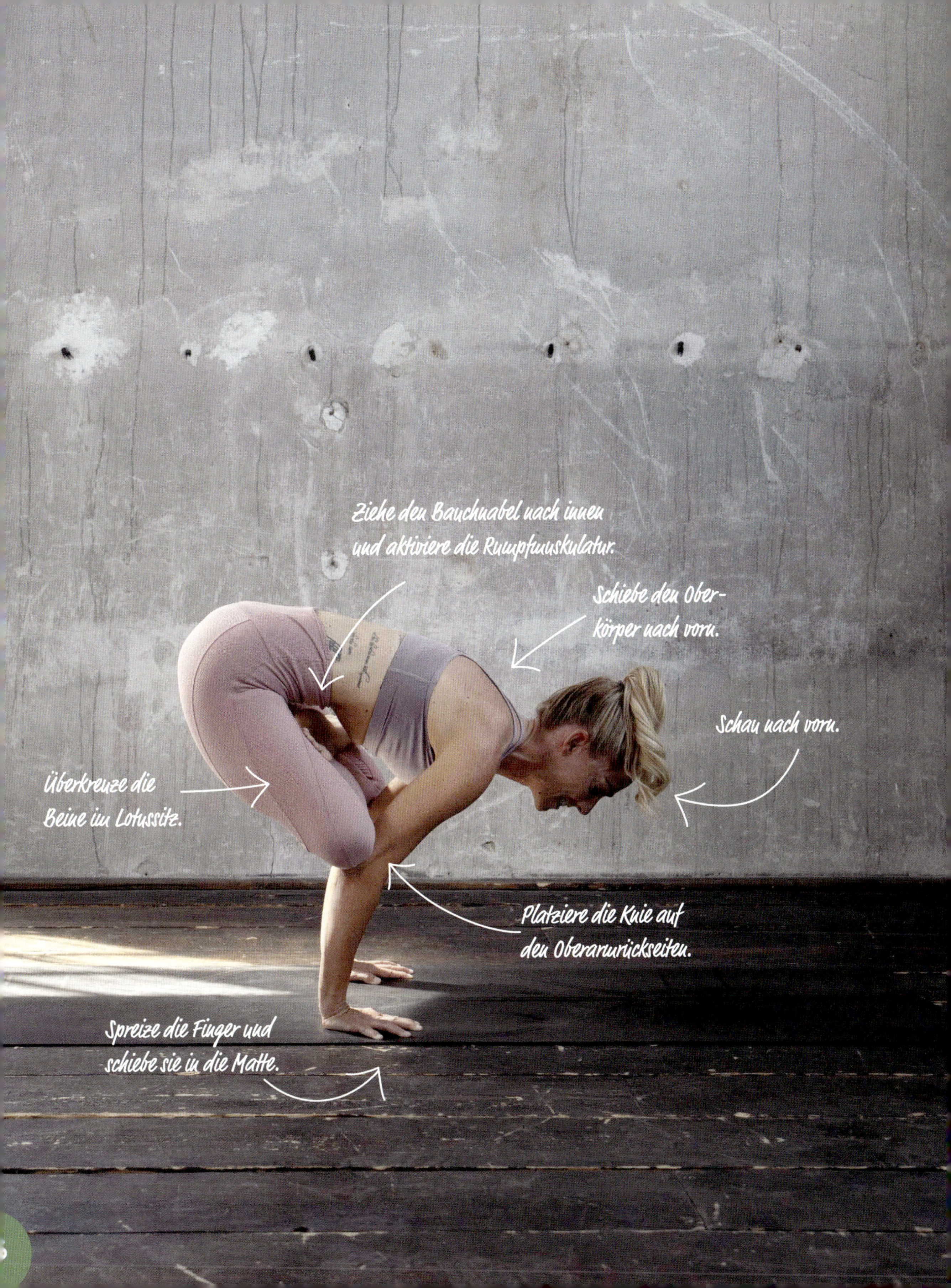
Ziehe den Bauchnabel nach innen
und aktiviere die Rumpfmuskulatur.
Schiebe den Ober-
körper nach vorn.
Schau nach vorn.
Überkreuze die
Beine im Lotussitz.
Platziere die Knie auf
den Oberarmrückseiten.
Spreize die Finger und
schiebe sie in die Matte.

DIE FLIEGENDE TAUBE (EKA PADA GALAVASANA)

LEVEL 1 2 **3**

1. Beginne diese Asana im herabschauenden Hund.
2. Hebe dein linkes Bein mit der Einatmung gestreckt nach oben.
3. Ziehe dein linkes Bein angewinkelt zu dir und drehe das Knie nach außen, damit du das linke Sprunggelenk knapp über dem rechten Knie ablegen kannst.
4. Laufe mit den Händen zu den Füßen und bleibe zur Vorbereitung einige Atemzüge in dieser intensiven Hüftöffnung.
5. Beuge das rechte Bein und platziere die Hände schulterbreit voneinander entfernt auf der Matte. Spreize die Finger und schiebe die Fingerspitzen in Richtung Boden. Drehe die Arme nach innen, sodass die Ellbogen nach hinten zeigen.
6. Drücke den linken Unterschenkel gegen die Oberarme und ziehe die linken Zehen zum Schienbein, sodass du den Oberarm mit dem Fuß fest umklammern kannst. Hebe das Gesäß und schiebe den Oberkörper nach vorn, damit sich der rechte Fuß von der Matte löst. Ziehe die rechte Ferse zum Gesäß.
7. Strecke das rechte Bein nach hinten und schiebe den Oberkörper zum Ausgleich weiter nach vorn, um in die fliegende Taube zu kommen (siehe Seite 98). Halte die Position 5 Atemzüge lang, bevor du in die Ausgangsposition zurückkehrst.

Hinweis: Denke daran, asymmetrische Asanas stets auf beiden Seiten zu.

WIRKUNG

In dieser Asana werden die Schultern, die Arme und die Handgelenke gekräftigt, aber auch der obere Rücken, die gesamte Rumpfmuskulatur und der gerade Bauchmuskel. In dem gestreckten Bein wird vor allem die Oberschenkelvorderseite gekräftigt. Die Position verbessert zudem das Gleichgewicht und die Hüftmobilität.

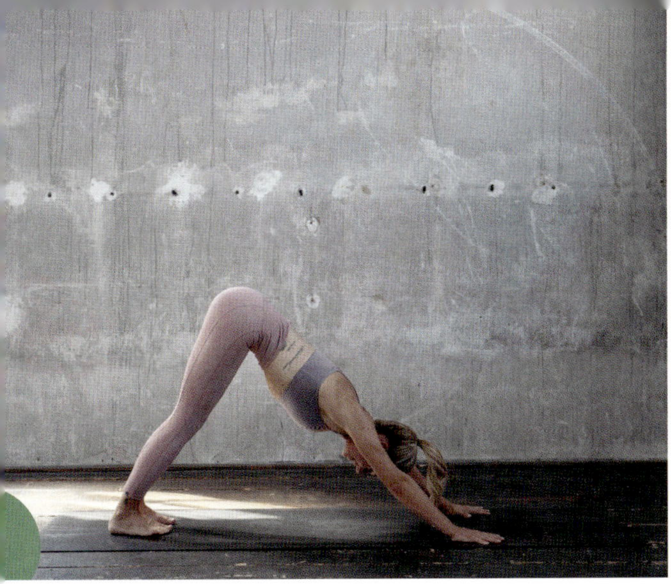

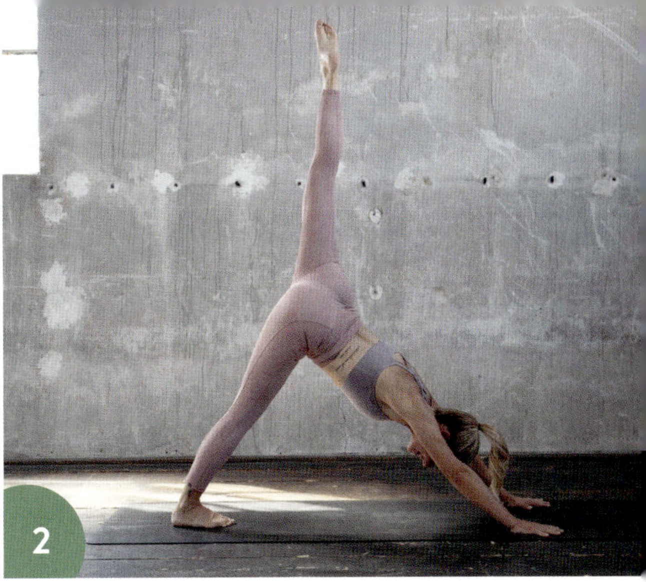
2

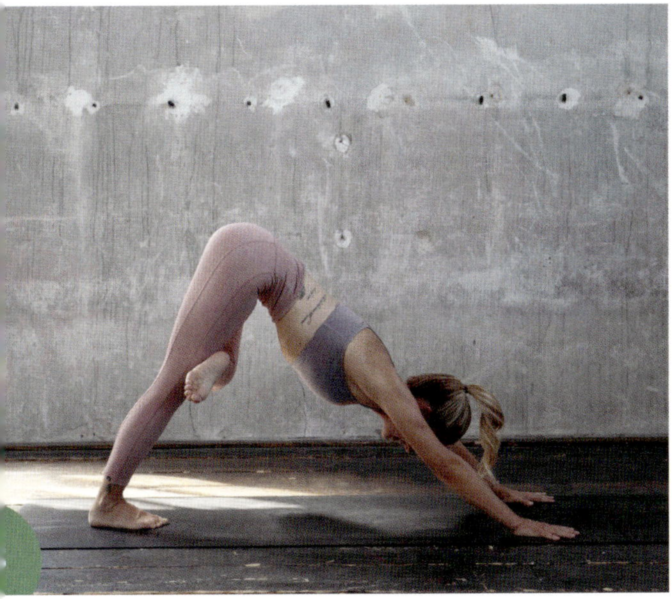

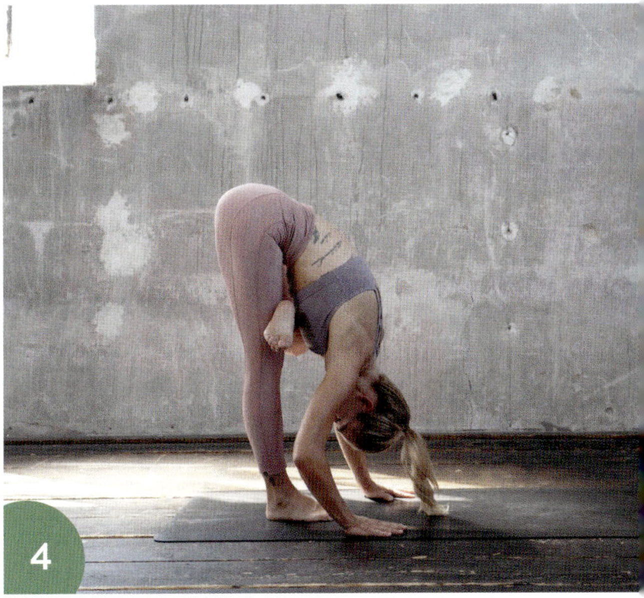
4

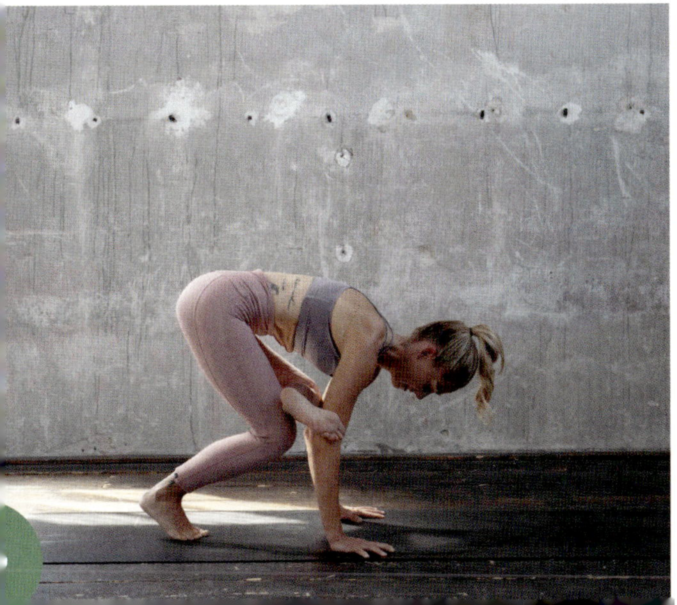

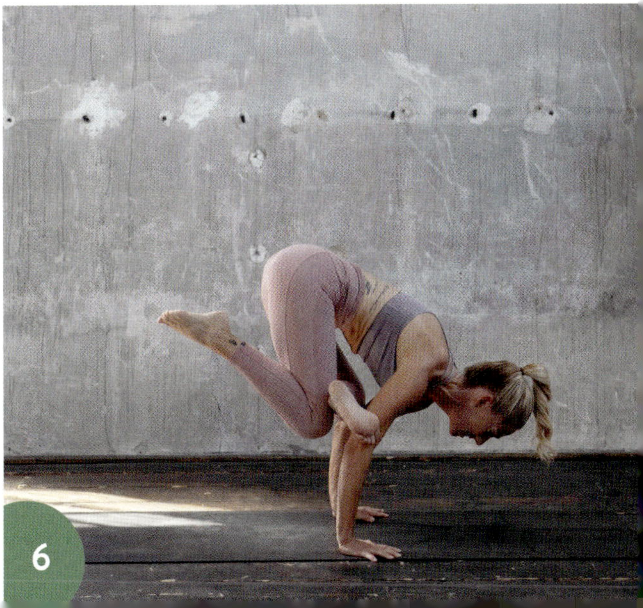
6

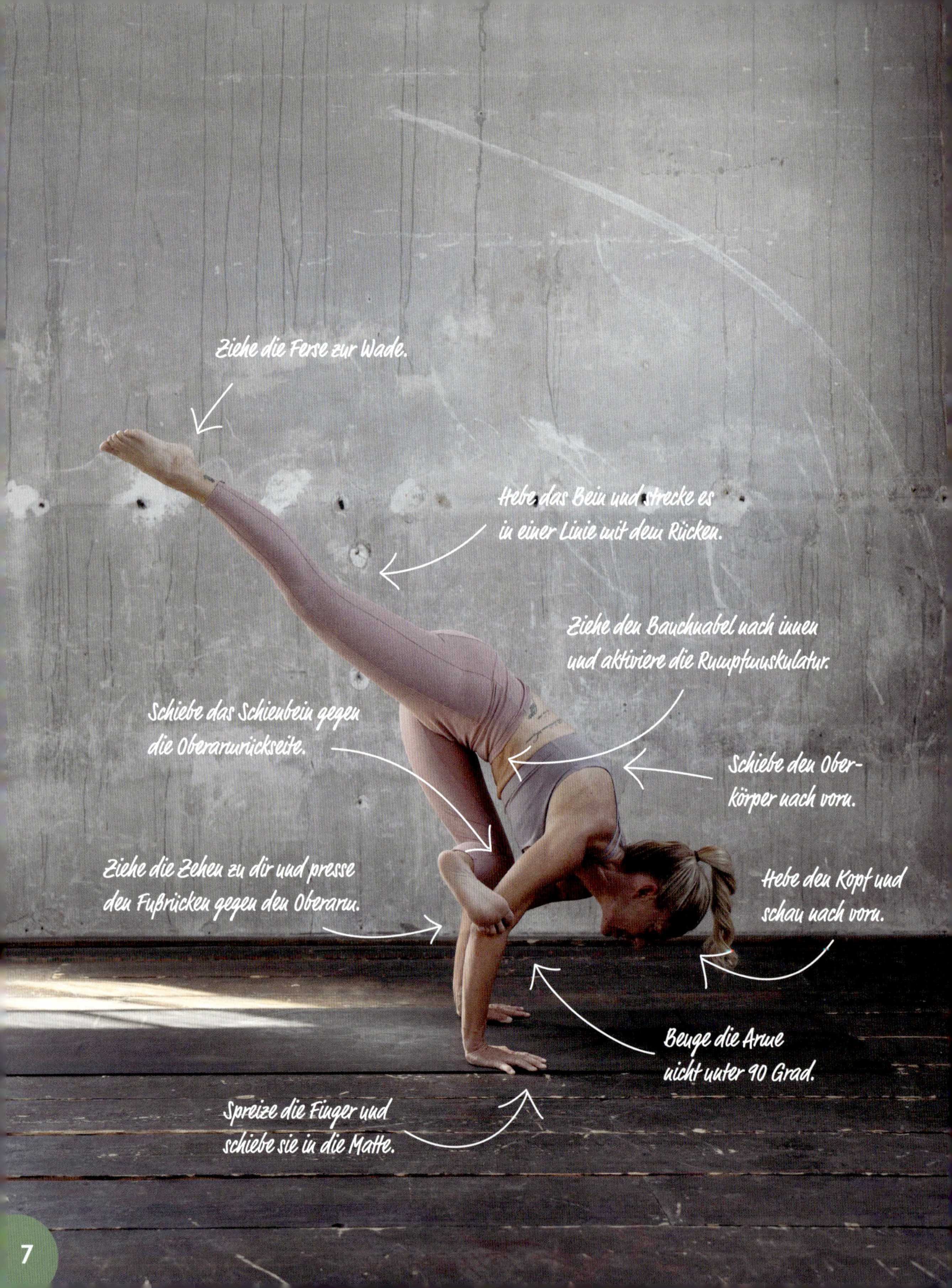
Ziehe die Ferse zur Wade.
Hebe das Bein und strecke es in einer Linie mit dem Rücken.
Ziehe den Bauchnabel nach innen und aktiviere die Rumpfmuskulatur.
Schiebe das Schienbein gegen die Oberarmrückseite.
Schiebe den Oberkörper nach vorn.
Ziehe die Zehen zu dir und presse den Fußrücken gegen den Oberarm.
Hebe den Kopf und schau nach vorn.
Beuge die Arme nicht unter 90 Grad.
Spreize die Finger und schiebe sie in die Matte.

DIE FEUERFLIEGE (TITTIBHASANA) LEVEL 1 2 3

1. Beginne diese Asana in der tiefen Hocke. Platziere die Füße schulterbreit voneinander entfernt, die Knie zeigen nach außen.
2. Hebe dein Gesäß an und schiebe die Arme an der Innenseite der Beine unter den Oberschenkeln hindurch, sodass du deine Hände knapp hinter den Füßen oder an den Fußaußenkanten platzieren kannst.
3. Beuge die Arme und drehe sie zum Körper, bis die Ellbogen nach hinten zeigen. Lass dein Gesäß langsam nach unten sinken, bis du die Oberschenkel auf den Oberarmrückseiten ablegen kannst.
4. Verlagere den Körperschwerpunkt nach hinten, damit sich die Füße von der Matte lösen, und richte den Blick zur kurzen Seite, um die Balance besser halten zu können. Aktiviere die Rumpfmuskulatur, indem du den Bauchnabel nach innen zur Wirbelsäule ziehst, die Knie sind zunächst noch angewinkelt.

▶▶▶

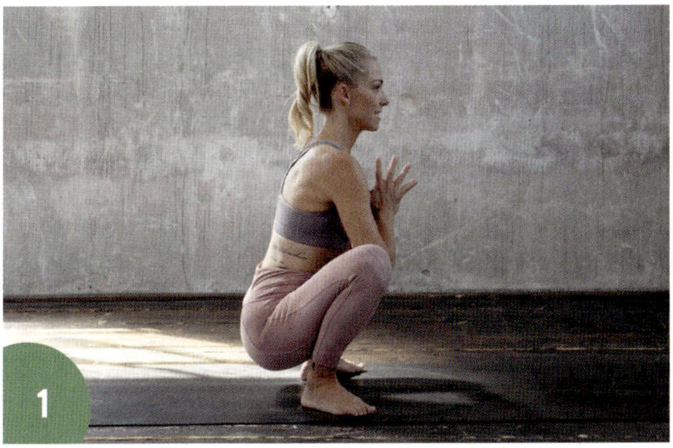

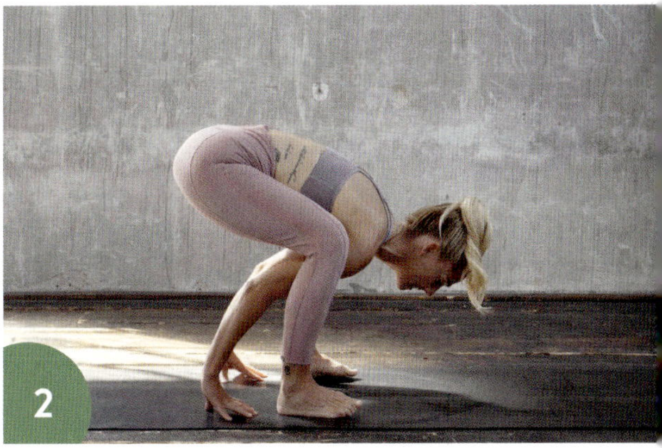

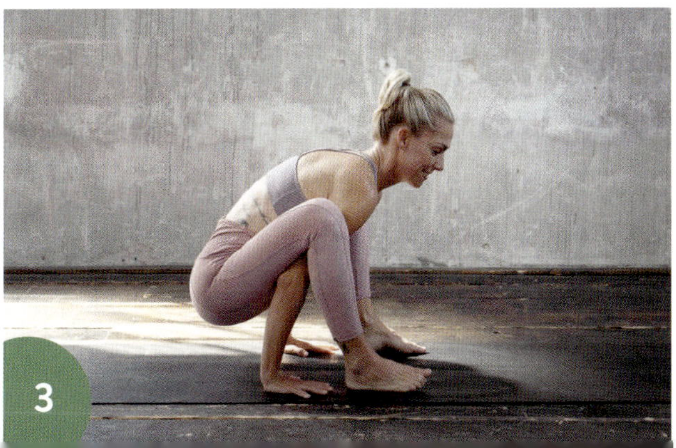

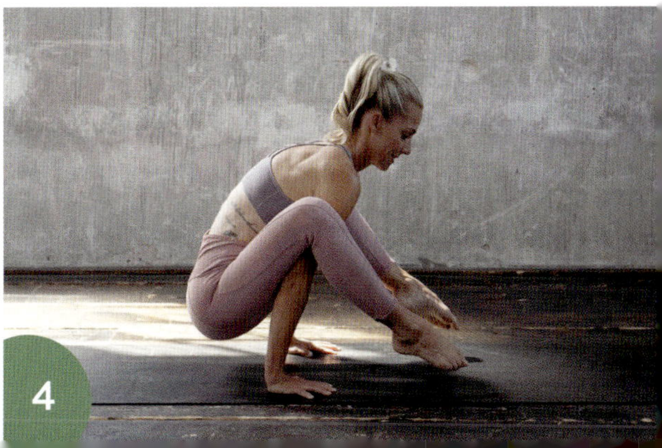

5. Strecke die Beine kraftvoll ungefähr parallel zum Boden aus, indem du die Oberschenkelvorderseite anspannst und die Oberarme gegen die Oberschenkel presst. Hebe den Brustraum und schiebe die Hände fest in die Matte, um den Körper nach oben zu drücken. Ziehe die Fersen zu den Waden, damit die Zehen nach vorn zeigen. Halte diese Asana für 5 Atemzüge, bevor du langsam und kontrolliert genauso in die Ausgangsposition zurückkehrst, wie du in sie hineingekommen bist.

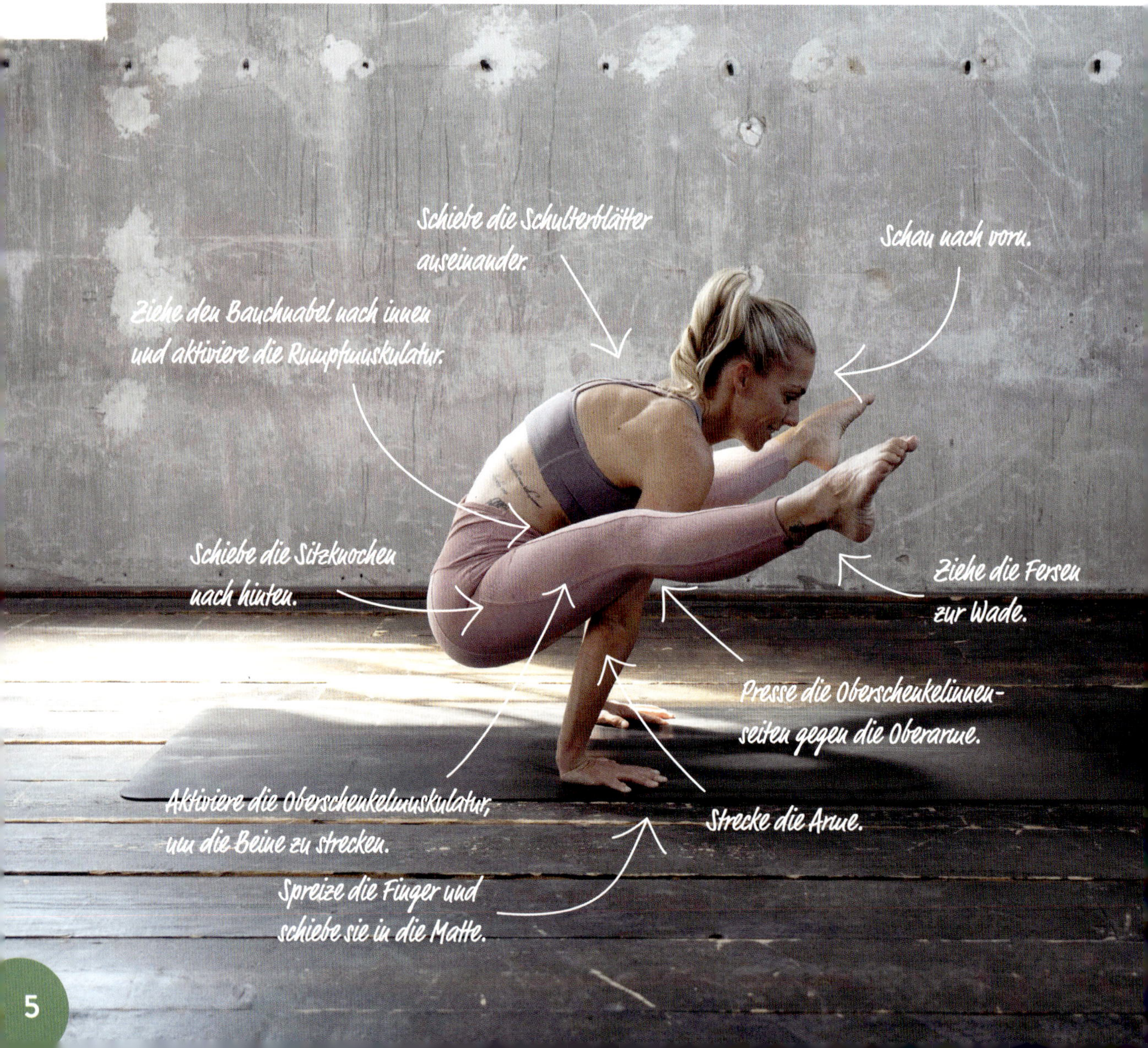
Schiebe die Schulterblätter auseinander.
Schau nach vorn.
Ziehe den Bauchnabel nach innen und aktiviere die Rumpfmuskulatur.
Schiebe die Sitzknochen nach hinten.
Ziehe die Fersen zur Wade.
Presse die Oberschenkelinnenseiten gegen die Oberarme.
Aktiviere die Oberschenkelmuskulatur, um die Beine zu strecken.
Strecke die Arme.
Spreize die Finger und schiebe sie in die Matte.

VARIANTEN

1. Verhake die Füße ineinander. Lege dazu einen Fuß um den anderen und ziehe die Füße auseinander, damit ein Gegendruck entsteht, der die Stabilität in der Position erhöht.
2. Stütze dich mit den Händen auf Blöcken ab, wenn es dir schwerfällt, den Körper vom Boden wegzudrücken. Diese Modifikation erleichtert es dir, in die Position zu kommen, da deine Hände etwas höher platziert sind.

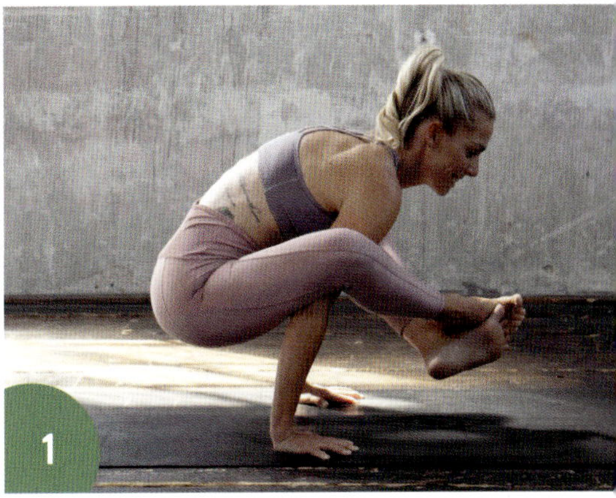

1

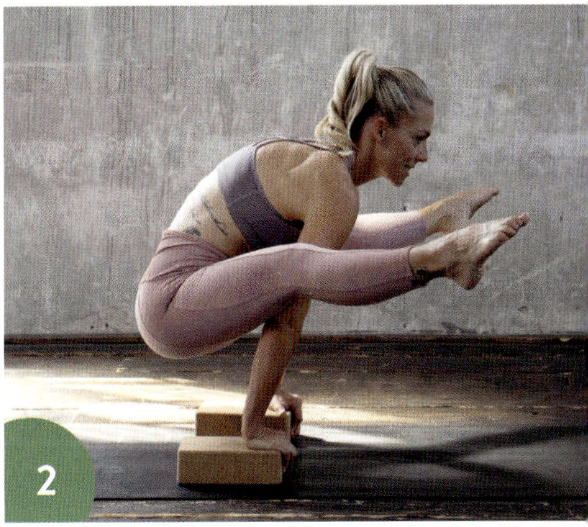

2

TIPP

Sinke zum Ausgleich im Anschluss an die Feuerfliege in eine Vorbeuge.

WIRKUNG

In dieser Asana werden die Schultern, die Arme und die Handgelenke intensiv gekräftigt. Ebenso werden die Rumpfmuskulatur und vor allem der gerade Bauchmuskel trainiert. Durch die gestreckten Beine werden zudem die Oberschenkelvorderseiten aktiviert. Darüber hinaus verbessert diese Position das Gleichgewicht und dehnt die Oberschenkelrückseite sowie die Oberschenkelinnenseite.

DER GEFALLENE ENGEL (DEVADUUTA PANNA ASANA)

LEVEL 1 2 3

1. Beginne diese Asana in der tiefen Hocke und richte dich zur langen Mattenseite aus. Schließe die Füße und die Knie. Schiebe die Fußballen in die Matte, sodass sich die Fersen leicht anheben. Stütze dich mit den Fingern ab und strecke die Arme.
2. Drehe den Oberkörper weit nach links und platziere die linke Hand ungefähr auf einer Linie mit den Fersen. Löse die rechte Hand und stelle sie parallel zur linken auf die Matte. Klemme den rechten Oberarm vor den linken Oberschenkel. Spreize die Finger und drücke die Fingerspitzen fest nach unten.
3. Beuge die Arme und drehe sie zum Körper, bis die Ellbogen nach hinten zeigen. Lege die linke Oberschenkelaußenseite auf den Rückseiten der Oberarme ab.
4. Verlagere den Körperschwerpunkt nach vorn, bis die Füße vom Boden abheben, und richte den Blick zur kurzen Mattenseite. Verteile das Gewicht der angewinkelten Beine gleichmäßig auf beiden Oberarmen.
5. Beuge die Arme noch weiter, damit du dein linkes Ohr ablegen kannst. Schiebe die Hände fest nach unten in den Boden.
6. Komm in eine tiefe Rotation, indem du die angewinkelten Beine zum Körper ziehst, bis diese senkrecht nach oben zeigen, und strecke das rechte Bein parallel zum linken (siehe Seite 104). Halte den gefallenen Engel für 5 Atemzüge, bevor du langsam und kontrolliert in die Ausgangsposition zurückkommst.

Hinweis: Denke daran, asymmetrische Asanas stets auf beiden Seiten zu praktizieren, um Dysbalancen zu vermeiden.

TIPP

Praktiziere diese Asana nur dann, wenn du keinen unangenehmen Druck im Hals und im Nacken verspürst, da diese Bereiche besonders stark beansprucht werden.

WIRKUNG

Der gefallene Engel ist eine Handbalance und eine Umkehrhaltung zugleich, da sich das Herz und die Füße über dem Kopf befinden. Dadurch wird die Durchblutung im Kopfbereich gefördert und somit auch die Funktionsfähigkeit des Gehirns. In dieser Asana werden Schultern, Arme, Handgelenke und Rücken- und Rumpfmuskulatur trainiert. Durch die Rotation des Oberkörpers wird neben der geraden auch die schräge Bauchmuskulatur aktiviert. Zudem trainierst du den Gleichgewichtssinn und die Körperwahrnehmung.

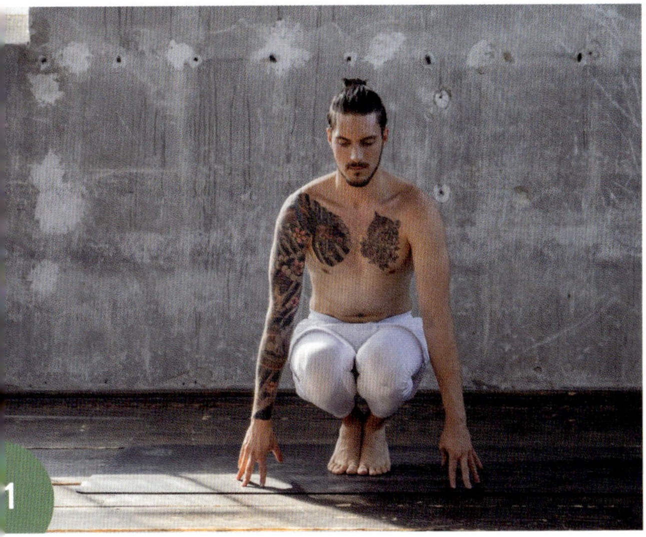

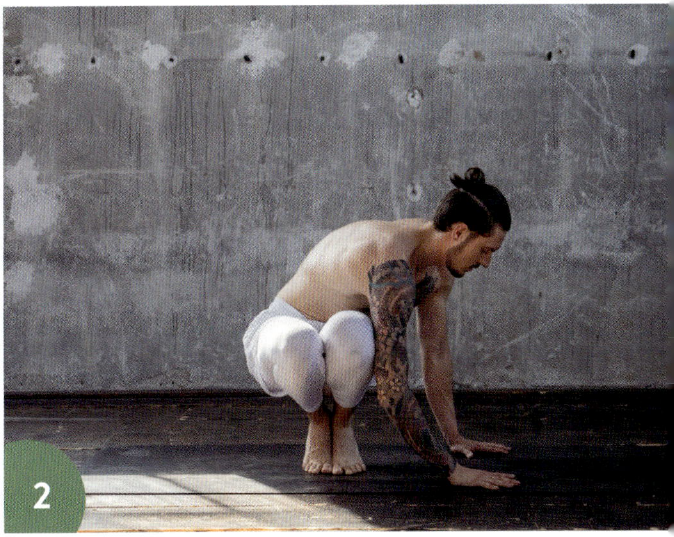

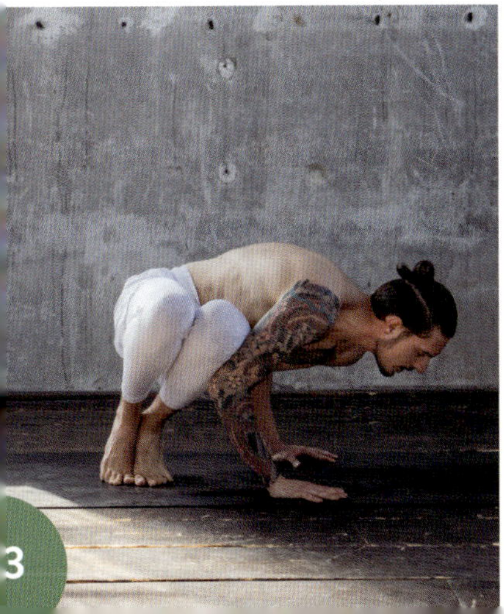

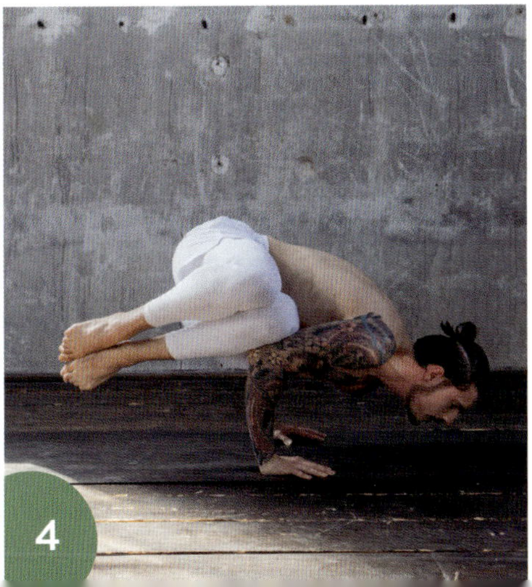

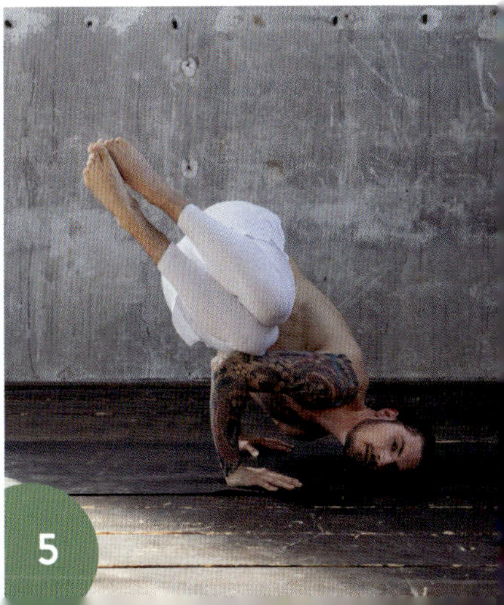

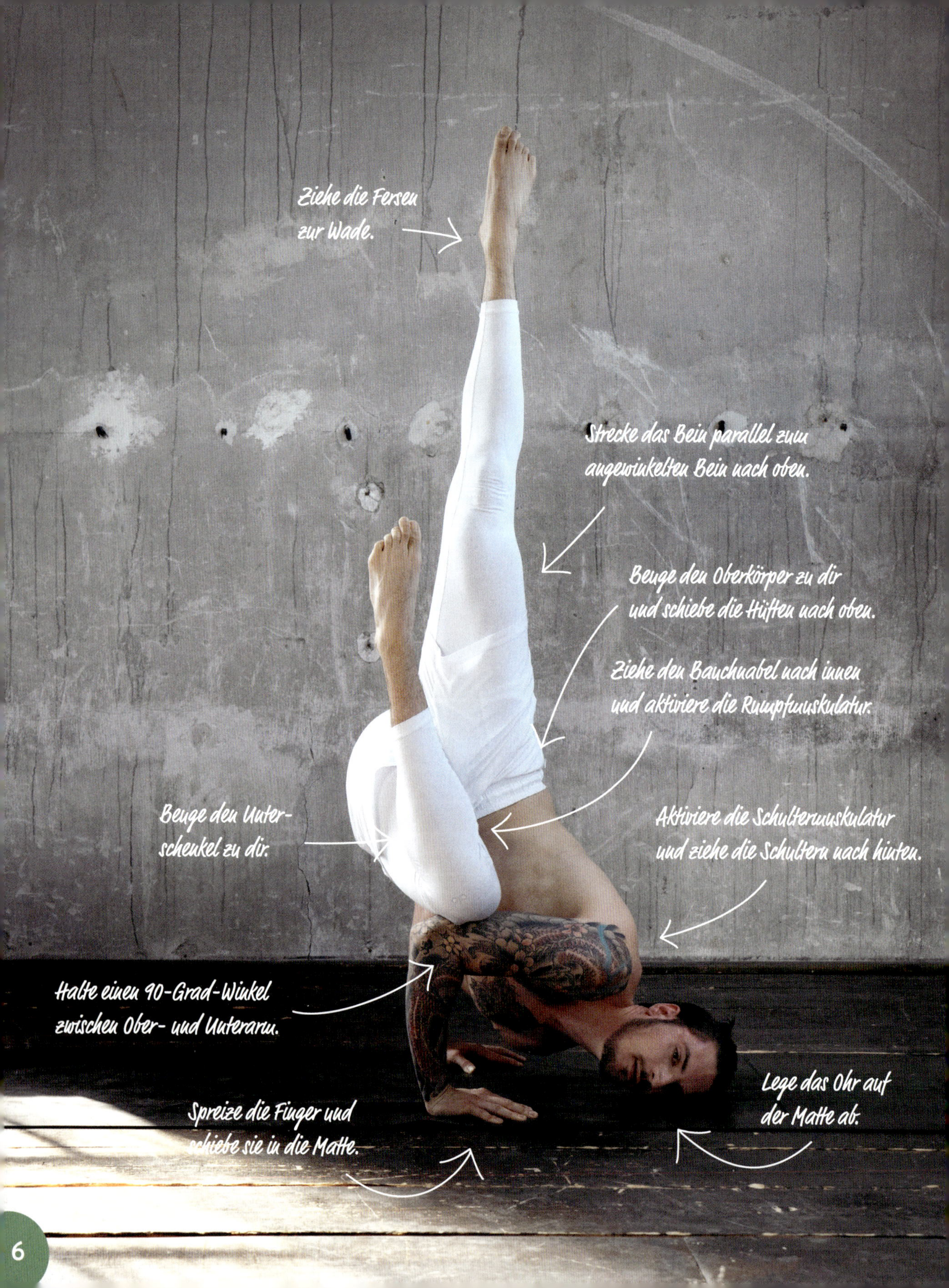

Ziehe die Fersen zur Wade.
Strecke das Bein parallel zum angewinkelten Bein nach oben.
Beuge den Oberkörper zu dir und schiebe die Hüften nach oben.
Ziehe den Bauchnabel nach innen und aktiviere die Rumpfmuskulatur.
Beuge den Unterschenkel zu dir.
Aktiviere die Schultermuskulatur und ziehe die Schultern nach hinten.
Halte einen 90-Grad-Winkel zwischen Ober- und Unterarm.
Spreize die Finger und schiebe sie in die Matte.
Lege das Ohr auf der Matte ab.

DIE ACHT-WINKEL-HALTUNG (ASHTAVAKRASANA)

LEVEL 1 **2** 3

1. Beginne diese Asana mittig auf deiner Matte in einem Schneidersitz.
2. Hebe dein rechtes Bein an und verlagere das Körpergewicht nach links. Greife den rechten Fuß und zieh dein Bein über die Schulter, damit du den rechten Oberarm zwischen dem Unterschenkel und dem Oberschenkel einklemmen kannst.
3. Beuge den Oberkörper nach vorn und führe das rechte Bein zur Matte. Stelle den rechten Fuß unter dem linken ab und platziere die rechte Hand hinter dem linken Knie. Schiebe die linke Hand parallel zur Rechten in die Matte. Achte darauf, dass die Hände mehr als schulterbreit voneinander entfernt sind, und spreize die Finger.
4. Lehne dich nach vorn und verlagere so den Körperschwerpunkt. Drücke dich über die Hände vom Boden weg, bis sich deine Beine von der Matte abheben. Aktiviere die Oberschenkelmuskulatur und klemme den Oberarm zwischen beiden Oberschenkeln ein, strecke dann die Beine. Verhake die Füße fest ineinander. Hebe die Hüfte und achte darauf, dass du einen Winkel von 90 Grad im Ellbogengelenk nicht unterschreitest. Blicke nach vorn und zieh die Schulterblätter zueinander (siehe Seite 106). Bleibe für 5 Atemzüge in der Haltung, bevor du sie langsam auflöst.

Hinweis: Denke daran, asymmetrische Asanas stets auf beiden Seiten zu praktizieren.

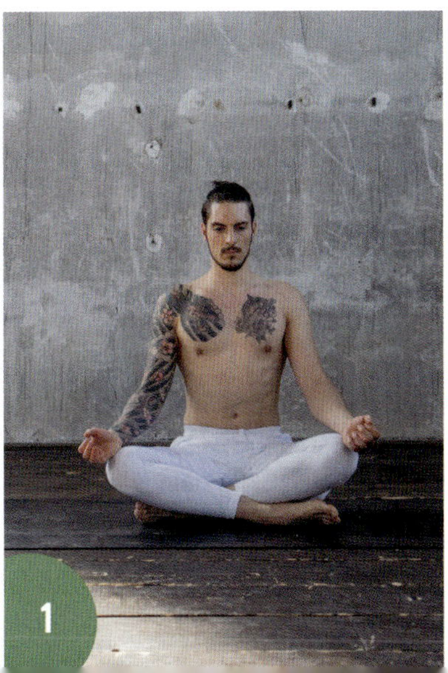
1

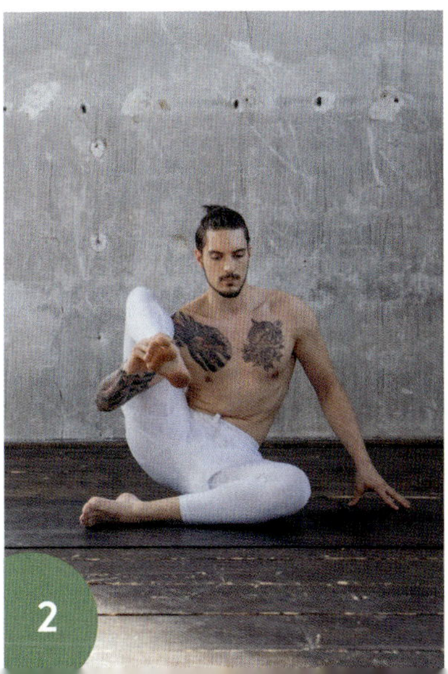
2

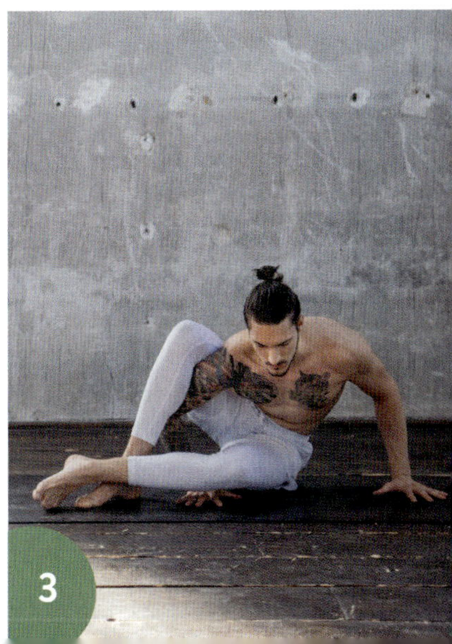
3

WIRKUNG

Diese Asana stärkt die Schultern, die Arme und die Handgelenke. Ebenso werden der obere Rücken und die gesamte Rumpfmuskulatur trainiert. Aufgrund der Rotation des Oberkörpers wird neben dem geraden Bauchmuskel auch die schräge Bauchmuskulatur gekräftigt. Durch die gestreckten Beine werden zudem die Oberschenkelvorderseiten aktiviert. Die Acht-Winkel-Haltung ist eine kraftvolle Position, die darüber hinaus das Gleichgewicht verbessert.

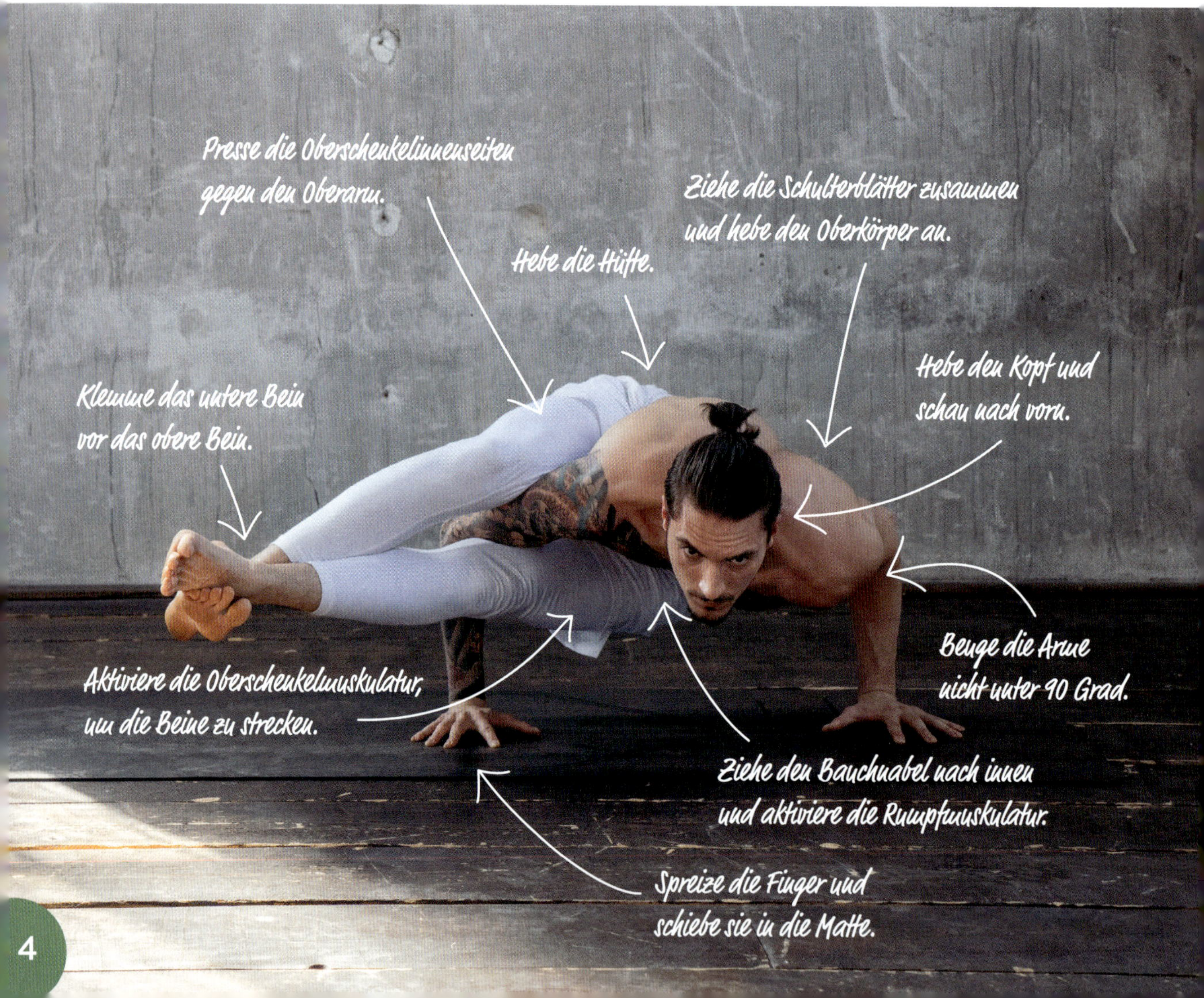

Presse die Oberschenkelinnenseiten gegen den Oberarm.
Ziehe die Schulterblätter zusammen und hebe den Oberkörper an.
Hebe die Hüfte.
Hebe den Kopf und schau nach vorn.
Klemme das untere Bein vor das obere Bein.
Beuge die Arme nicht unter 90 Grad.
Aktiviere die Oberschenkelmuskulatur, um die Beine zu strecken.
Ziehe den Bauchnabel nach innen und aktiviere die Rumpfmuskulatur.
Spreize die Finger und schiebe sie in die Matte.

DER KLEINE GRASHÜPFER (BALA PARSVA BHUJA DANDASANA)

LEVEL 1 2 3

1. Beginne diese Asana im herabschauenden Hund.
2. Hebe das rechte Bein mit der Einatmung gestreckt nach oben.
3. Ziehe das rechte Bein zu dir und platziere den Fuß in der Mattenmitte.
4. Drehe den rechten Fuß nach außen, bis die Zehen zur langen Mattenseite zeigen, und lege das linke Bein vollständig bis zur Hüfte ab.
5. Strecke den rechten Arm am rechten Schienbein vorbei Richtung kurze Mattenseite und umgreife den linken Fuß mit der rechten Hand.
6. Hebe das linke Bein gestreckt nach oben, bis es ein paar Zentimeter über der Matte schwebt. Lass dabei das Gesäß auf der Matte.
7. Schiebe den Oberkörper nach vorn und verlagere damit den Körperschwerpunkt, jetzt löst sich das Gesäß von der Matte. Drücke dich aus der Kraft des linken Arms und des rechten Beins vom Boden weg. Halte den kleinen Grashüpfer für 5 Atemzüge, bevor du langsam genauso in den herabschauenden Hund zurückkommst, wie du in die Asana hineingefunden hast.

Hinweis: Denke daran, asymmetrische Asanas stets auf beiden Seiten zu praktizieren, um Dysbalancen zu vermeiden.

WIRKUNG

In dieser Asana wird der gesamte Rumpf trainiert und die Muskulatur des stützenden Arms gekräftigt. In dem gestreckten Bein wird die Oberschenkelvorderseite aktiviert und die Beinrückseite gedehnt. Hingegen werden die Beinvorder- und die Beinrückseite des gebeugten Beins gekräftigt. Daher ist der kleine Grashüpfer eine effektive Vorbereitung für die Position des Grashüpfers (Seite 110).

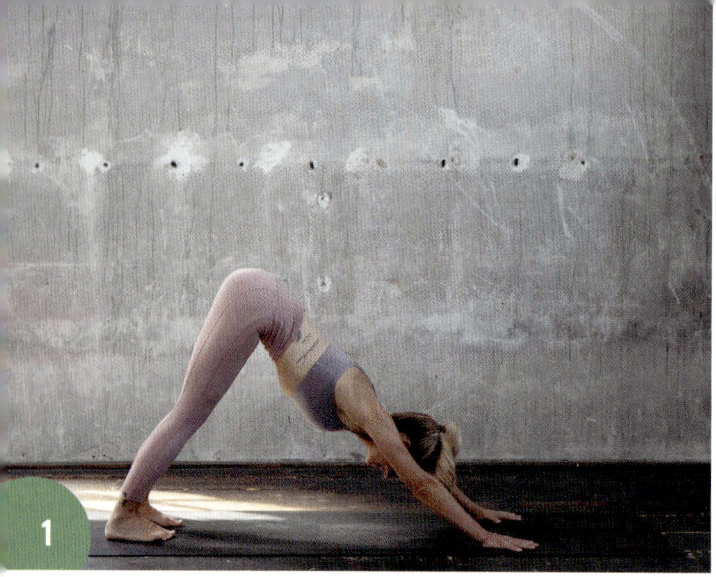

1

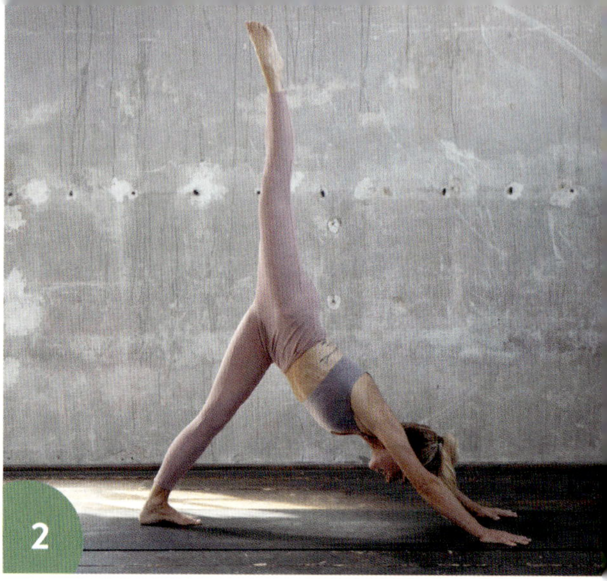

2

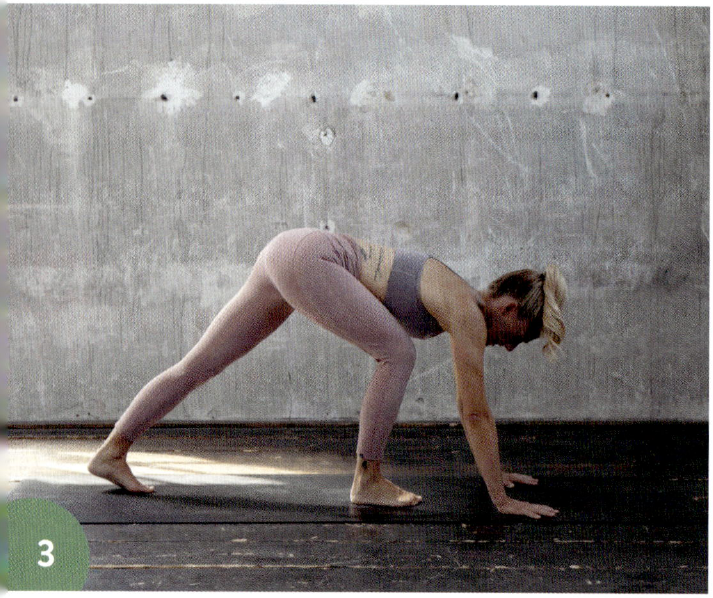

3

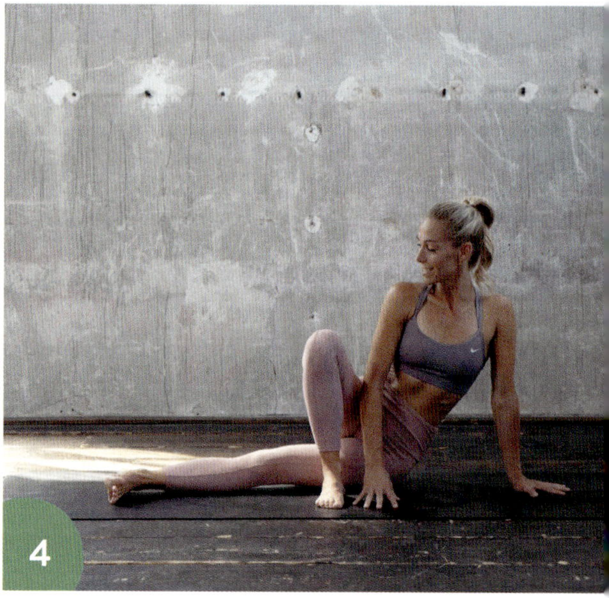

4

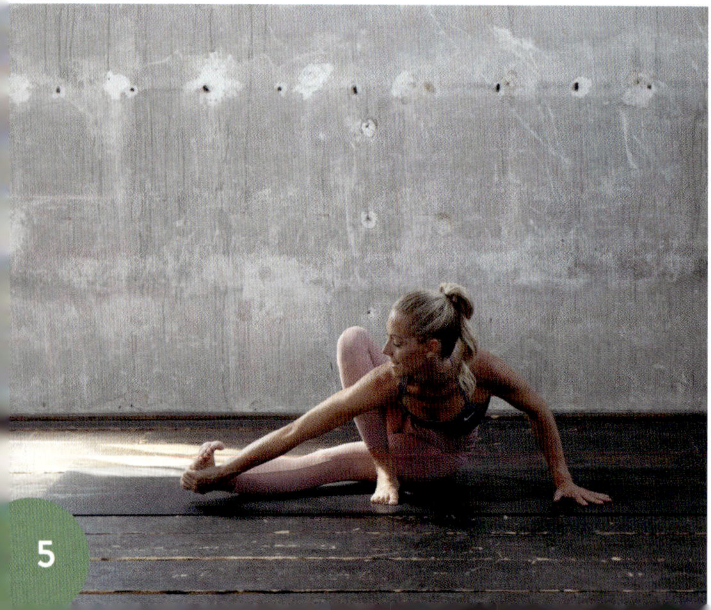

5

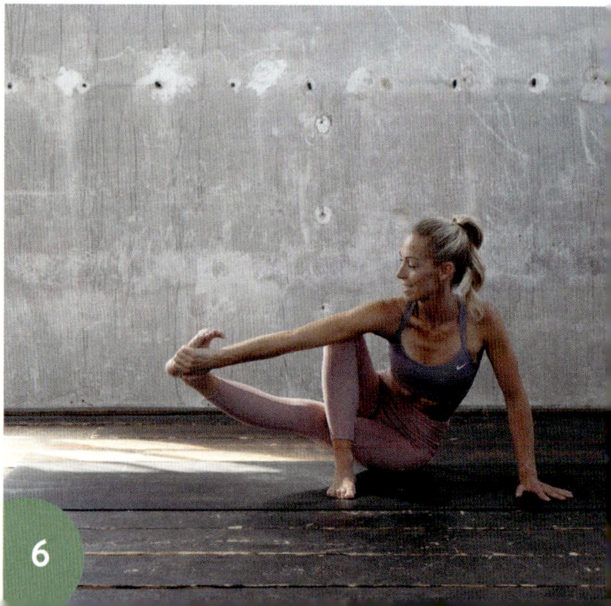

6

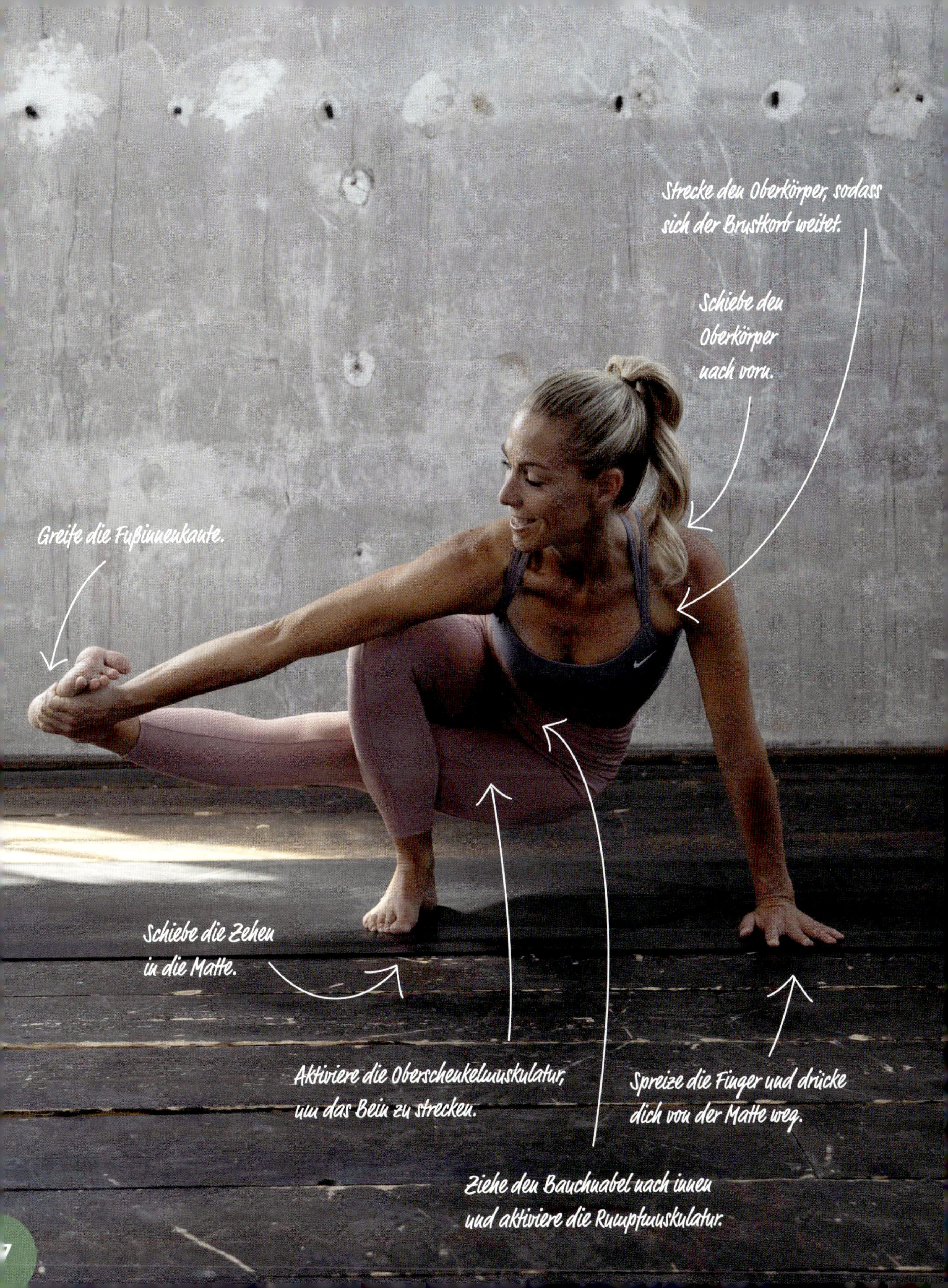

Strecke den Oberkörper, sodass sich der Brustkorb weitet.
Schiebe den Oberkörper nach vorn.
Greife die Fußinnenkante.
Schiebe die Zehen in die Matte.
Aktiviere die Oberschenkelmuskulatur, um das Bein zu strecken.
Spreize die Finger und drücke dich von der Matte weg.
Ziehe den Bauchnabel nach innen und aktiviere die Rumpfmuskulatur.

DER GRASHÜPFER (PARSVA BHUJA DANDASANA)

LEVEL 1 2 3

1. Beginne diese Asana im aufrechten Stand und richte dich zur langen Mattenseite aus. Verlagere das Gewicht langsam auf das linke Bein und hebe das rechte angewinkelt nach oben. Greife den rechten Unterschenkel und lege die rechte Fußaußenkante auf deinem linken Oberschenkel über dem Knie ab. Falte die Hände vor der Brust.
2. Beuge das linke Bein und sinke mit dem Gesäß nach unten in den sogenannten Tempelsitz (Seite 184). Achte darauf, dass dein Rücken in dieser Position gerade ist.
3. Schiebe den Körperschwerpunkt nach vorn, bis sich die linke Ferse von der Matte abhebt. Setze das Gesäß auf der Ferse ab und stütze dich mit den Fingern ab.
4. Drehe den Oberkörper weit nach links und platziere die linke Hand ungefähr auf einer Linie neben dem Fuß. Stütze dich mit der linken Hand ab und lass das Gesäß nach unten sinken, bis die Ferse wieder auf der Matte steht. Ziehe den rechten

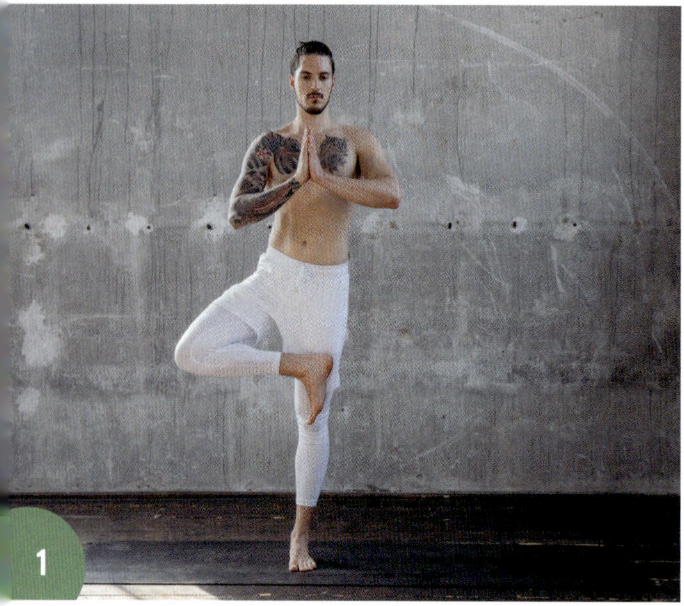
1

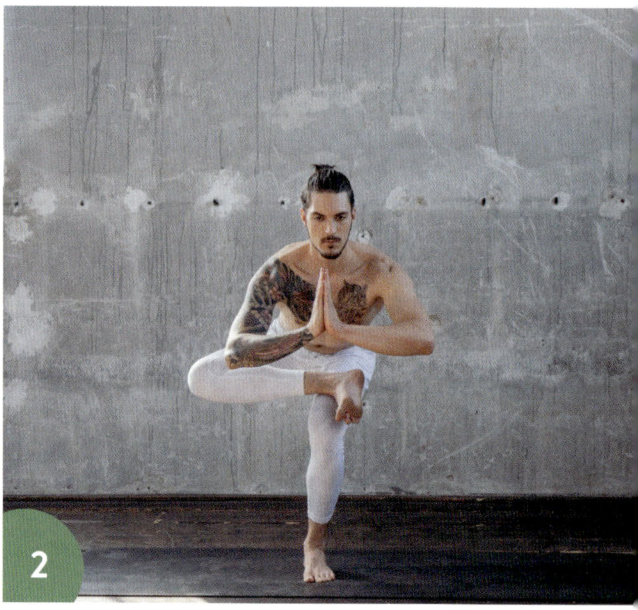
2

Arm zu dir und klemme den Oberarm vor den rechten Fuß. Schiebe die Ferse und das Gesäß nach oben, damit du die rechte Hand parallel zur linken auf die Matte legen kannst. Die linke Oberschenkelaußenseite presst gegen die Rückseite des rechten Oberarms. Spreize die Finger auseinander und drücke die Fingerspitzen fest nach unten.

5. Beuge die Arme und verlagere den Körperschwerpunkt, sodass sich der linke Fuß von der Matte löst. Schaue nach vorn und schiebe die rechte Fußsohle aktiv gegen den Oberarm, damit der Fuß nicht abrutscht. Ziehe die linke Ferse zur Wade und den Bauchnabel nach innen oben zur Wirbelsäule.
6. Strecke nun das linke Bein komplett zur Seite aus und achte darauf, dass du einen Winkel von 90 Grad im Ellbogengelenk nicht unterschreitest (siehe Seite 112). Halte den Grashüpfer für 5 Atemzüge, bevor du kontrolliert genauso in die Ausgangsposition zurückkommst, wie du in die Asana hineingefunden hast.

Hinweis: Denke daran, asymmetrische Asanas stets auf beiden Seiten zu praktizieren, um Dysbalancen zu vermeiden.

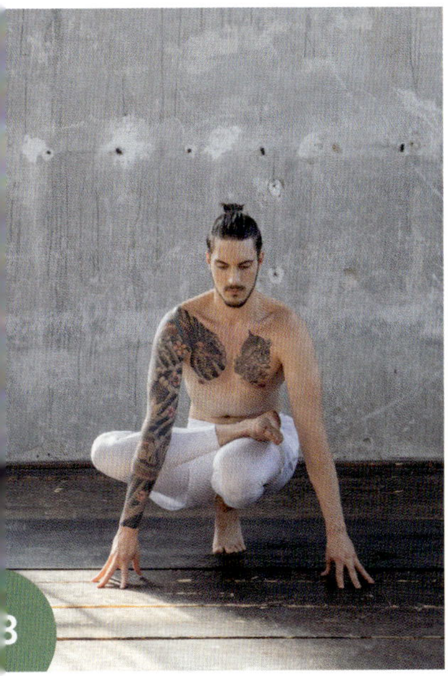

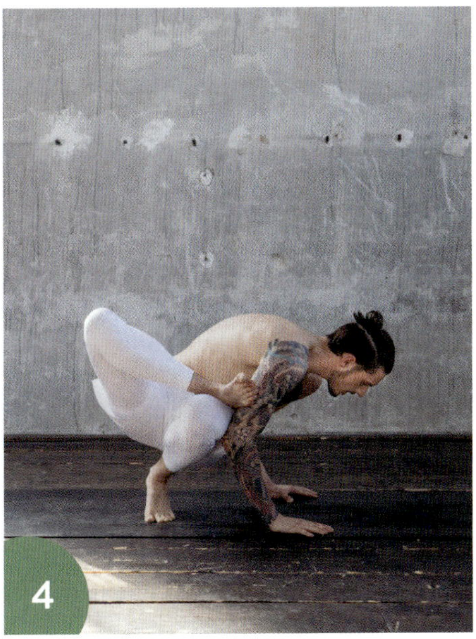

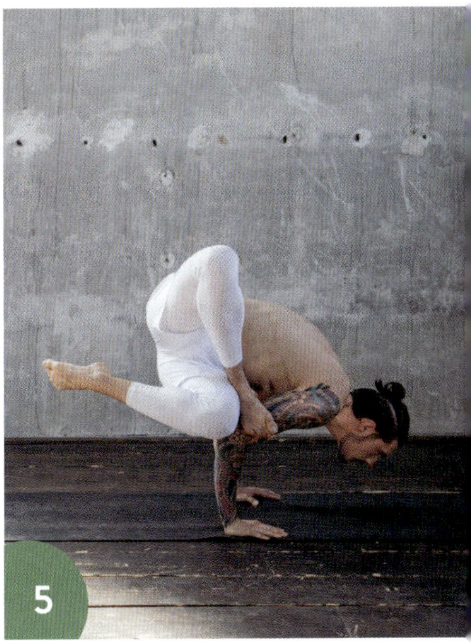

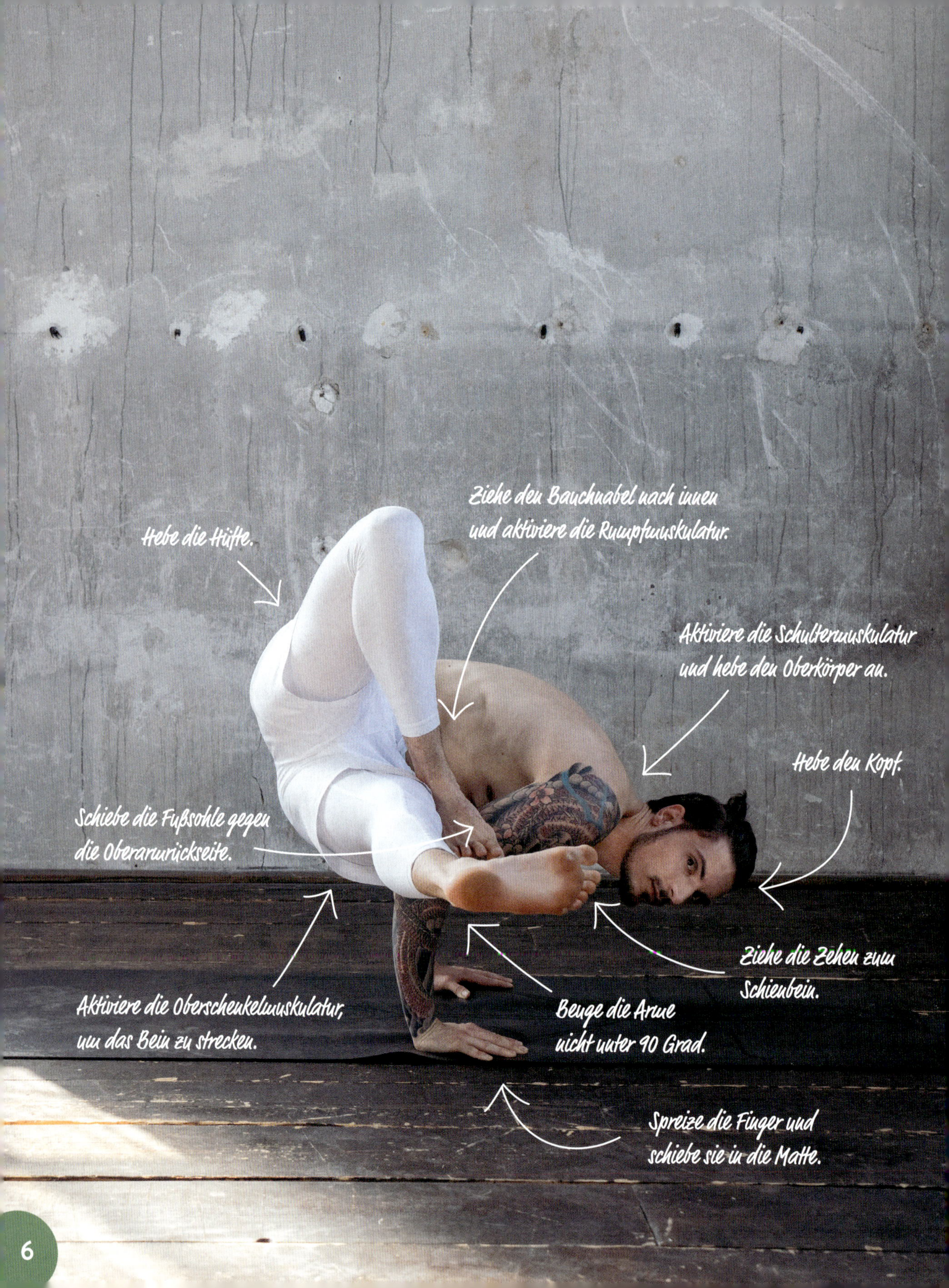
Hebe die Hüfte.
Ziehe den Bauchnabel nach innen und aktiviere die Rumpfmuskulatur.
Aktiviere die Schultermuskulatur und hebe den Oberkörper an.
Hebe den Kopf.
Schiebe die Fußsohle gegen die Oberarmrückseite.
Ziehe die Zehen zum Schienbein.
Aktiviere die Oberschenkelmuskulatur, um das Bein zu strecken.
Beuge die Arme nicht unter 90 Grad.
Spreize die Finger und schiebe sie in die Matte.

VARIANTEN

1. Strecke das linke Bein nach hinten. Spanne dazu die Oberschenkelmuskulatur bewusst an und lehne den Oberkörper weiter nach vorn.
2. Beuge den Unterschenkel des nach hinten gestreckten Beins in einem 90-Grad-Winkel zu dir.

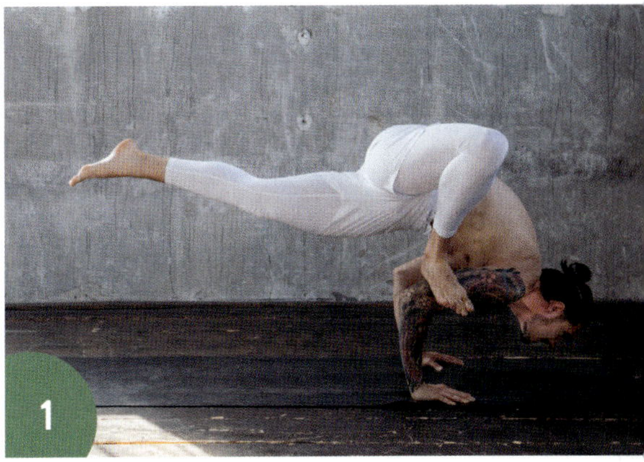

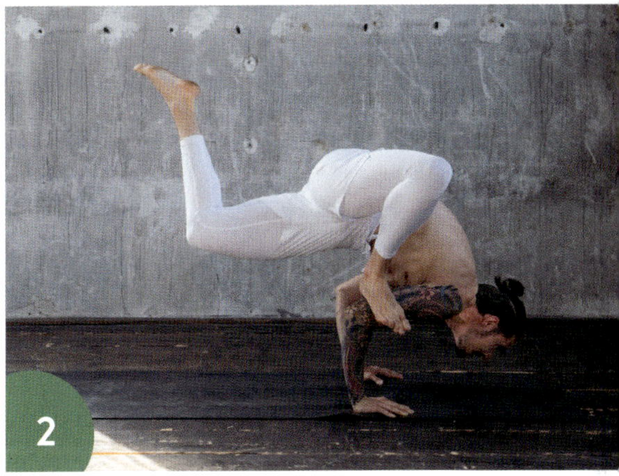

TIPP

Bevor du diese Asana praktizierst, solltest du neben den Handgelenken unbedingt auch die Hüftstrukturen aufwärmen und dehnen, da der Grashüpfer ein intensiver Hüftöffner ist. Als Vorbereitung bieten sich der tiefe Ausfallschritt (Seite 50), die Taube (Seite 52) und die geschlossene Winkelhaltung (Seite 46) an.

WIRKUNG

In dieser Asana werden die Schultern, die Arme und die Handgelenke gekräftigt. Ebenso werden der obere Rücken und die gesamte Rumpfmuskulatur trainiert. Aufgrund der Rotation des Oberkörpers wird neben dem geraden Bauchmuskel vor allem die schräge Bauchmuskulatur aktiviert. In dem gestreckten Bein wird die Oberschenkelvorderseite gekräftigt. Hingegen wird in der zweiten Variante die Beinrückseite des gebeugten Beins trainiert. Der Grashüpfer verbessert zudem das Gleichgewicht und die Hüftmobilität in dem aufgestellten Bein.

DER FLIEGENDE SPAGAT 1 (EKA PADA KOUNDINYASANA 1)

LEVEL 1 2 3

1. Beginne in der tiefen Hocke. Schließe die Füße und die Knie. Schiebe die Fußballen in die Matte, sodass sich die Fersen leicht anheben. Stütze dich mit den Fingern ab und strecke die Arme.
2. Drehe den Oberkörper weit nach links und platziere die linke Hand ungefähr auf einer Linie mit den Fersen. Löse die rechte Hand und stelle sie parallel zur linken auf die Matte. Klemme den rechten Oberarm vor den linken Oberschenkel. Spreize die Finger und drücke die Fingerspitzen fest nach unten.
3. Beuge die Arme und drehe sie zum Körper, bis die Ellbogen Richtung Oberschenkel zeigen. Lege die linke Oberschenkelaußenseite auf den Oberarmen ab.
4. Verlagere den Körperschwerpunkt nach vorn, bis sich die Füße vom Boden abheben. Lege die angewinkelten Beine gleichmäßig auf beiden Oberarmen ab.

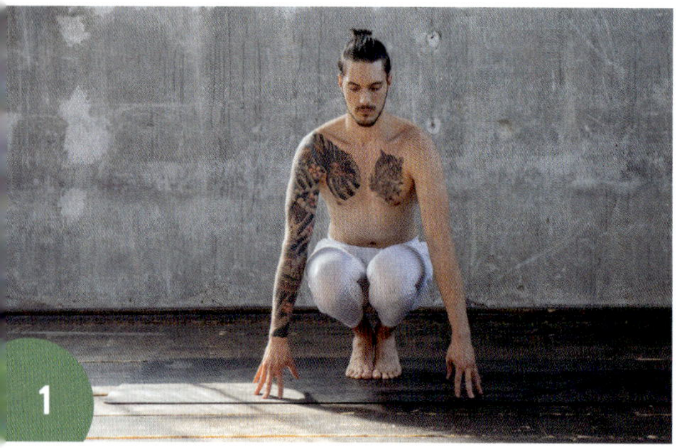

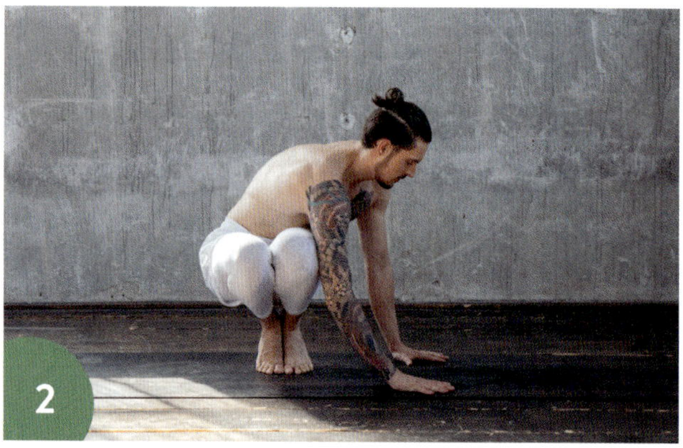

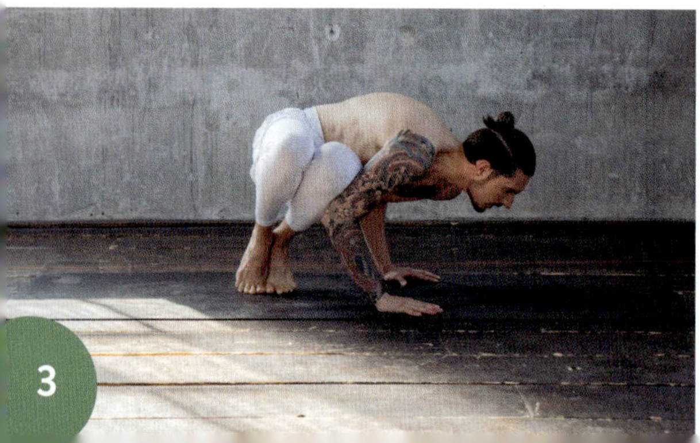

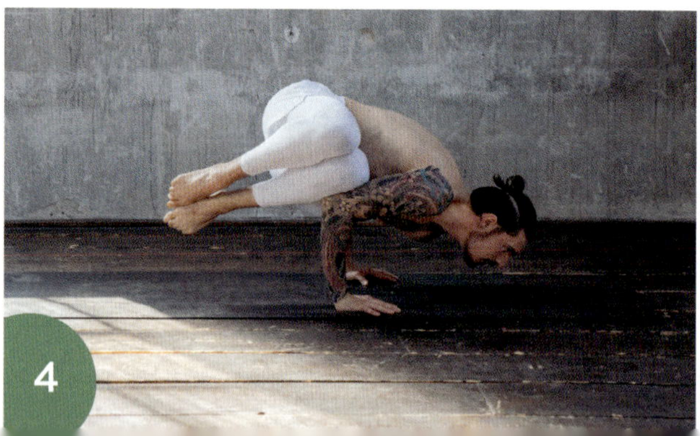

5. Strecke nun das untere Bein zur Seite und das obere weit nach hinten, während du den Oberkörper ausgleichend nach vorn lehnst. Ziehe die Zehen beim unteren Bein zum Schienbein und beim oberen die Ferse zur Wade. Achte darauf, dass du einen Winkel von 90 Grad im Ellbogengelenk nicht unterschreitest. Halte den fliegenden Spagat 1 für 5 Atemzüge.

Hinweis: Denke daran, asymmetrische Asanas stets auf beiden Seiten zu praktizieren, um Dysbalancen zu vermeiden.

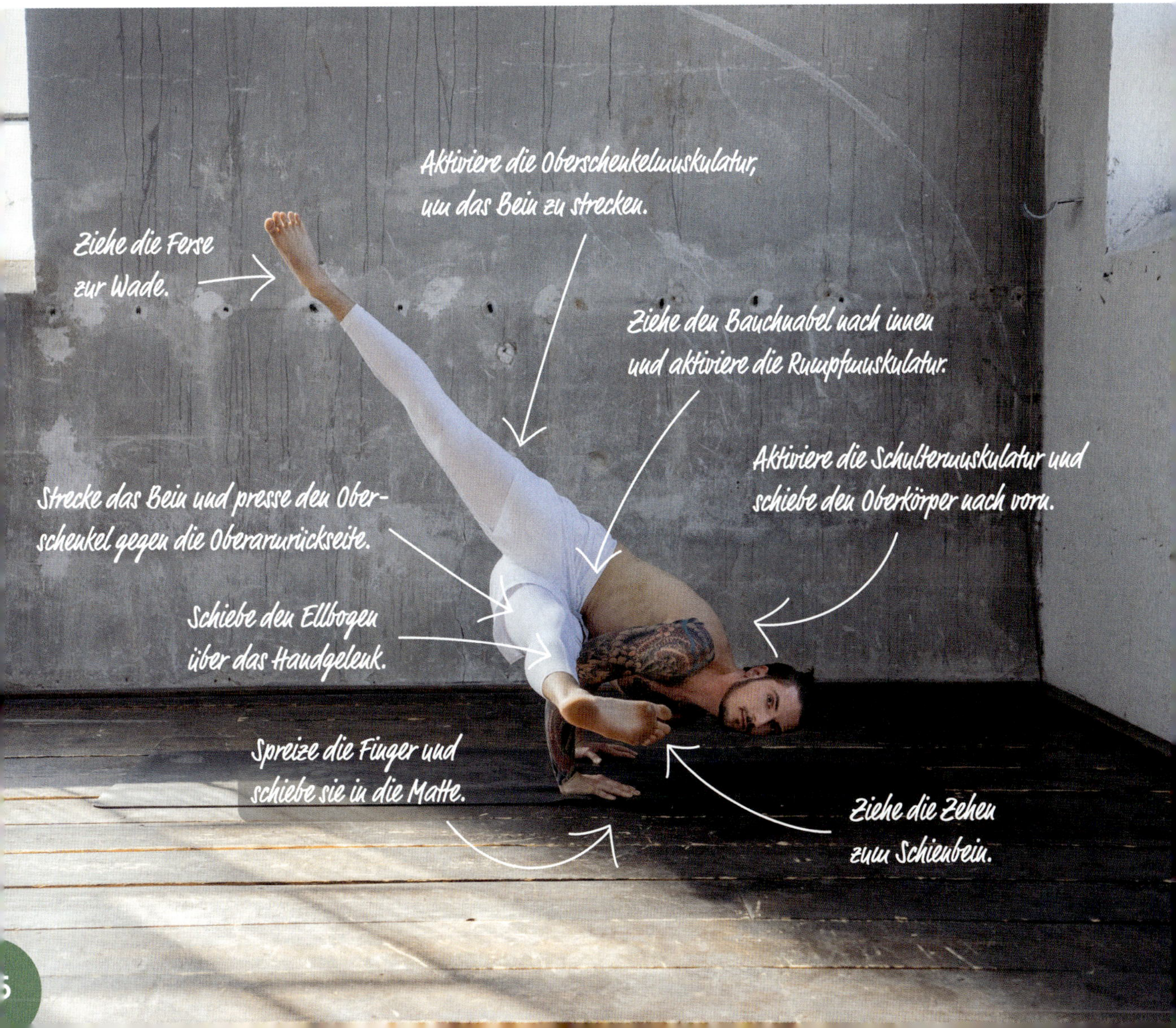
Aktiviere die Oberschenkelmuskulatur, um das Bein zu strecken.
Ziehe die Ferse zur Wade.
Ziehe den Bauchnabel nach innen und aktiviere die Rumpfmuskulatur.
Aktiviere die Schultermuskulatur und schiebe den Oberkörper nach vorn.
Strecke das Bein und presse den Oberschenkel gegen die Oberarmrückseite.
Schiebe den Ellbogen über das Handgelenk.
Spreize die Finger und schiebe sie in die Matte.
Ziehe die Zehen zum Schienbein.

WIRKUNG

In dieser Asana werden die Schultern, die Arme und die Handgelenke gekräftigt. Ebenso werden der obere Rücken und die gesamte Rumpfmuskulatur trainiert. Aufgrund der Rotation des Oberkörpers wird neben dem geraden Bauchmuskel vor allem die schräge Bauchmuskulatur aktiviert. Durch die gestreckten Beine werden zudem die Oberschenkelvorderseiten gekräftigt. Der fliegende Spagat 1 verbessert darüber hinaus das Gleichgewicht.

VARIANTE

Strecke beide Beine zur Seite aus und ziehe die Zehen zu den Schienbeinen. Lege dabei das obere Bein auf dem unteren ab und kontrolliere, ob beide Beine parallel zum Boden ausgerichtet sind.

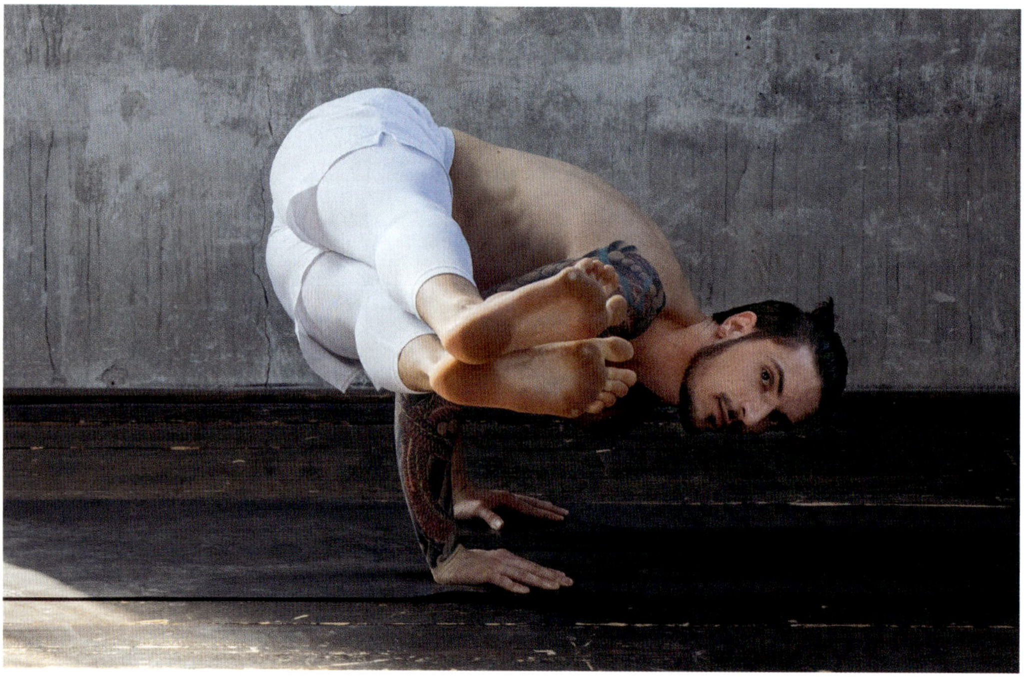

DER FLIEGENDE SPAGAT 2 (EKA PADA KOUNDINYASANA 2)

LEVEL 1 2 3

1. Beginne diese Asana im herabschauenden Hund.
2. Hebe das rechte Bein mit der Einatmung gestreckt nach oben.
3. Beuge den rechten Unterschenkel zum Gesäß, um die Hüfte zu öffnen.
4. Schiebe den Oberkörper nach vorn und beuge die Arme. Ziehe dabei den rechten Oberschenkel zur Außenseite des rechten Arms. Das linke Bein bleibt gestreckt. Halte diese Position ein paar Atemzüge lang.
5. Drehe den Oberkörper leicht zur rechten Seite, damit du die linke Körperseite auf der linken Oberarmrückseite ablegen kannst. Verlagere den Körperschwerpunkt etwas weiter nach vorn, bis sich der linke Fuß vom Boden löst und du somit auf den Händen balancierst.

▶▶▶

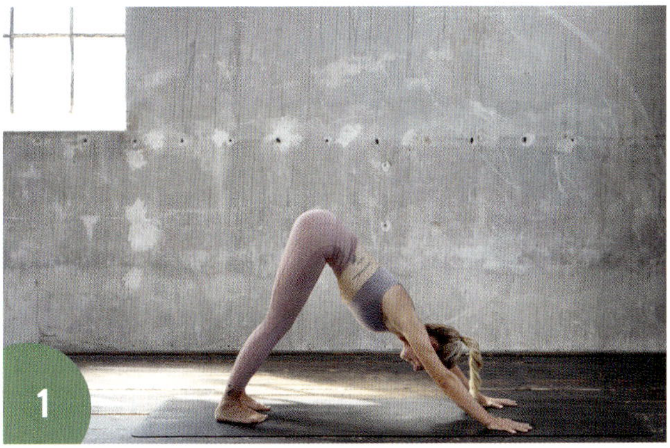

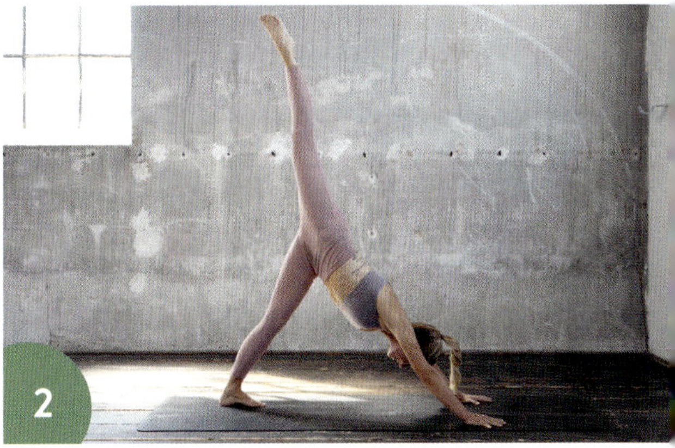

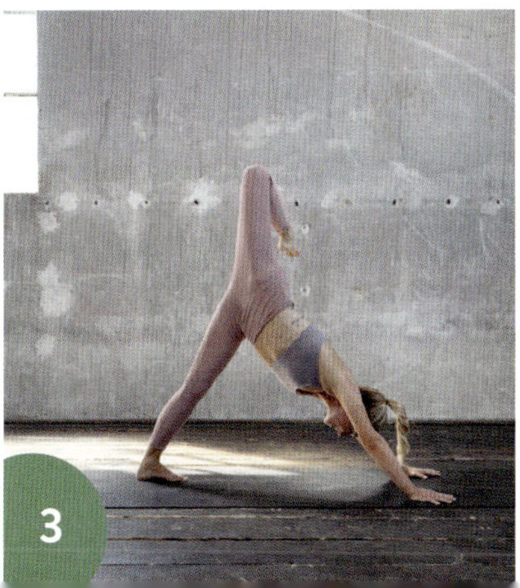

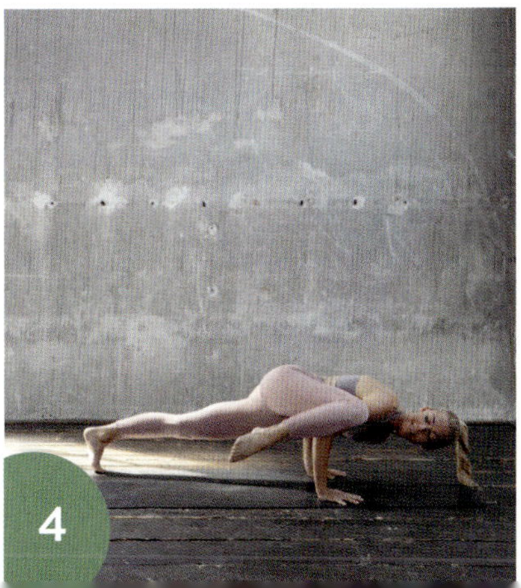

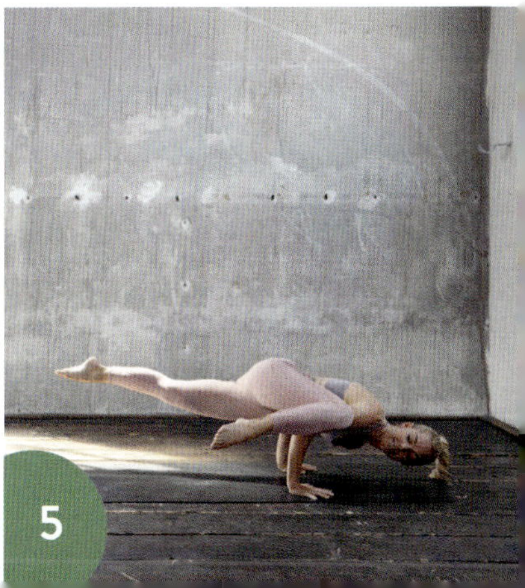

6. Aktiviere die Oberschenkelmuskulatur und strecke das rechte Bein aus. Hebe gleichzeitig das nach hinten gestreckte linke Bein an, sodass es ungefähr parallel zum Boden über der Matte schwebt. Halte den fliegenden Spagat 1 für 5 Atemzüge, bevor du langsam in die Ausgangsposition zurückkommst.

Hinweis: Denke daran, asymmetrische Asanas stets auf beiden Seiten zu praktizieren, um Dysbalancen zu vermeiden.

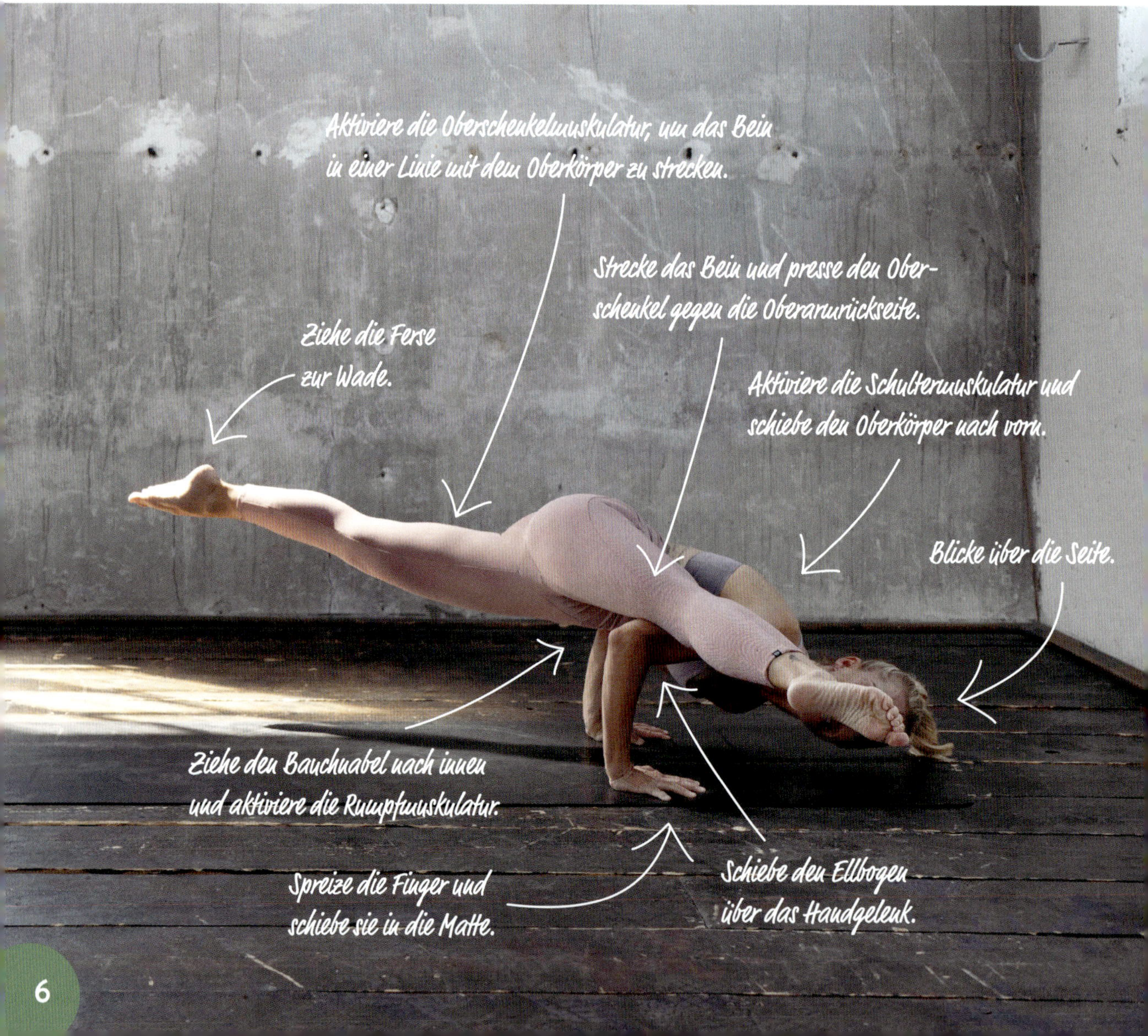

Aktiviere die Oberschenkelmuskulatur, um das Bein in einer Linie mit dem Oberkörper zu strecken.
Strecke das Bein und presse den Oberschenkel gegen die Oberarmrückseite.
Ziehe die Ferse zur Wade.
Aktiviere die Schultermuskulatur und schiebe den Oberkörper nach vorn.
Blicke über die Seite.
Ziehe den Bauchnabel nach innen und aktiviere die Rumpfmuskulatur.
Spreize die Finger und schiebe sie in die Matte.
Schiebe den Ellbogen über das Handgelenk.

VARIANTE

Winkle beide Unterschenkel an.

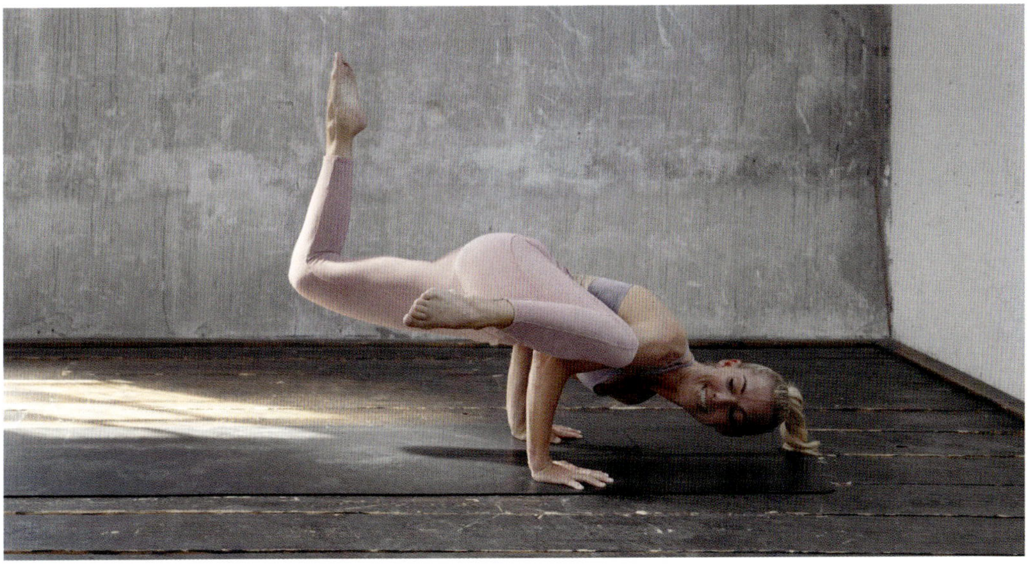

WIRKUNG

In dieser Asana werden die Schultern, die Arme und die Handgelenke gekräftigt. Ebenso wird der obere Rücken und die gesamte Rumpfmuskulatur trainiert. Zudem werden in den gestreckten Beinen die Oberschenkelvorderseiten aktiviert. Der fliegende Spagat 1 verbessert zudem das Gleichgewicht.

DER HANDSTAND (ADHO MUKHA VRKSASANA) – ANLEITUNG UND VARIATIONEN

Projekt Handstand – so lässt sich die anspruchsvolle, aber wunderschöne Reise bis zur korrekten Ausführung dieser Asana bezeichnen. Wenn du den Handstand erlernen möchtest, solltest du dieses Projekt mit besonders viel Geduld und Leidenschaft beginnen. Erwarte nicht, dass du diese komplexe Position in kürzester Zeit meistern wirst, und sei nicht frustriert, falls du nur langsam Fortschritte machen solltest. Denke immer daran, dass selbst ein Weg von Tausend Meilen mit nur einem einzigen und ersten Schritt beginnt. Unabhängig davon, wie erfahren du bist, wird dir das Handstandtraining viel Freude bereiten und garantiert zu einer Herzensangelegenheit werden.

Vielleicht stellst du dir die Frage, ob du einen Handstand überhaupt können musst. Die Antwort lautet: nein, natürlich nicht! Im Yoga geht es nicht darum, zwanghaft alle Positionen zu beherrschen, sondern darum, diejenigen zu praktizieren, in denen du dich wohlfühlst.

Du solltest dich jedoch unbedingt an dem Handstand versuchen, denn »auf den Händen zu stehen« wird in dir ein unbeschreibliches Gefühl von Leichtigkeit oder gar Schwerelosigkeit erzeugen. Im Handstand kann das ständig arbeitende Gehirn – dein »Monkey Mind« und damit die ganze Flut an Gedanken – zur Ruhe kommen. Dies liegt daran, dass im Handstand die Konzentration vollkommen im Hier und Jetzt liegt. Da sich die Sinne zurückziehen, kannst du alles loslassen, was dich umgibt, und so Zentrierung in dieser Haltung erfahren. Der Handstand steht zudem für Geduld und Aufmerksamkeit sowie für mentale und körperliche Stärke. Daneben lassen sich weitere positive Eigenschaften erkennen. Zum einen wirkt das spielerische Lernen energetisierend und fördert dabei sowohl die Koordination wie auch den Gleichgewichtssinn. Zum anderen werden das Durchhaltevermögen und das Selbstbewusstsein verbessert. Du trainierst außerdem, mit Herausforderungen umzugehen. Darüber hinaus weckt die Handstandpraxis das Kind in uns und führt dazu, dass sich Freude und Ausgeglichenheit im ganzen Körper ausbreiten können.

Definitionsgemäß handelt es sich bei dem Handstand nicht nur um eine Handbalancehaltung, sondern auch um eine Umkehrhaltung, da sich das Herz und die Füße über dem Kopf befinden. Umkehrhaltungen kehren den Blutfluss um und erhöhen somit die Durchblutung im Kopfbereich. Dadurch wird vor allem die Funktionsfähigkeit des Gehirns verbessert und der Geist in einen aktiven und konzentrierten Zustand versetzt. Des Weiteren werden das Herz-Kreislauf-System stabilisiert und das zentrale Nervensystem positiv beeinflusst. Dem Handstand kann daher auch die verjüngende und aktivierende Wirkung zugesprochen werden, wie es für alle Umkehrhaltungen gilt. Selbst ein kurzes, aber regelmäßiges Training wirkt sich zentrierend und energetisierend aus. Deshalb wollen wir dich motivieren, zumindest wenige Minuten am Tag auf den Händen zu stehen.

WICHTIGE ANREGUNGEN ZU BEGINN DER HANDSTANDPRAXIS

Für viele Menschen stellt der Handstand eine ungewohnte Haltung dar, die häufig mit einem mulmigen Gefühl verbunden ist. Wer steht schon regelmäßig auf seinen Händen? Daher ist es natürlich, dass du dem Handstand mit viel Respekt begegnest. Unter anderem bezeichnen wir das Handstandtraining als Projekt, denn du wirst dich vielleicht ganz schön überwinden müssen, dein ganzes Körpergewicht auf die Hände zu verlagern. Lass dich davon jedoch nicht entmutigen. Im Folgenden werden wir mehrere Wege beschreiben, auf denen du in den Handstand kommen kannst, und dir verschiedene Variationen dieser Asana vorstellen. Gib diesem Projekt die nötige Zeit und überfordere dich nicht. Taste dich Stück für Stück an diese herausfordernde Asana heran und übe dich in Geduld. Du weißt ja, dass noch kein Meister vom Himmel gefallen ist. Wenn du diszipliniert bist und regelmäßig trainierst, wirst du vielleicht schon in wenigen Monaten von ganz allein auf deinen Händen stehen können.

DIE AUSGANGSPOSITION

Die Positionierung der Hände ist besonders wichtig, um den Handstand sicher ausführen zu können. Platziere dazu deine Hände schulterbreit voneinander entfernt auf der Matte. Achte darauf, dass du deine Finger weit spreizt und die Fingerspitzen fest in den Boden drückst. Strecke die Arme und zieh den Bauchnabel nach innen zur Wirbelsäule, damit die Rumpfmuskulatur stabilisierend aktiv wird. Richte den Blick nach vorn zwischen die Hände.

VORBEREITENDE ÜBUNGEN

Es gibt verschiedene Herangehensweisen und Methoden, mit denen du den Handstand erlernen kannst. Wir haben uns dazu entschieden, zwei Übungen vorzustellen, die dich optimal auf die Handstandpraxis vorbereiten, da sie äußerst effektiv sind und du sie allein ausführen kannst, ohne dass dich jemand stützen oder halten muss. Diese Übungen beginnst du an einer Wand, damit du die nötige Kraft und Stabilität aufbauen kannst, um den Handstand nach einigen Wochen oder Monaten frei praktizieren zu können. Wenn du regemäßig trainierst, wirst du dich schnell daran gewöhnen, auf den Händen zu stehen, und deinen Gleichgewichtssinn verbessern. Wärme dich aufgrund der hohen Belastung vor deiner Übungspraxis ausgiebig auf und mobilisiere insbesondere die Handgelenke.

DER L-HANDSTAND AN DER WAND

1. Setze dich vor einer Wand auf den Boden und schiebe das Gesäß an die Wand. Strecke die Beine lang vor dir aus. Schließe dabei die Füße und die Knie.
2. Stehe auf und platziere deine Hände schulterbreit voneinander entfernt, genau dort, wo zuvor deine Füße den Boden berührt haben. Spreize die Finger weit und drücke sie in die Matte. Laufe mit den Füßen die Wand nach oben, bis deine Fersen und deine Hüfte auf einer vertikalen Linie parallel zum Boden ausgerichtet sind, eine Hüfte senkrecht über den Schultern steht und deine Wirbelsäule gestreckt ist. Zwischen Oberkörper und Unterkörper bildet sich ein 90-Grad-Winkel. Halte den L-Handstand 5 bis 10 Atemzüge lang, um Kraft und Stabilität aufzubauen.

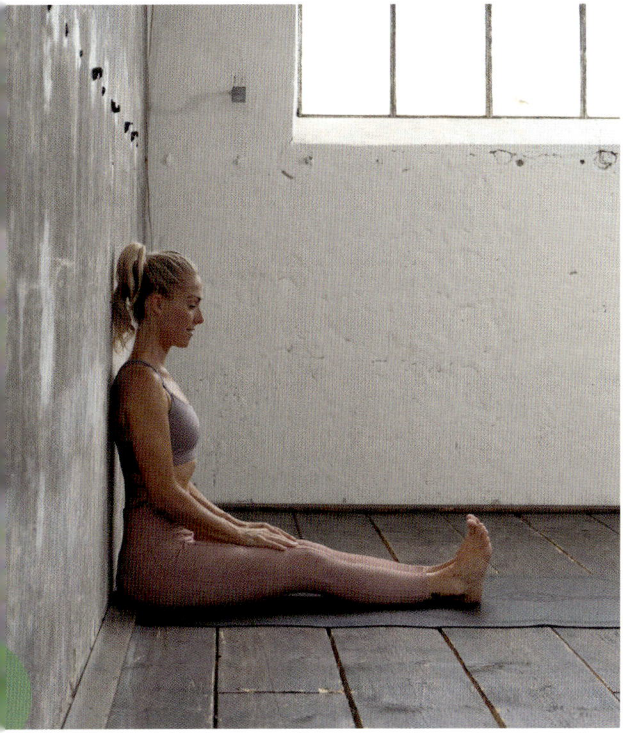

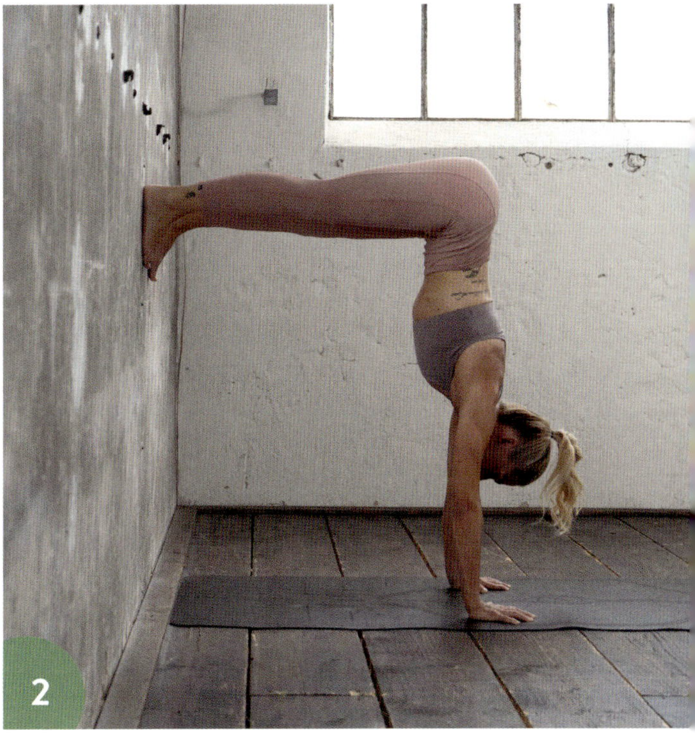

2

VARIANTE

Strecke das rechte Bein langsam nach oben, bis deine Ferse, deine Hüfte, deine Schulter und dein Handgelenk senkrecht übereinander ausgerichtet sind. Wiederhole diese Variante mit dem anderen Bein.

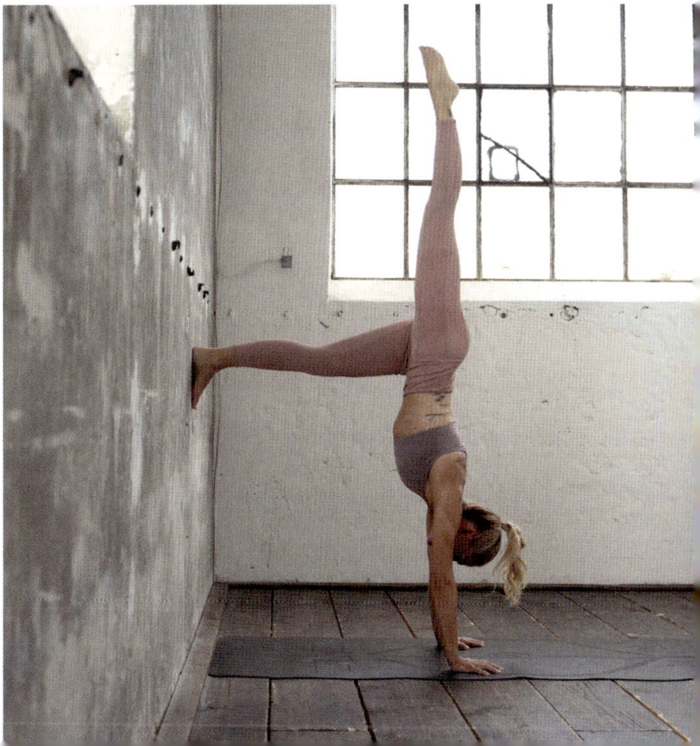

KICK-UP AN DER WAND

1. Platziere die Hände schulterbreit voneinander entfernt ungefähr 30 bis 50 Zentimeter vor einer Wand. Spreize die Finger weit und drücke sie in die Matte.
2. Schiebe die Hände fest gegen den Boden und hebe dein linkes Bein gestreckt nach oben.
3. Stoße dich mit dem rechten Bein kraftvoll von der Matte ab, um den Körperschwerpunkt über die Schultern zu verlagern und auf den Händen zu balancieren. Du kannst deine linke Ferse an der Wand anlehnen, um stabiler in der Position zu stehen. Ziehe den Bauchnabel nach innen zur Wirbelsäule, damit sich die Rumpfmuskulatur aktiviert. Achte darauf, dass deine Hüfte über den Schultern ausgerichtet ist.
4. Schiebe dich behutsam von der Wand weg, bis du nur noch auf den Händen stehst, wenn du vollkommen im Gleichgewicht bist. Gleiche die Verlagerung des Körperschwerpunkts in beiden Varianten über deine Beine aus und halte dich somit in der Balance. Halte diese Position 5 bis 10 Atemzüge lang, um Kraft aufzubauen und den Gleichgewichtssinn zu verbessern. Kehre langsam und kontrolliert genauso in die Ausgangsposition zurück, wie du hineingefunden hast. Wiederhole diese Übung mit dem anderen Bein.

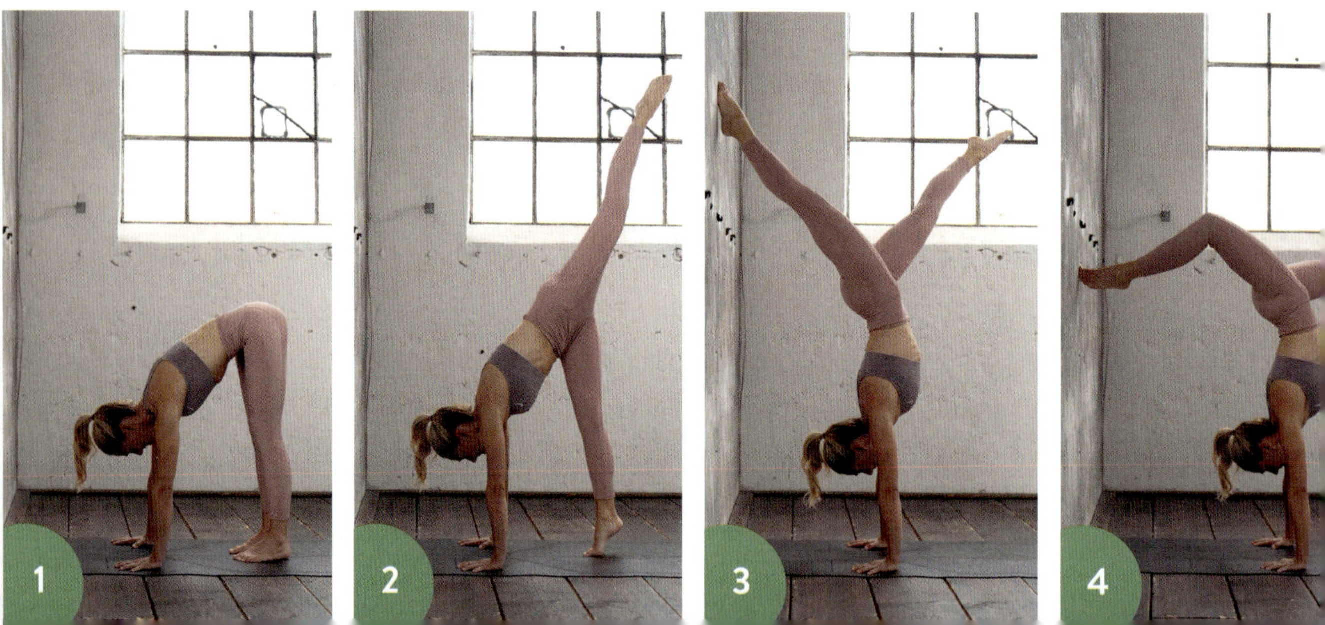

VARIANTE

Platziere die Hände etwas weiter von der Wand entfernt auf dem Boden, bevor du dich nach oben kickst. Winkle dann das hintere Bein an und strecke das vordere Bein.

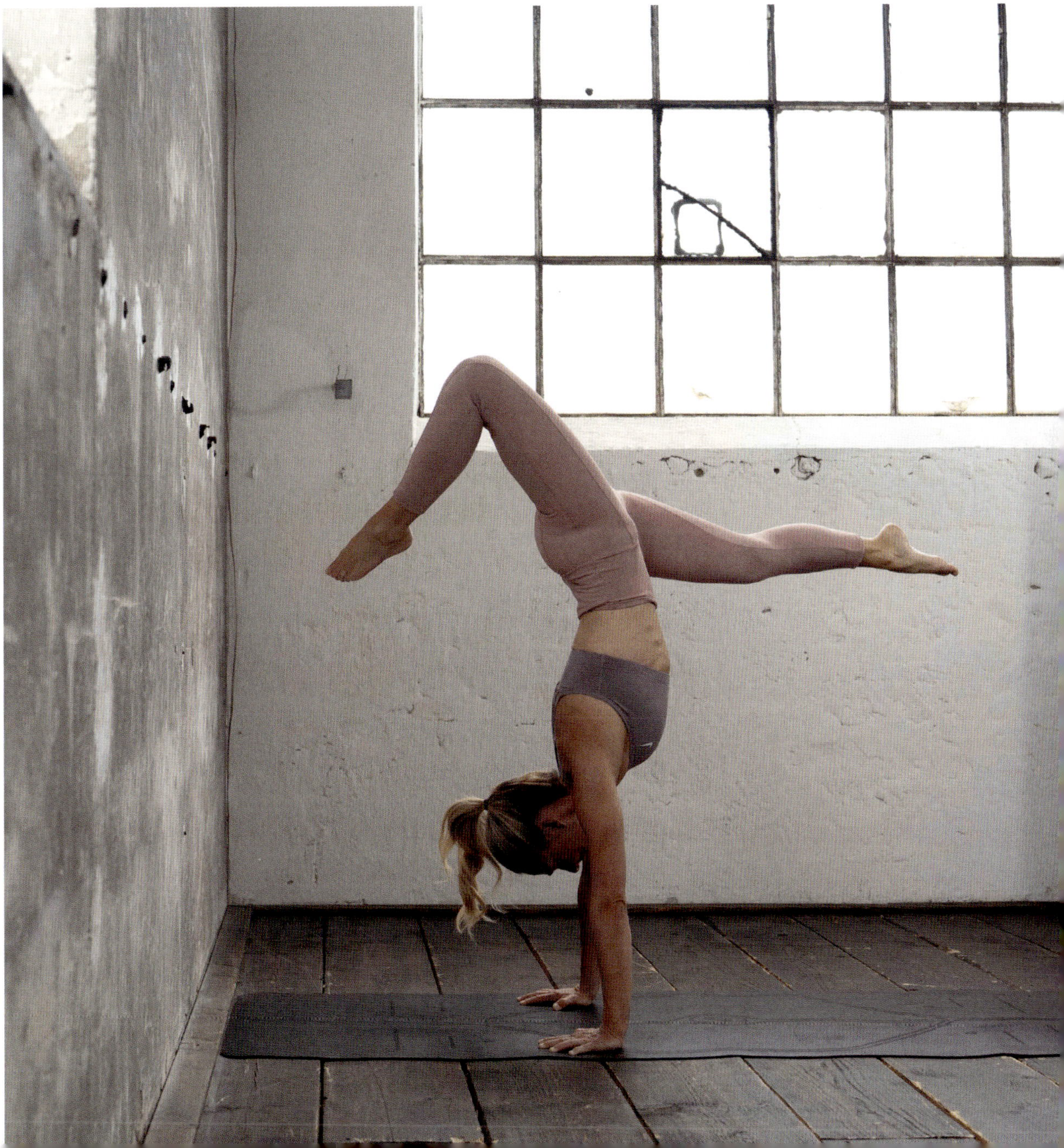

DER WEG IN DEN HANDSTAND

Obwohl es viele Varianten unterschiedlicher Schwierigkeitsstufen gibt, um in den Handstand zu gelangen, haben wir uns bewusst für zwei Wege entschieden, die du schnell und sicher erlernen kannst. Auf der Basis der von uns ausgewählten vorbereitenden Übungen zeigen wir dir nun, wie du leicht und unkompliziert in den Handstand kommst.

DER SPRUNG IN DEN L-HANDSTAND

1. Beginne in einer Vorbeuge und platziere die Hände schulterbreit voneinander entfernt auf der Matte. Spreize die Finger weit und drücke sie fest in den Boden.
2. Hebe ein Bein gestreckt nach oben und verlagere das Körpergewicht immer mehr auf die Hände.
3. Stoße dich mit dem anderen Bein kraftvoll von der Matte ab, damit sich dein Körperschwerpunkt nach vorn verlagert und du komplett auf den Händen stehst, um hier zu balancieren.
4. Hebe das Bein, mit dem du dich abgestoßen hast, so weit gestreckt nach oben, bis es eine horizontale Linie parallel zum Boden bildet. Von der Seite aus betrachtet gleichen deine Beine somit dem Buchstaben L. Gleiche kleine Veränderungen bei der Verlagerung des Körperschwerpunkts über die Beine aus und halte dich somit in der Balance, wenn du das Gleichgewicht verlieren solltest. Aktiviere die Rumpfmuskulatur, indem du den Bauchnabel nach innen zur Wirbelsäule ziehst. Achte darauf, dass die Hüfte senkrecht über den Schultern steht.

Hinweis: Du kannst das untere Bein gestreckt nach oben führen, wenn du vollkommen im Gleichgewicht bist. Presse dann die Oberschenkelinnenseiten gegeneinander, um stabil im Handstand zu stehen.

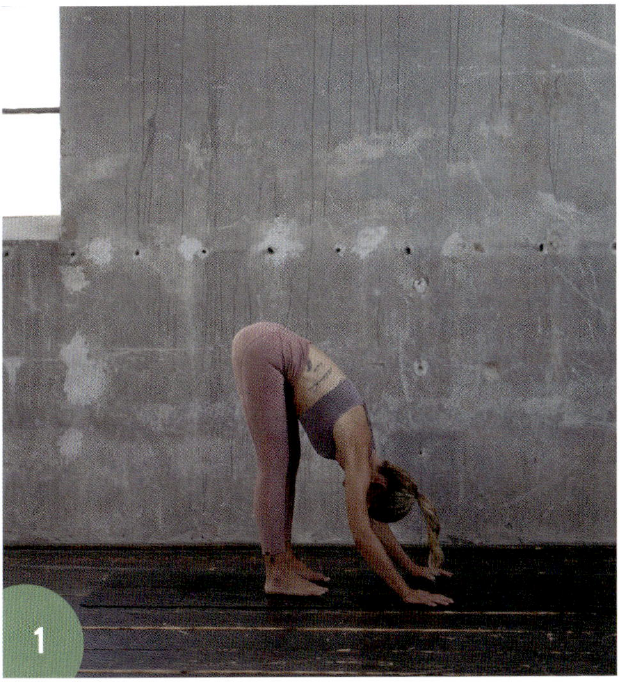
1

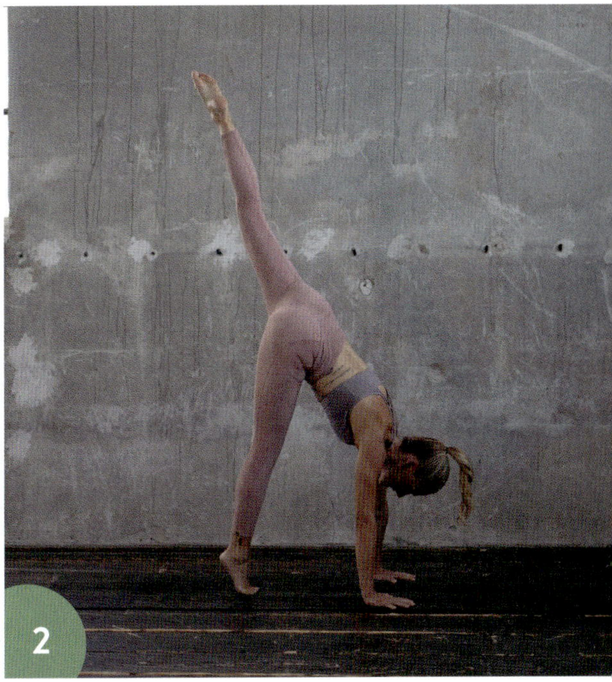
2

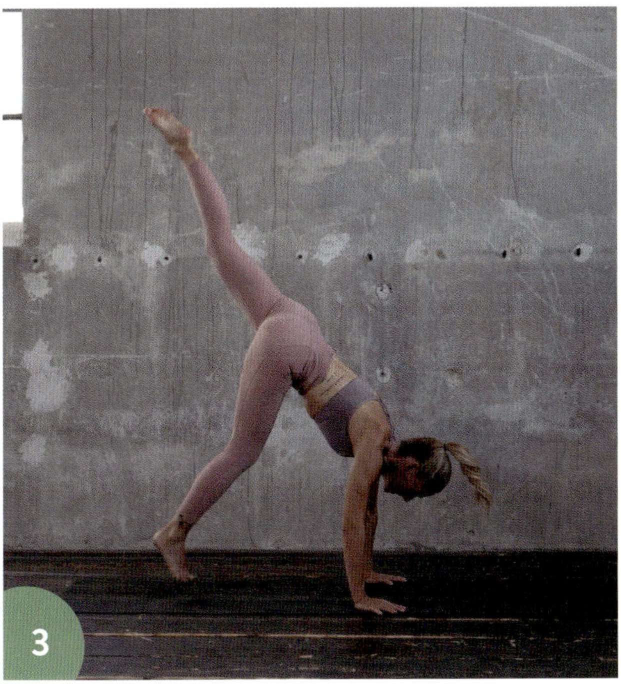
3

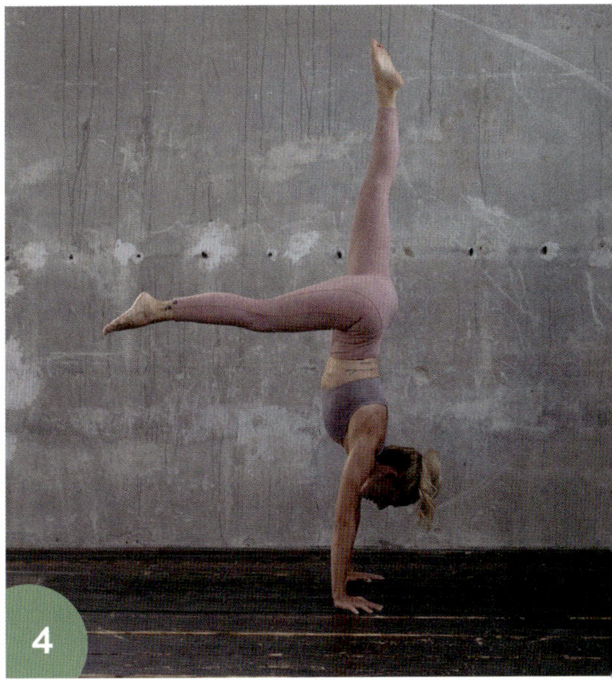
4

KICK-UP IN DEN HANDSTAND

1. Beginne im herabschauenden Hund.
2. Laufe mit den Füßen etwas näher zu den Händen und schiebe den Oberkörper nach vorn, bis die Schultern über den Handgelenken stehen.
3. Hebe ein Bein gestreckt nach oben und verlagere das Körpergewicht auf die Hände. Stoße dich mit dem anderen Bein kraftvoll von der Matte ab, damit sich dein Körperschwerpunkt nach vorn verlagert und du komplett auf den Händen stehst, um hier zu balancieren.
4. Beuge das Bein, mit dem du dich abgestoßen hast, bis der Oberschenkel ungefähr auf einer horizontalen Linie parallel zum Boden schwebt und der Unterschenkel senkrecht nach oben zeigt. Dein anderes Bein bleibt hingegen gestreckt. Solltest du das Gleichgewicht verlieren, verlagere den Körperschwerpunkt über eine minimale Veränderung der Beinposition wieder in die senkrechte Achse und halte somit die Balance. Aktiviere die Rumpfmuskulatur, indem du den Bauchnabel nach innen zur Wirbelsäule ziehst. Achte darauf, dass die Hüfte genau über den Schultern ausgerichtet ist.
5. Wenn du vollkommen im Gleichgewicht bist, strecke das angewinkelte Bein nach oben aus. Presse die Oberschenkelinnenseiten gegeneinander, um stabil im Handstand zu stehen.

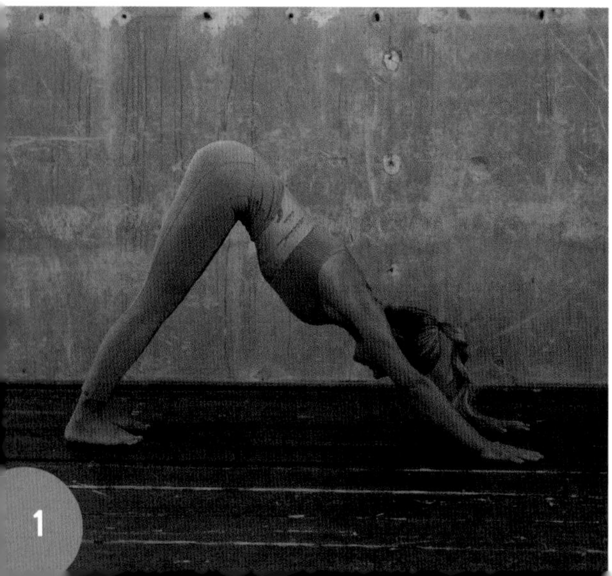

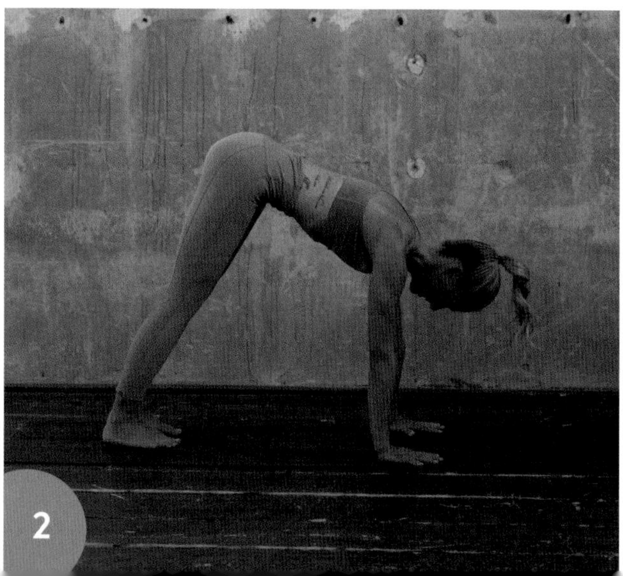

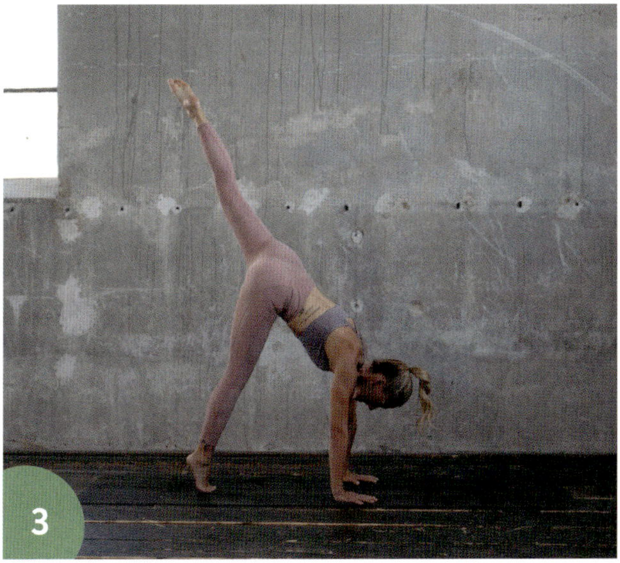

3

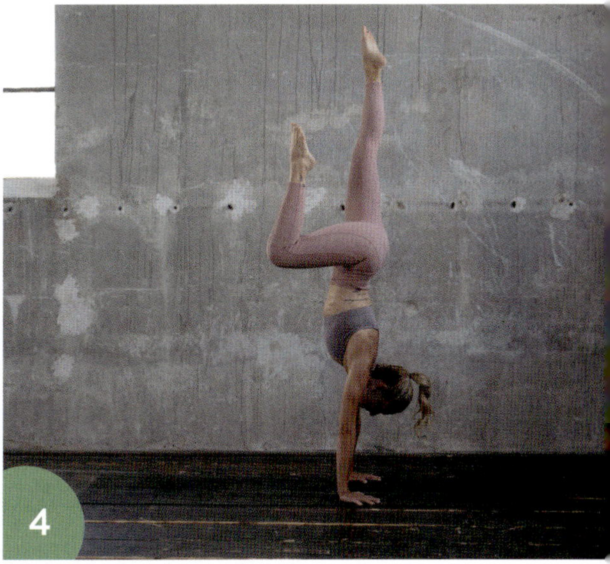

4

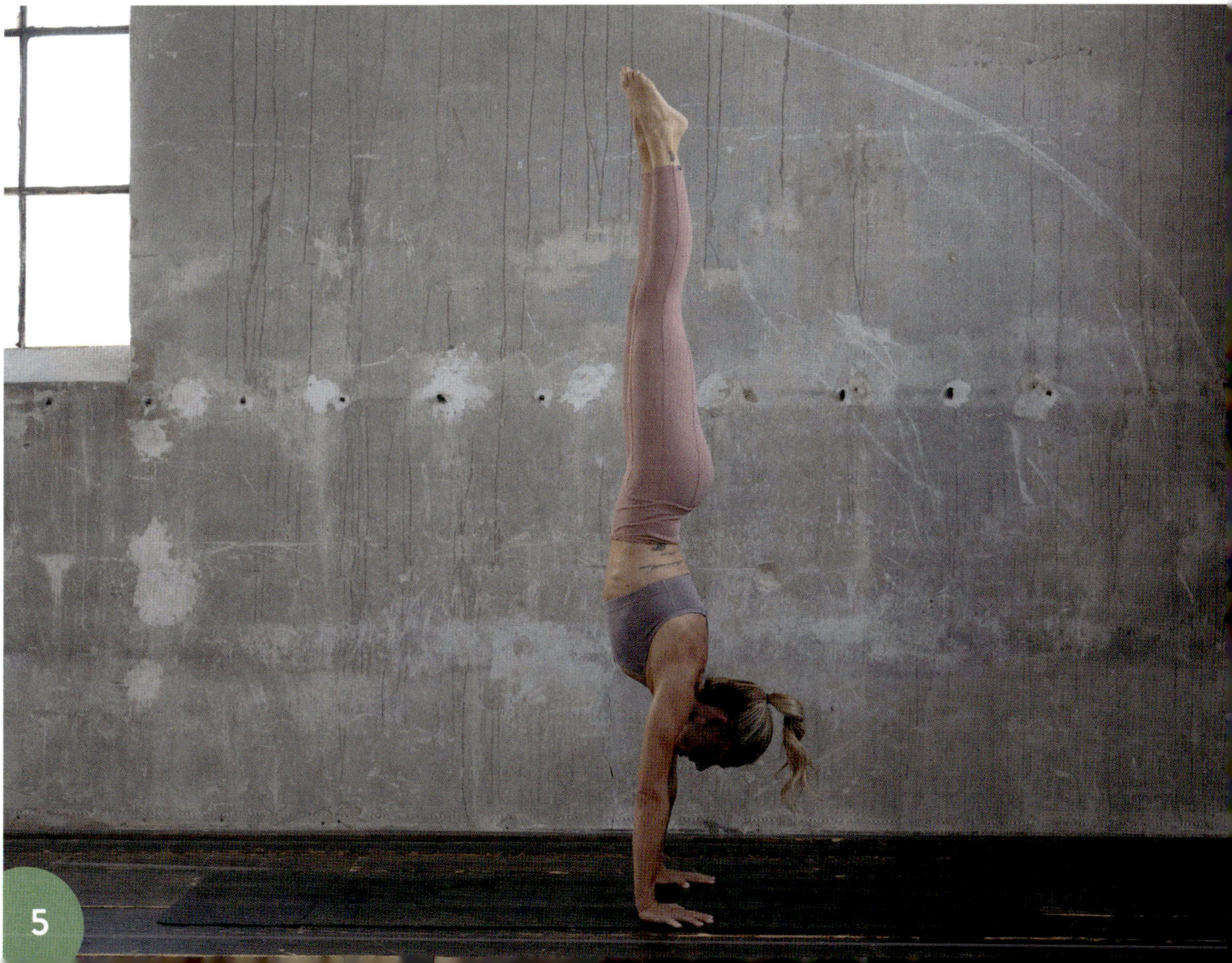

5

VIELSEITIGKEIT IM HANDSTAND – SPIEL MIT DEN BEINPOSITIONEN

Selbst wenn du bereits erfahren im Umgang mit dem Handstand bist, gibt es einige Modifikationen, mit denen du dein Training weiterhin kreativ und vielfältig gestalten kannst. Dabei stellt der klassische Handstand mit senkrecht nach oben gestreckten Beinen die Ausgangsposition dar. Ausgehend von dieser Haltung kannst du dich mit den folgenden vier ästhetischen Positionen erneut herausfordern und deine Handstandpraxis erweitern.

DER BAUM IM HANDSTAND

LEVEL 1 2 3

1. Beginne im klassischen Handstand.
2. Ziehe ein Bein an, drehe das Knie nach außen ab und platziere die Fußspitze oberhalb des Kniegelenks an der Oberschenkelinnenseite oder am Unterschenkel des gestreckten Beins.
3. Schiebe die ganze Fußsohle gegen die Oberschenkelinnenseite oberhalb des Knies. Halte diese Position 5 bis 10 Atemzüge lang, um dein Gleichgewicht zu verbessern, bevor du dein angewinkeltes Bein zurück in den Handstand streckst und diese Asana mit dem anderen Bein wiederholst.

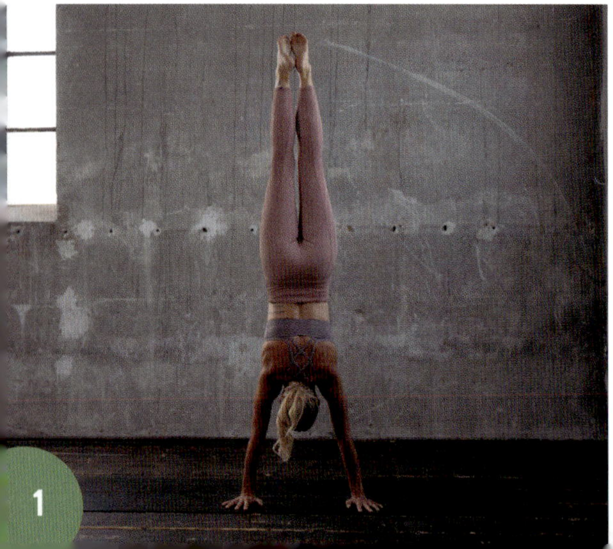

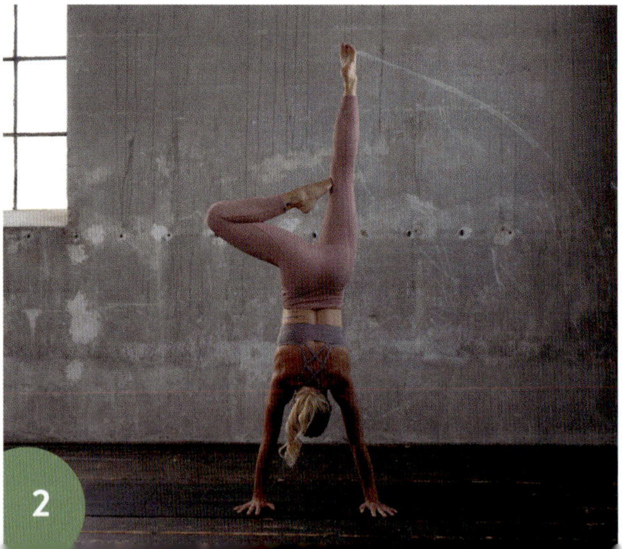

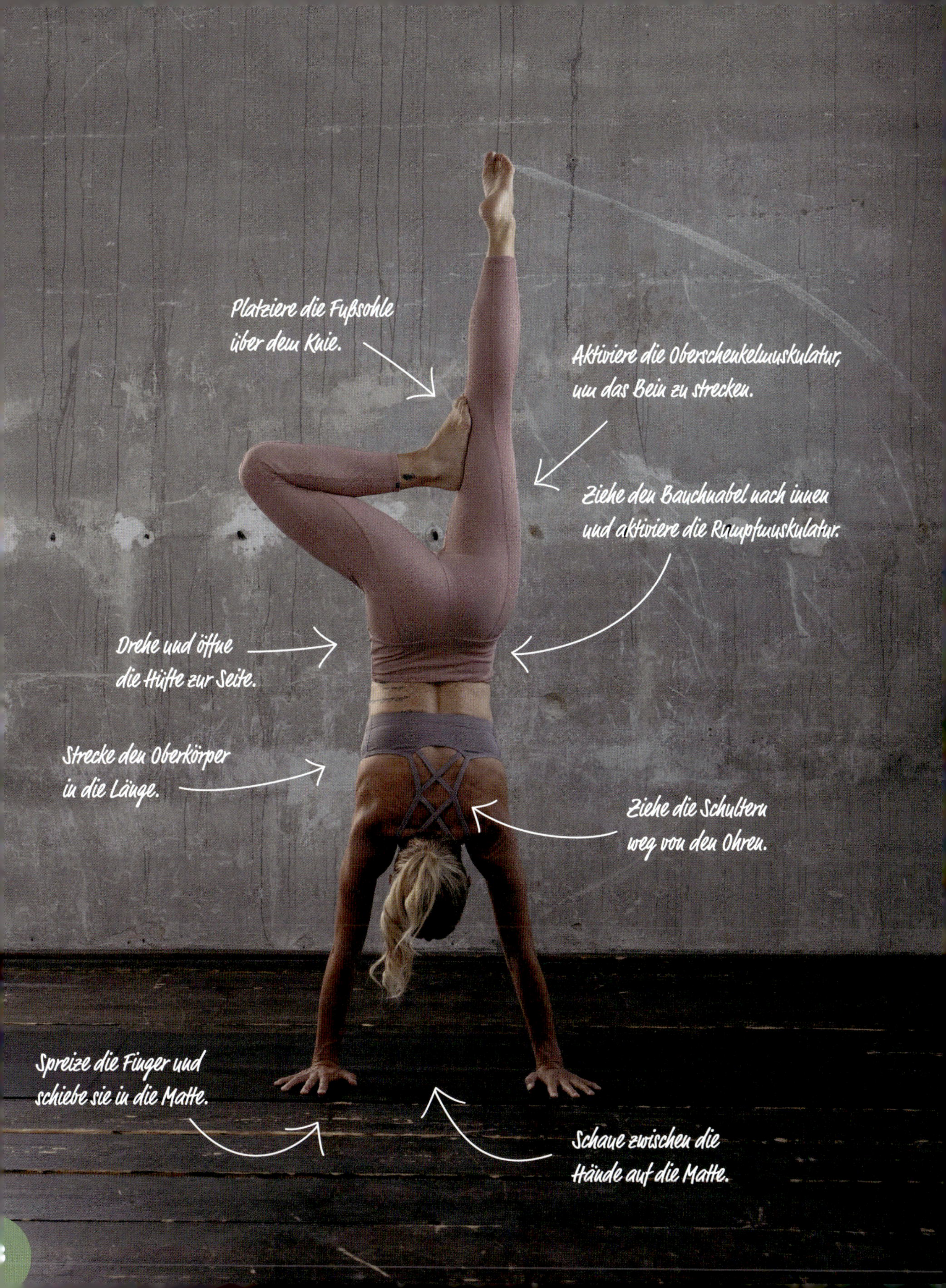
Platziere die Fußsohle über dem Knie.
Aktiviere die Oberschenkelmuskulatur, um das Bein zu strecken.
Ziehe den Bauchnabel nach innen und aktiviere die Rumpfmuskulatur.
Drehe und öffne die Hüfte zur Seite.
Strecke den Oberkörper in die Länge.
Ziehe die Schultern weg von den Ohren.
Spreize die Finger und schiebe sie in die Matte.
Schaue zwischen die Hände auf die Matte.

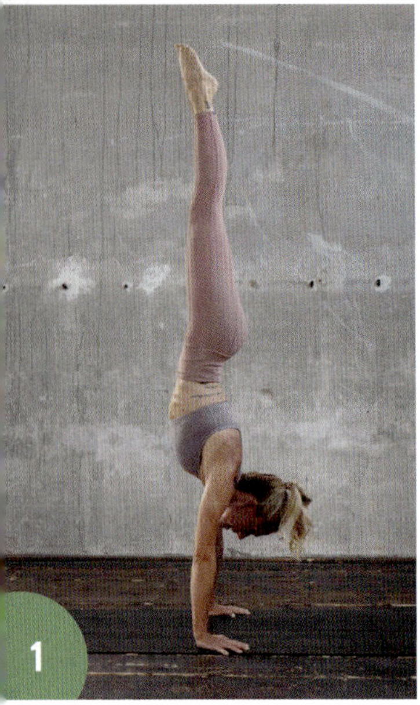

DER SPAGAT IM HANDSTAND MIT ANGEWINKELTEN BEINEN

LEVEL 1 2 3

1. Beginne im klassischen Handstand.
2. Öffne die Beine genauso als würdest du in den Spagat kommen wollen. Ziehe dabei das linke Bein nach hinten und das rechte nach vorn und lass beide Beine etwas angewinkelt. Halte diese Position 5 bis 10 Atemzüge lang und wiederhole die Variation mit dem anderen Bein.

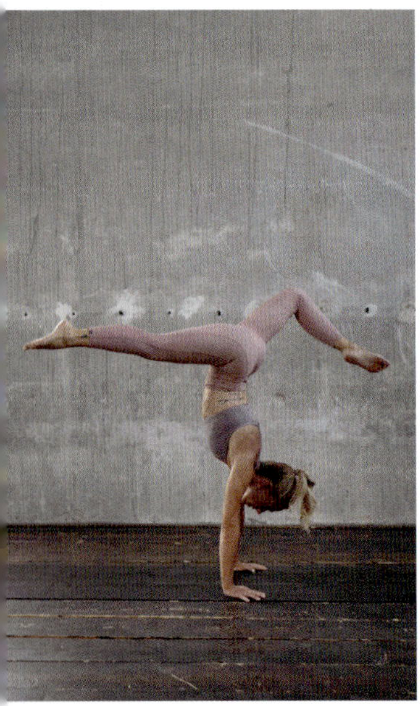

VARIANTE

Strecke das vordere Bein komplett aus und ziehe die Ferse zur Wade.

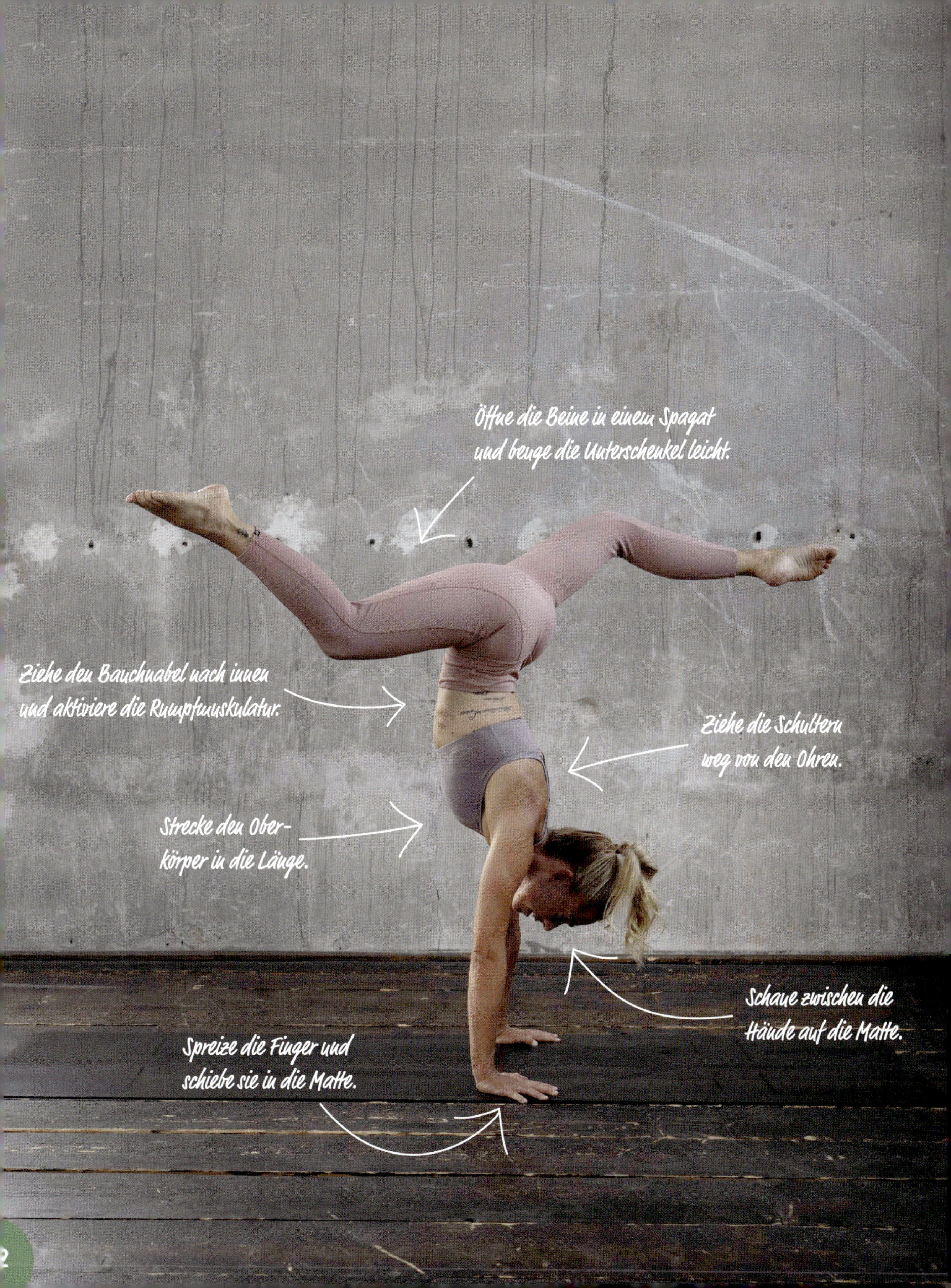
Öffne die Beine in einem Spagat
und beuge die Unterschenkel leicht.
Ziehe den Bauchnabel nach innen
und aktiviere die Rumpfmuskulatur.
Ziehe die Schultern
weg von den Ohren.
Strecke den Ober-
körper in die Länge.
Schaue zwischen die
Hände auf die Matte.
Spreize die Finger und
schiebe sie in die Matte.

DER SKORPION IM HANDSTAND (VRSCHIKASANA B)

LEVEL 1 2 3

1. Beginne im klassischen Handstand.
2. Beuge die Beine, sodass die Unterschenkel einen 90-Grad-Winkel zu den Oberschenkeln bilden.
3. Schiebe den Brustkorb nach vorn und ziehe die Zehen in die Gegenrichtung weiter über den Kopf hinaus, sodass du in eine Rückbeuge kommst.

TIPP

Der Skorpion ist eine intensive Rückbeuge. Du solltest daher den unteren Rücken im Bereich der Lendenwirbelsäule und die Rumpfmuskulatur ausgiebig aufwärmen, bevor du diese Asana praktizierst.

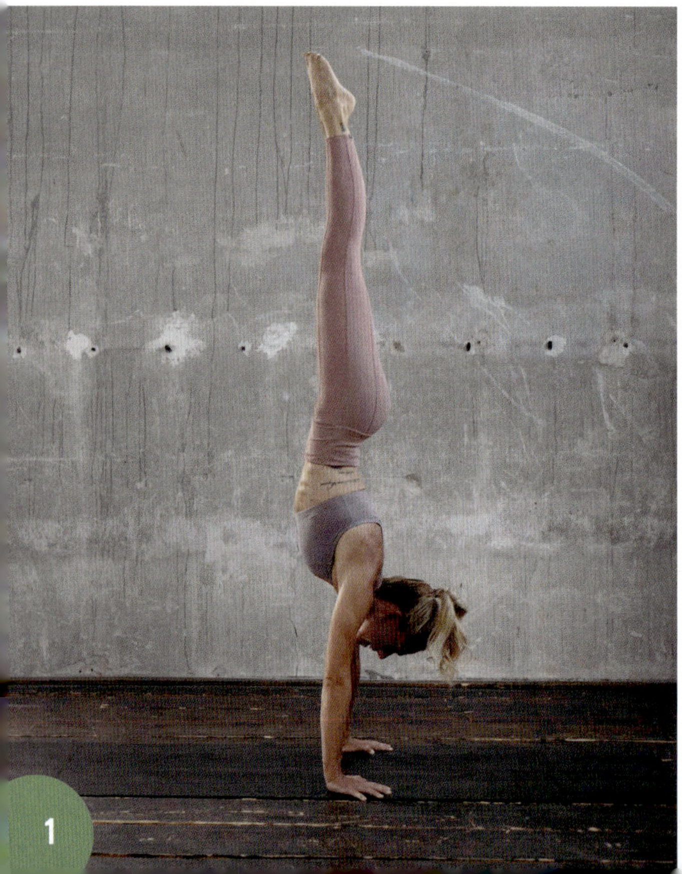

1

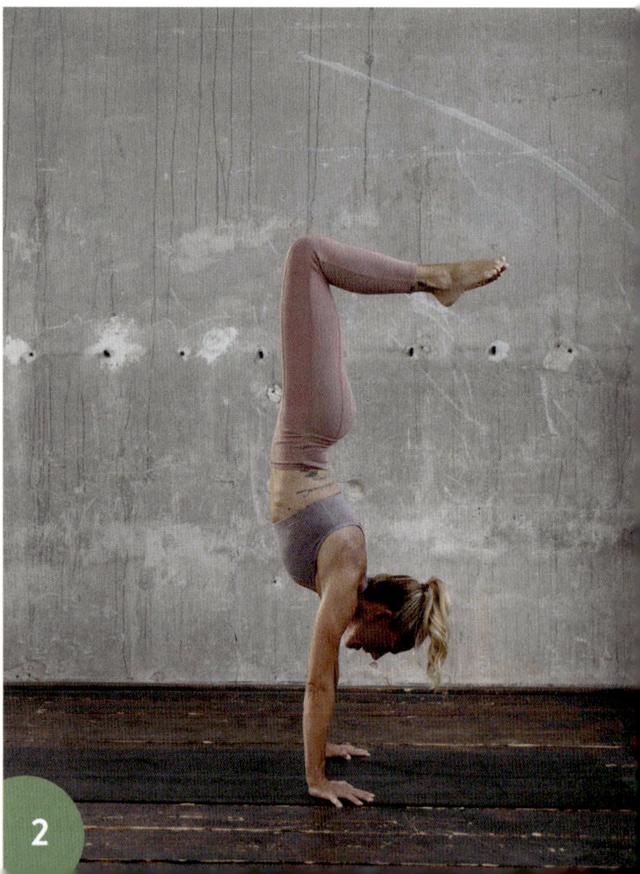

2

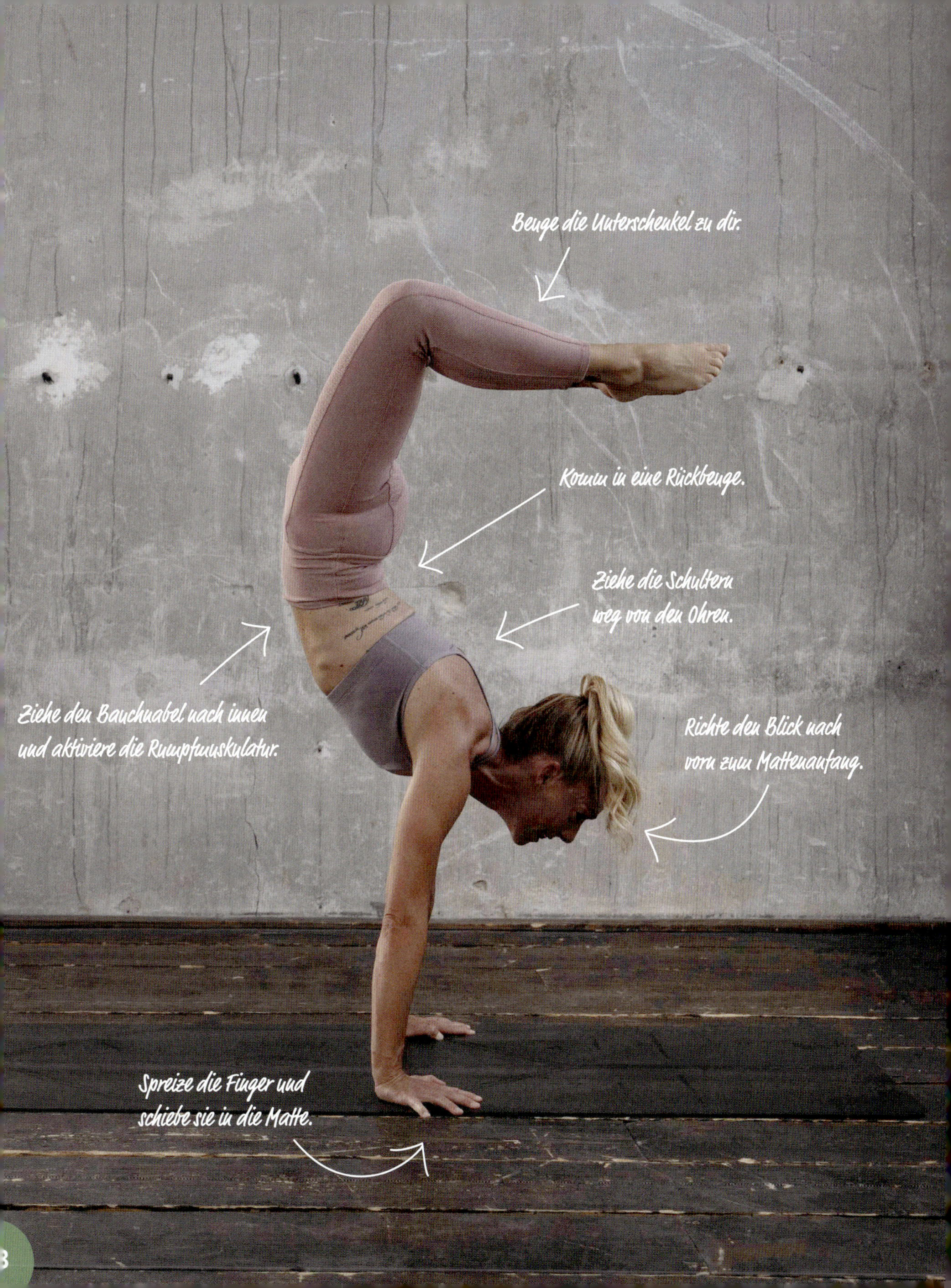
Beuge die Unterschenkel zu dir.
Komm in eine Rückbeuge.
Ziehe die Schultern weg von den Ohren.
Ziehe den Bauchnabel nach innen und aktiviere die Rumpfmuskulatur.
Richte den Blick nach vorn zum Mattenanfang.
Spreize die Finger und schiebe sie in die Matte.

DIE GRÄTSCHE IM HANDSTAND

LEVEL 1 2 3

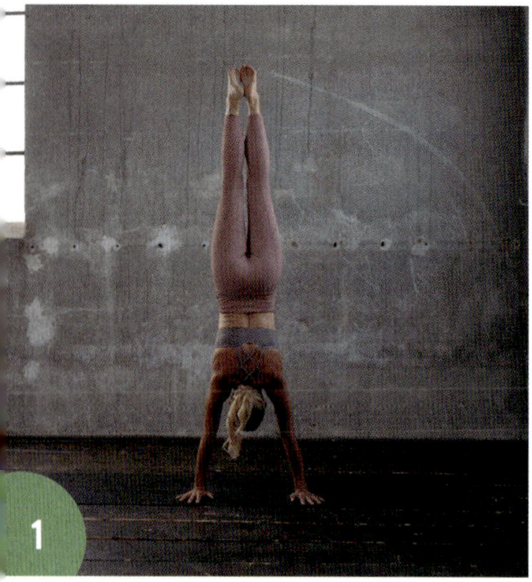

1. Beginne im klassischen Handstand.
2. Spreize die Beine langsam auseinander, um die Oberschenkelinnenseiten sowie die Gewebestrukturen der Hüft- und Leistenregion zu dehnen. Öffne die Beine nur so weit, wie es sich für dich angenehm anfühlt. Aktiviere die Oberschenkelmuskulatur und ziehe die Zehen zu den Schienbeinen, damit sich die Beine komplett strecken. Halte diese Position mindestens 10 Atemzüge lang.

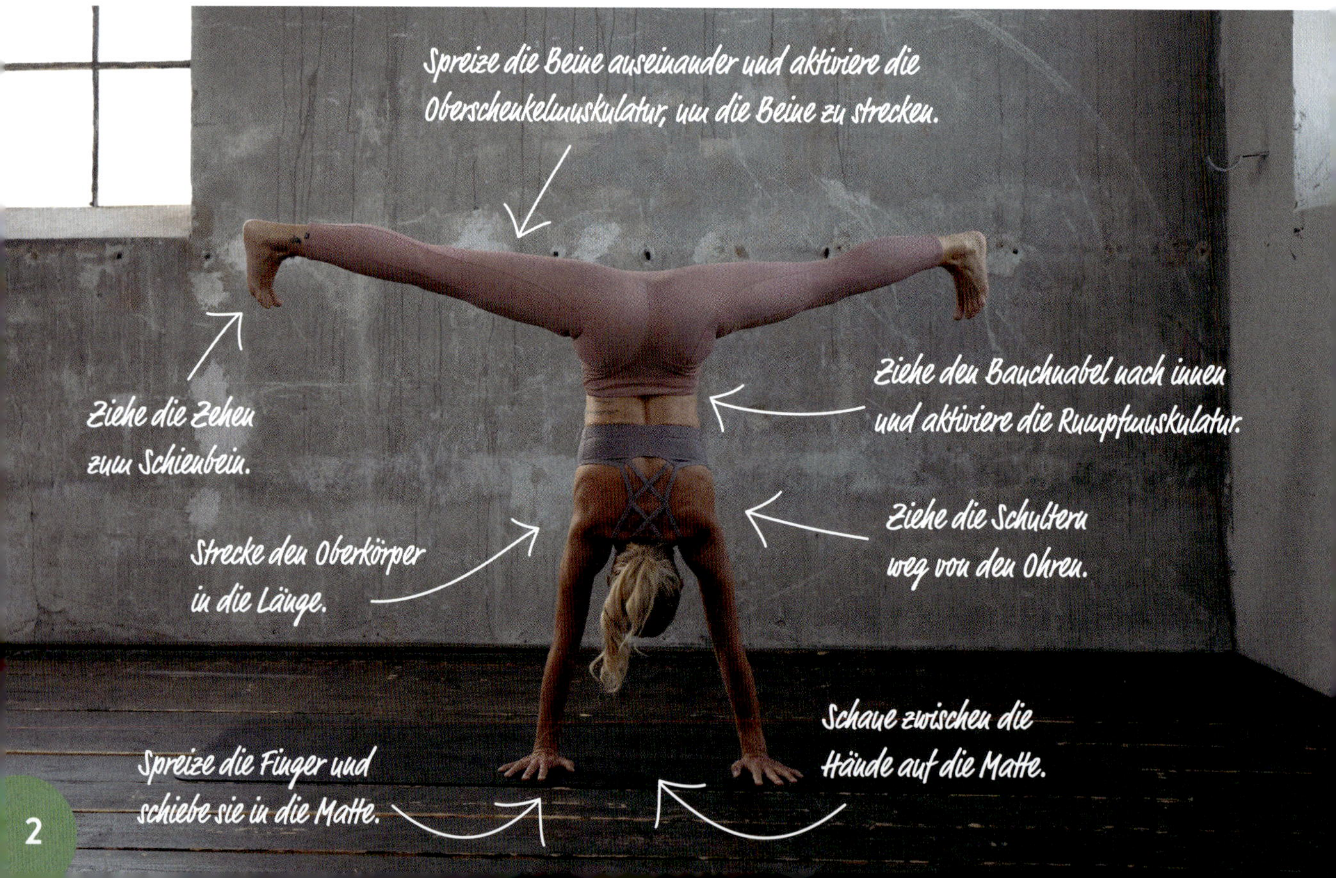
Spreize die Beine auseinander und aktiviere die Oberschenkelmuskulatur, um die Beine zu strecken.
Ziehe die Zehen zum Schienbein.
Ziehe den Bauchnabel nach innen und aktiviere die Rumpfmuskulatur.
Strecke den Oberkörper in die Länge.
Ziehe die Schultern weg von den Ohren.
Schaue zwischen die Hände auf die Matte.
Spreize die Finger und schiebe sie in die Matte.

HANDBALANCEN IM FLOW

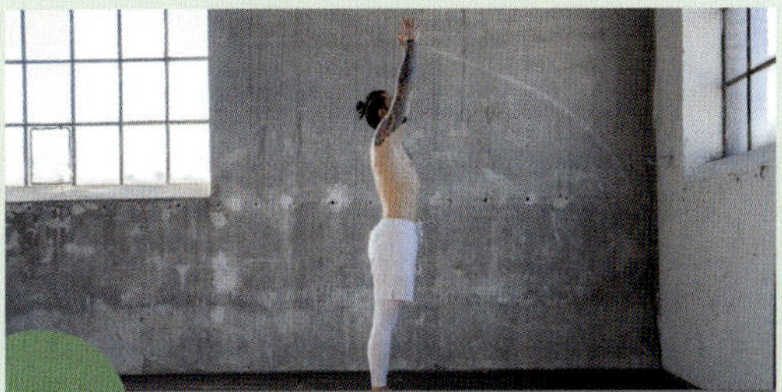

1 *Beginne im aufrechten Stand und hebe die Arme nach oben.*

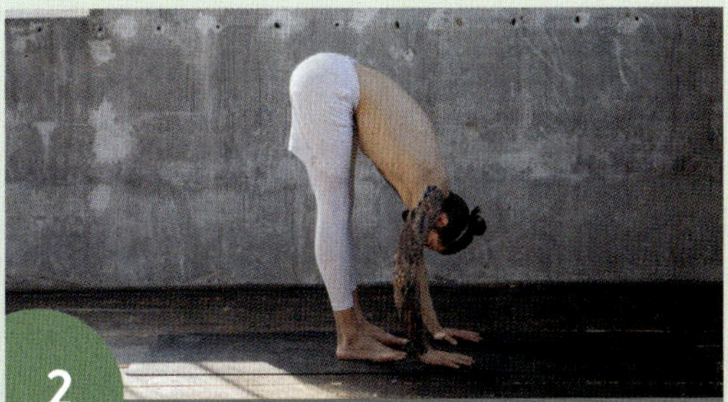

2 *Vorbeuge – lass dich nach unten sinken.*

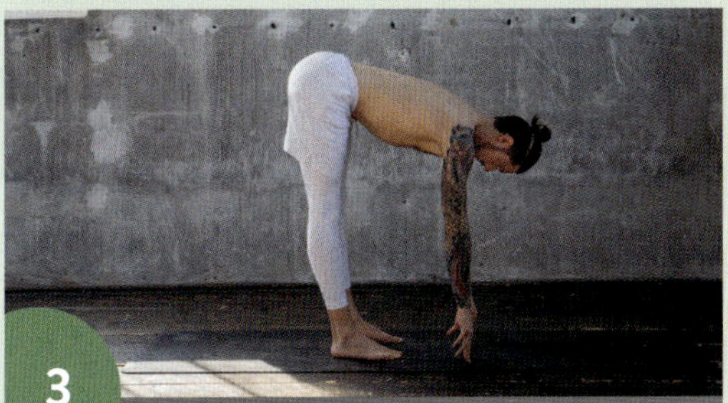

3 *Halbe Vorbeuge – strecke den Rücken.*

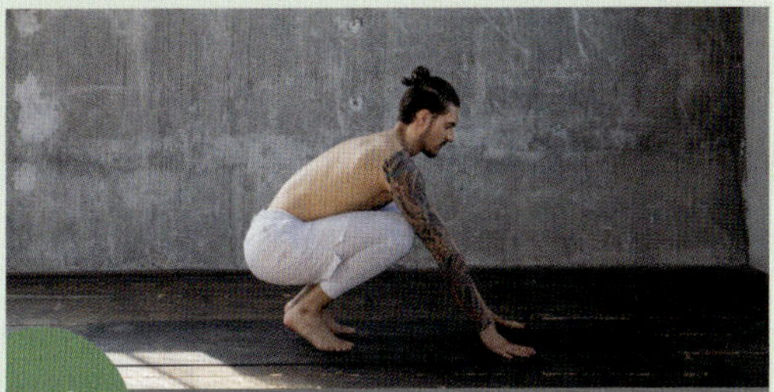

4 *Tiefe Hocke – beuge die Knie und senke das Gesäß bis zu den Fersen ab.*

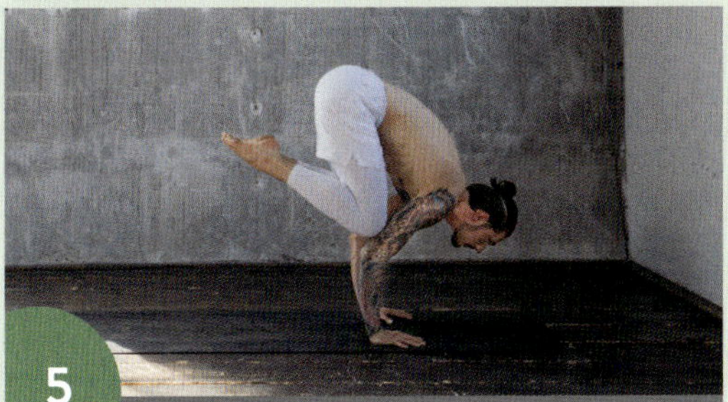

5 *Krähe – bleibe 5 Atemzüge.*

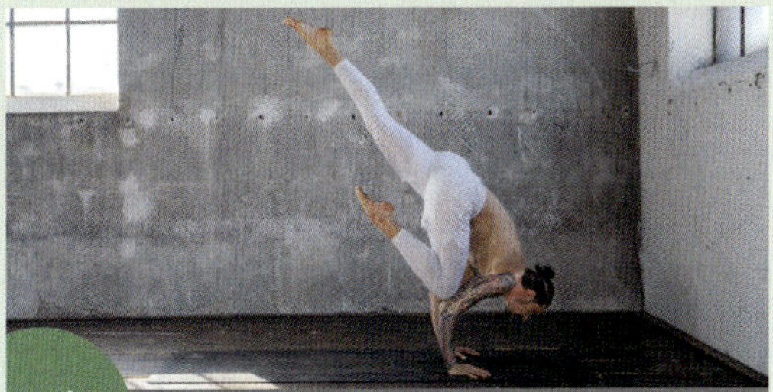

6 *Fliegende Krähe links – bleibe 5 Atemzüge.*

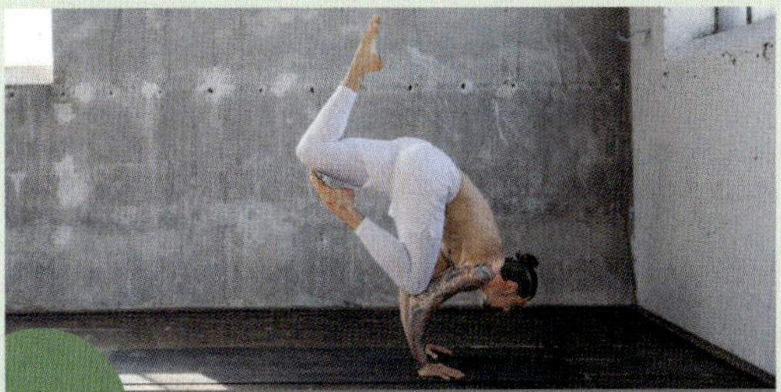

7 *Fliegende Krähe mit angewinkeltem Bein links – bleibe 5 Atemzüge*

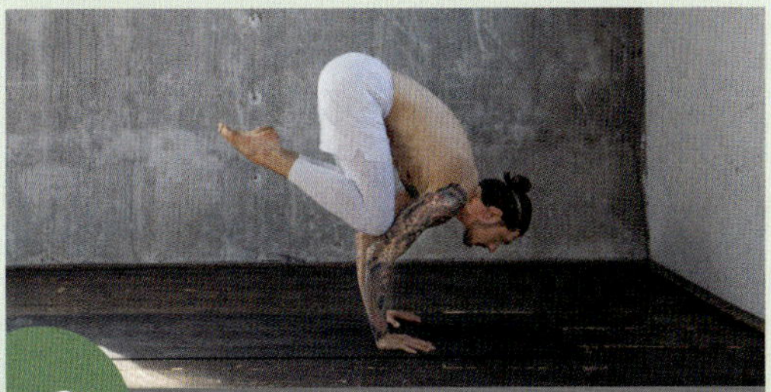

8 *Krähe – platziere das linke Knie wieder auf dem Oberarm.*

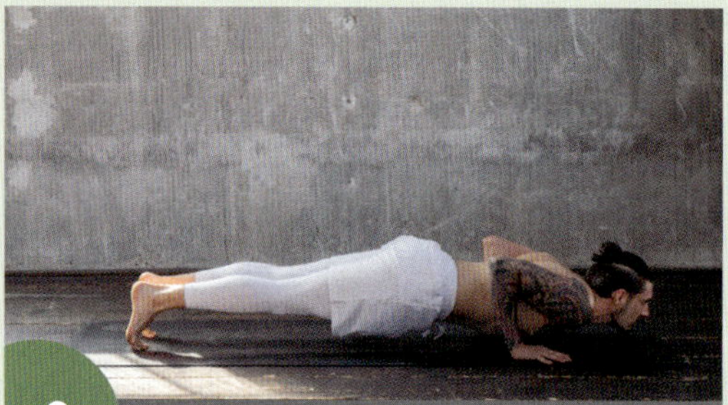

9 Tiefer Liegestütz – springe mit beiden Beinen zurück.

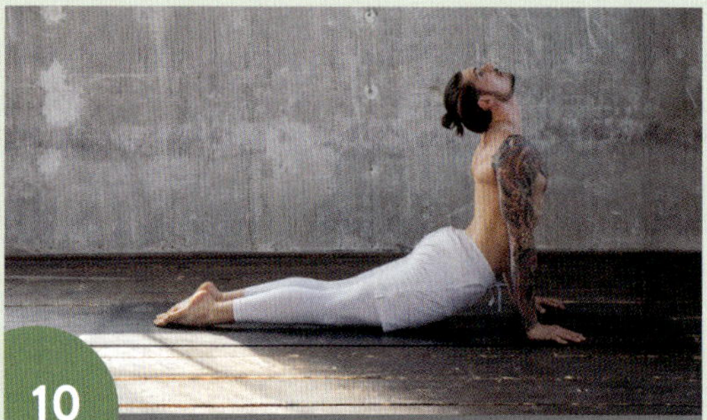

10 Heraufschauender Hund

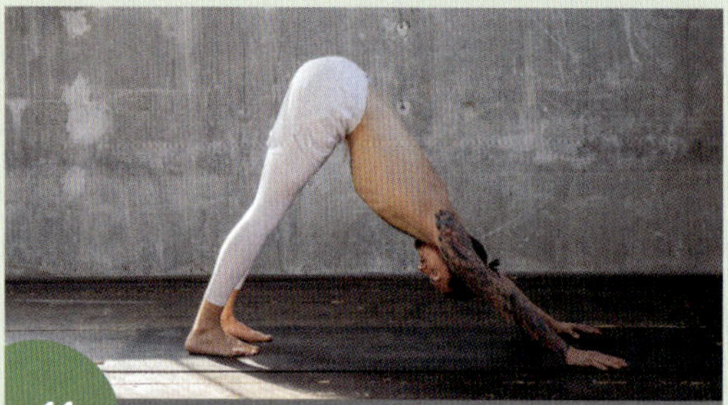

11 Herabschauender Hund – schiebe das Gesäß zur Decke.

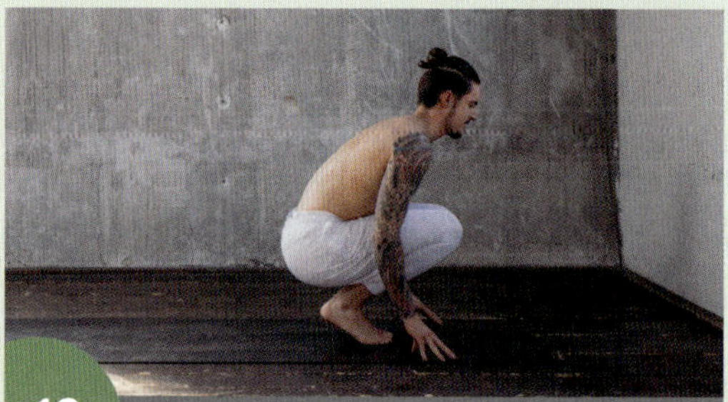

12 Tiefe Hocke mit geschlossenen Beinen – springe zu den Händen.

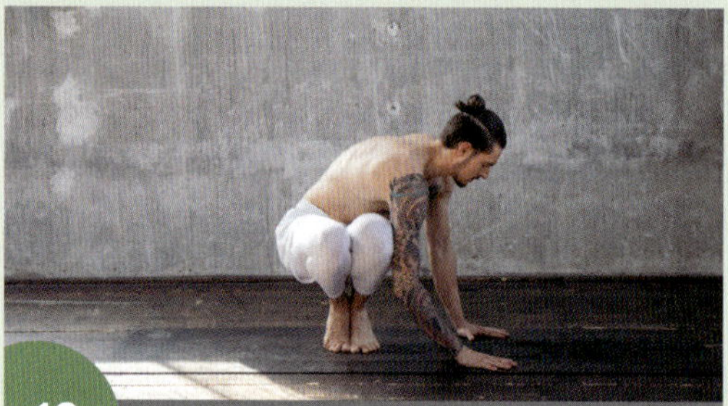

13 Drehung in der Hocke links – platziere die Hände auf dem Boden.

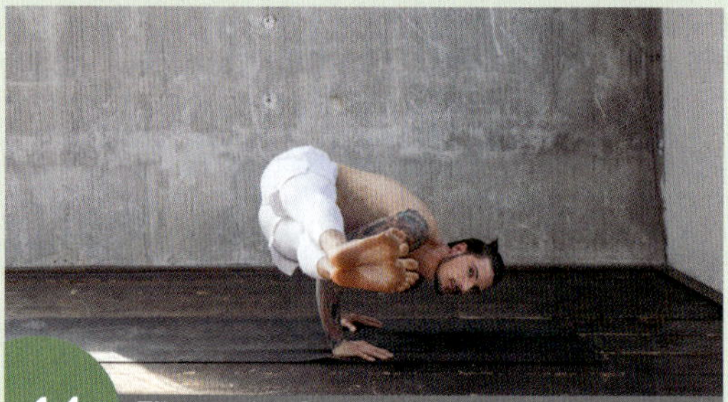

14 Fliegender Spagat 1 mit gestreckten Beinen links – bleibe 5 Atemzüge.

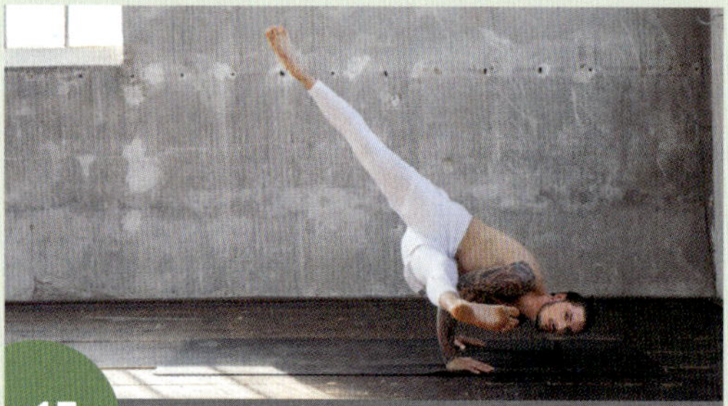

15 Fliegender Spagat 1 links – bleibe 5 Atemzüge.

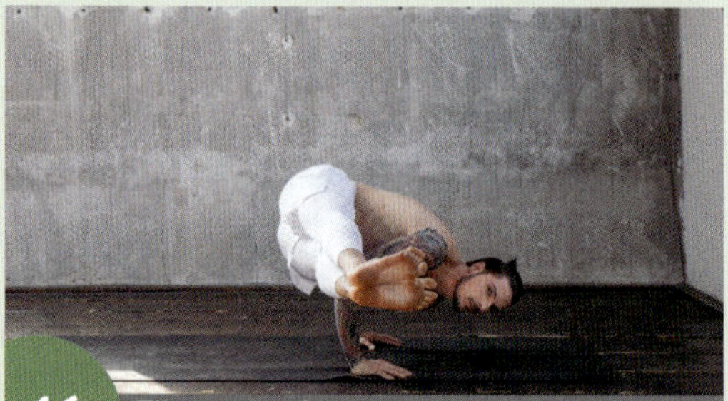

16 Fliegender Spagat 1 mit gestreckten Beinen links – schließe die Beine wieder.

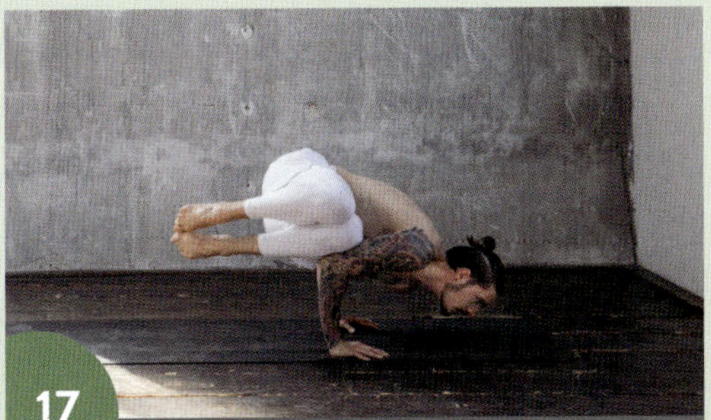

17 Seitliche Krähe

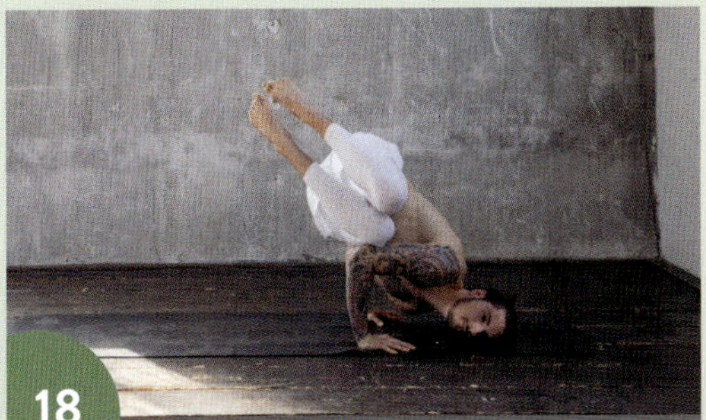

18 Kopf seitlich ablegen

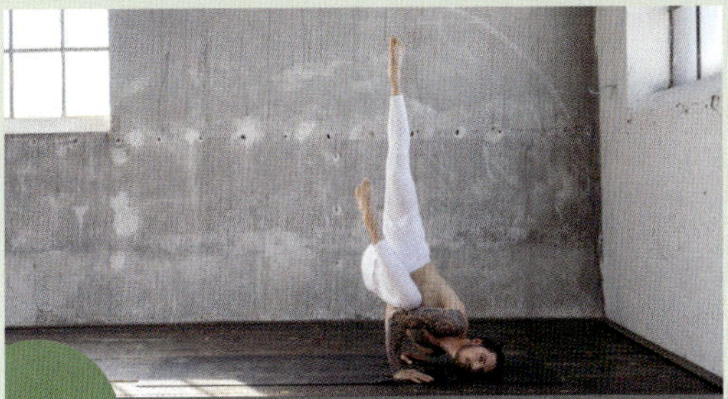

19 Gefallener Engel links – bleibe 5 Atemzüge.

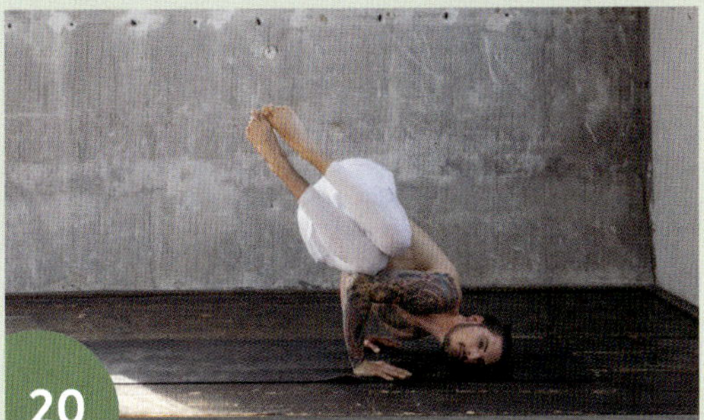

20 Beine anwinkeln

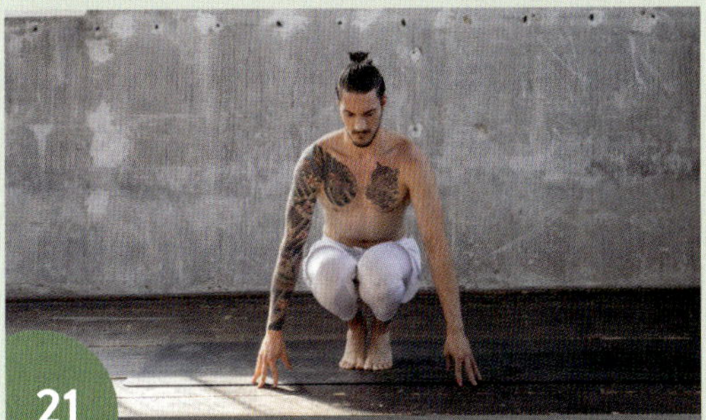

21 Tiefe Hocke

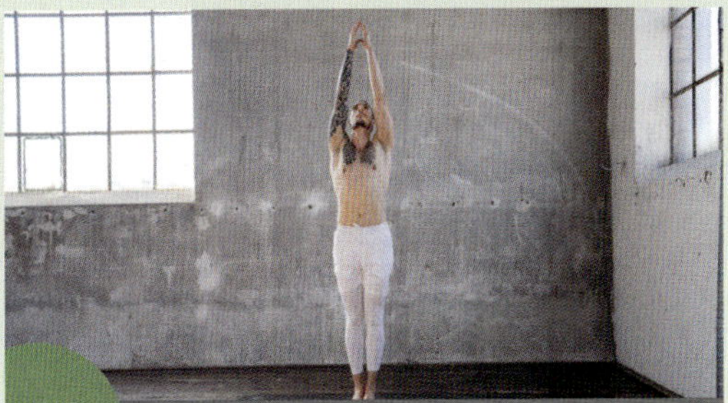

22 Aufrechter Stand mit nach oben gehobenen Armen

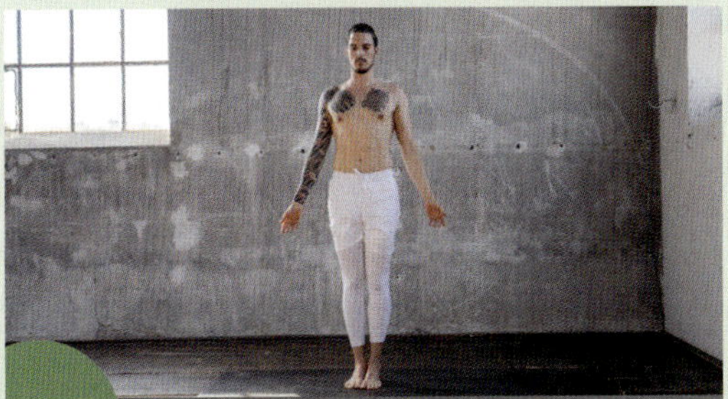

23 Aufrechter Stand – senke die Arme seitlich ab.

Wiederhole alle Schritte zur anderen Seite.

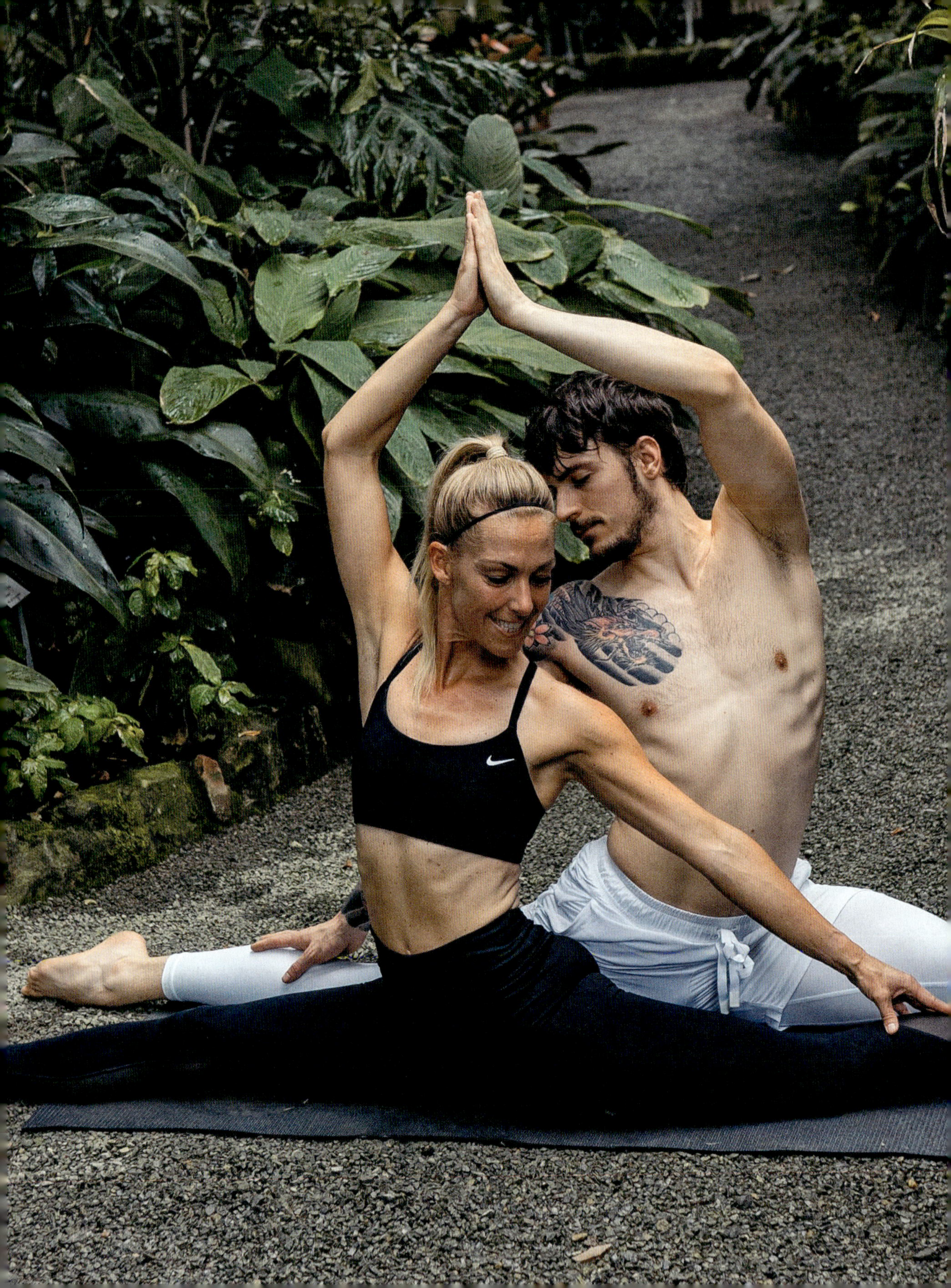

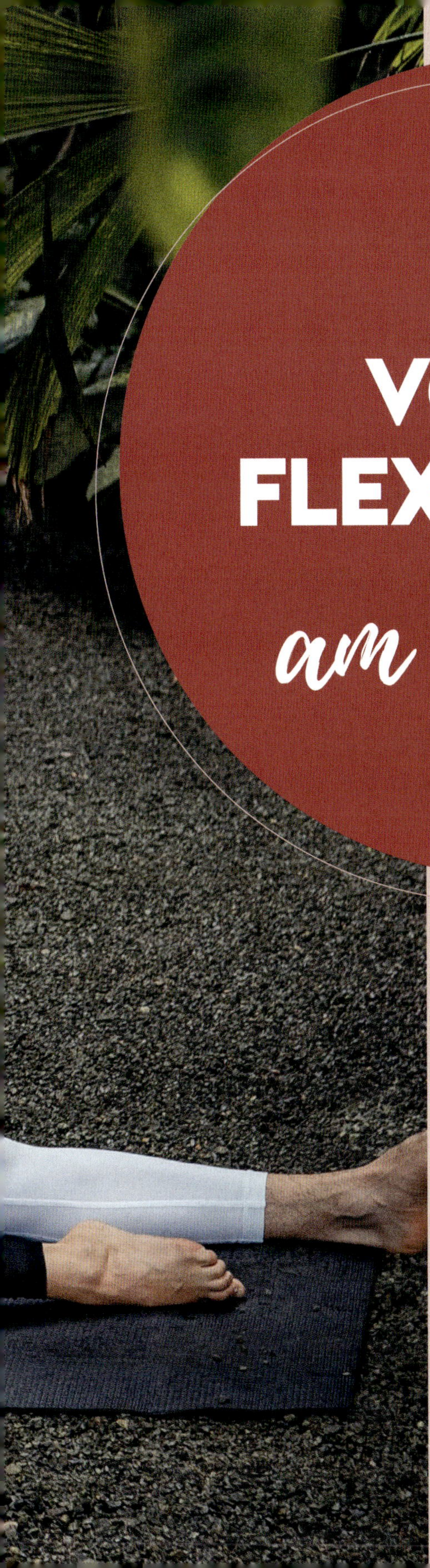

4

VOLLE FLEXIBILITÄT *am Boden*

Im Gegensatz zu den kraftlastigen Handbalancen sind die dehnungsintensiven Bodenhaltungen eher ruhig und sanft. Wenn du die Qualität der Bodenhaltungen optimieren möchtest, musst du die Intensität der Dehnung an deine individuelle Ausgangssituation anpassen. Hier hilft es, die körperliche Ausrichtung in den Asanas genau zu studieren. Mehr über die korrekte Ausführung und die Wirkungen der Asanas am Boden findest du in diesem Kapitel.

WARM-UP FÜR BODENHALTUNGEN

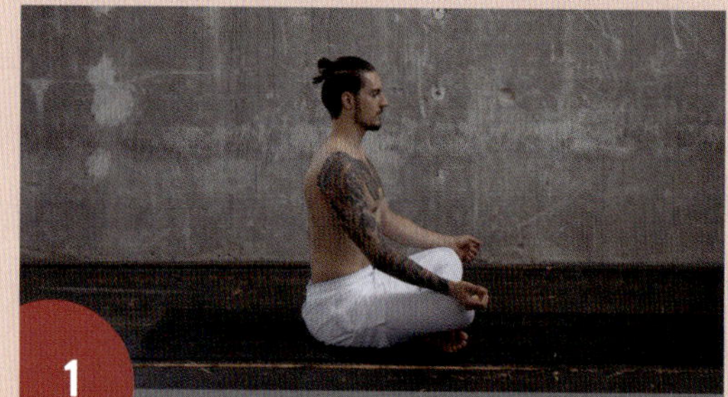

1 *Schneidersitz*

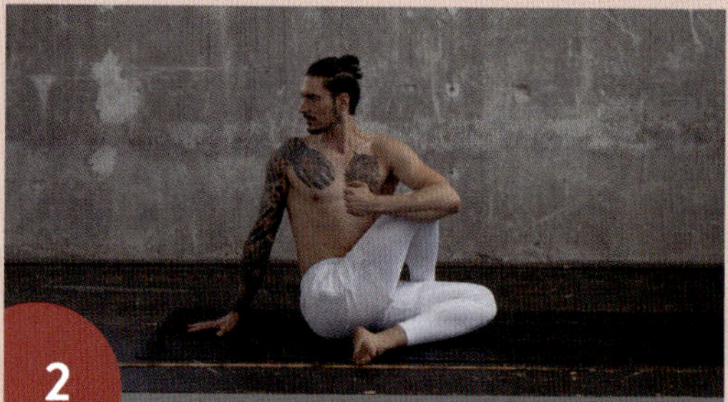

2 *Drehsitz rechts – bleibe 10 Atemzüge.*

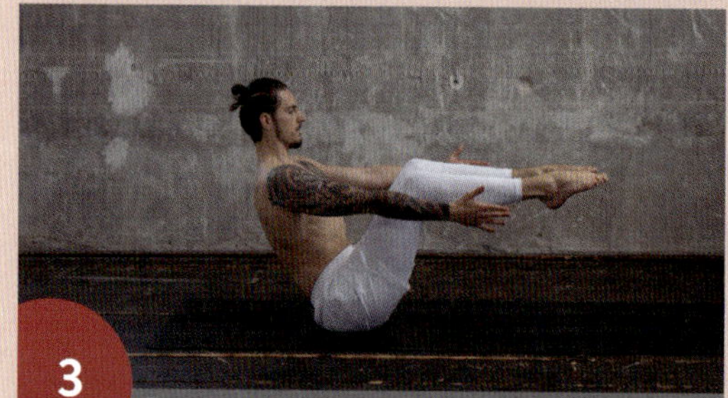

3 *Boot – bleibe 5 Atemzüge.*

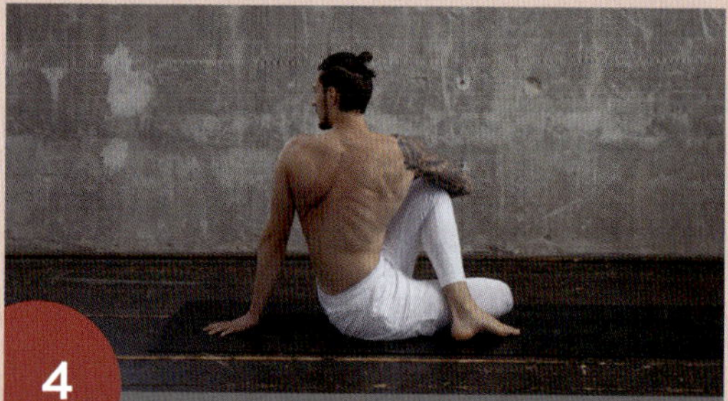

4 *Drehsitz links – bleibe 10 Atemzüge.*

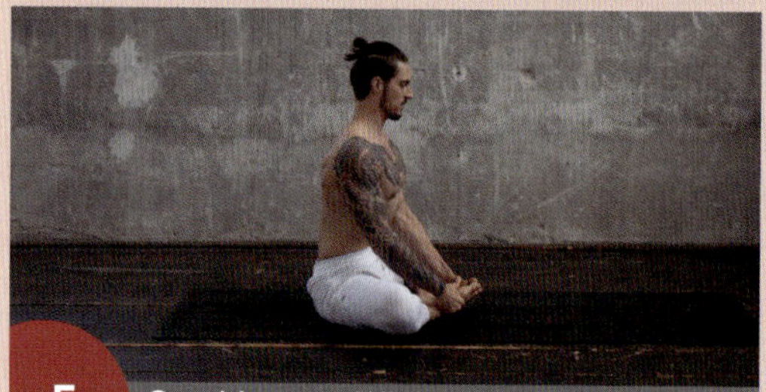

5 *Geschlossene Winkelhaltung – bleibe 10 Atemzüge.*

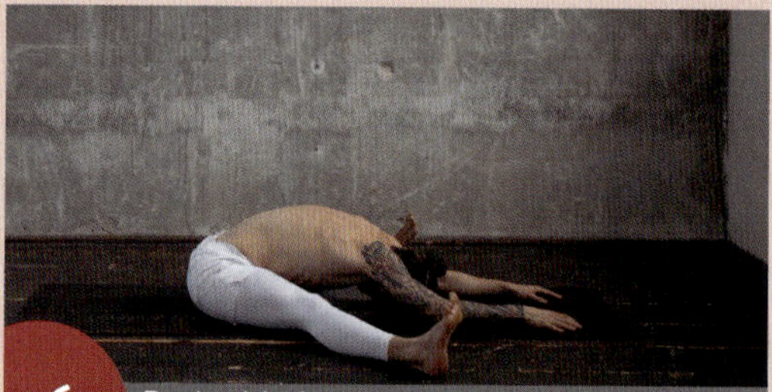

6 *Breite Vorbeuge im Sitzen – bleibe 10 Atemzüge.*

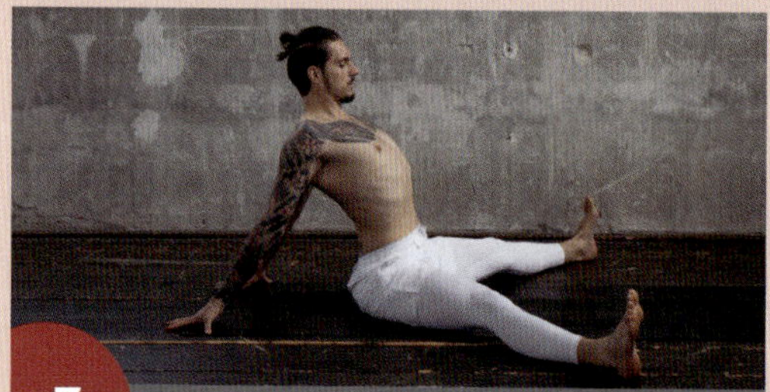

7 *Herzöffnung im Sitzen – bleibe 10 Atemzüge.*

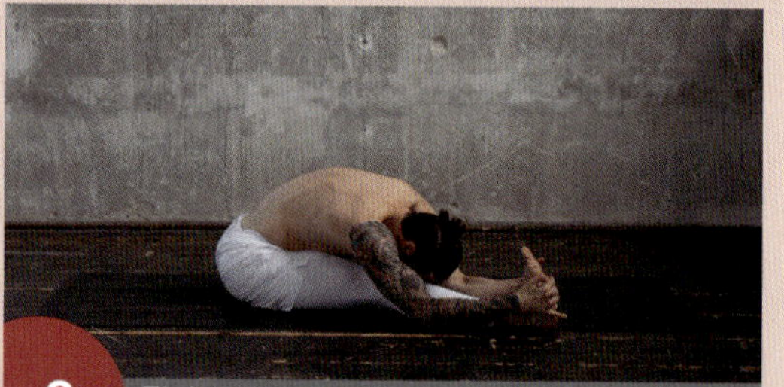

8 *Einbeinige Kopf-zum-Knie-Haltung rechts – bleibe 10 Atemzüge.*

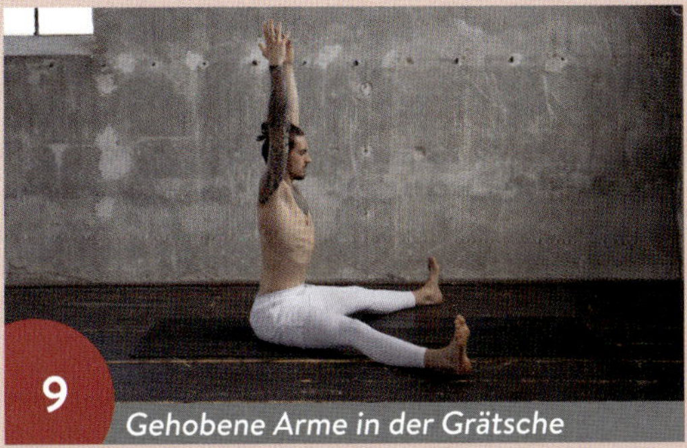

9 Gehobene Arme in der Grätsche

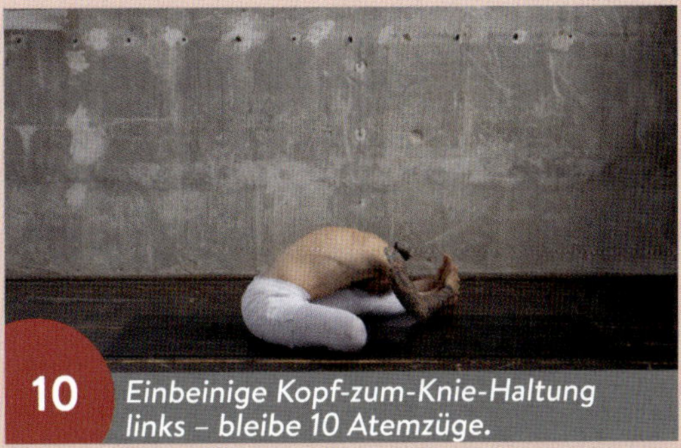

10 Einbeinige Kopf-zum-Knie-Haltung links – bleibe 10 Atemzüge.

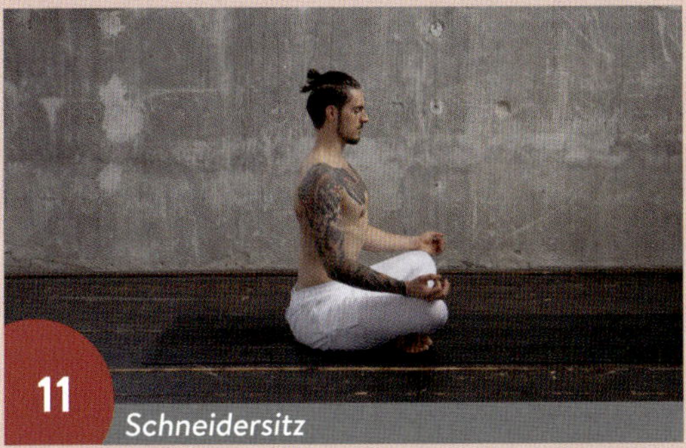

11 Schneidersitz

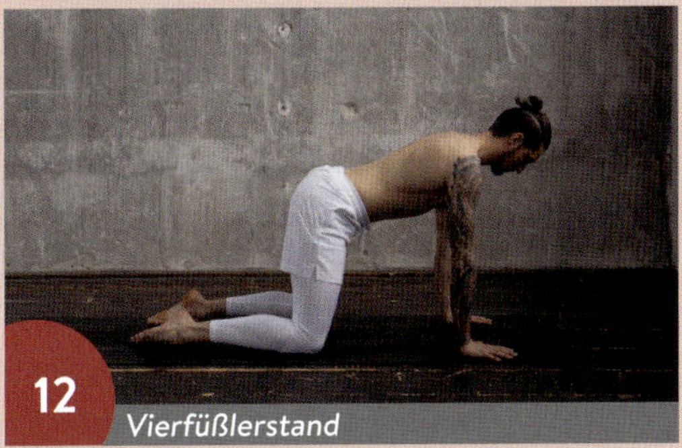

12 Vierfüßlerstand

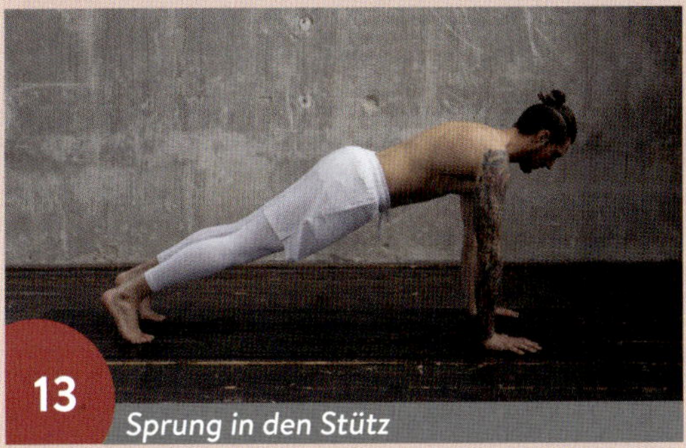

13 Sprung in den Stütz

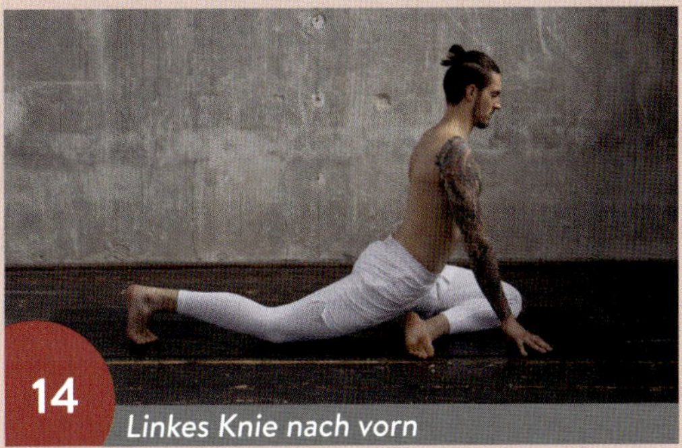

14 Linkes Knie nach vorn

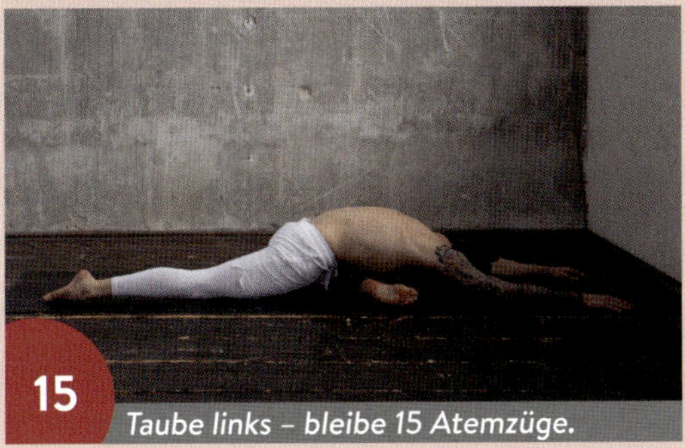

15 Taube links – bleibe 15 Atemzüge.

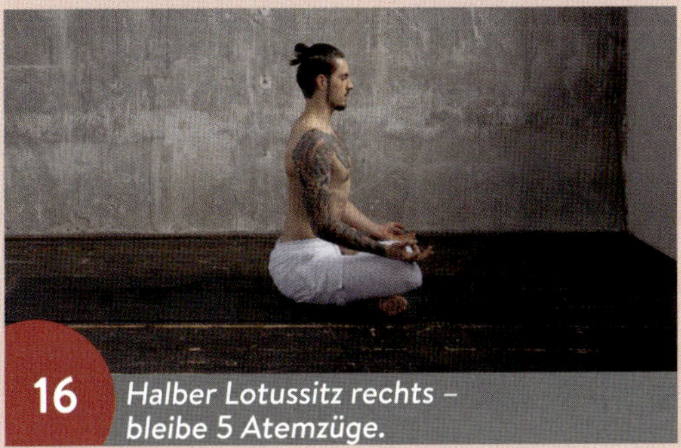

16 Halber Lotussitz rechts – bleibe 5 Atemzüge.

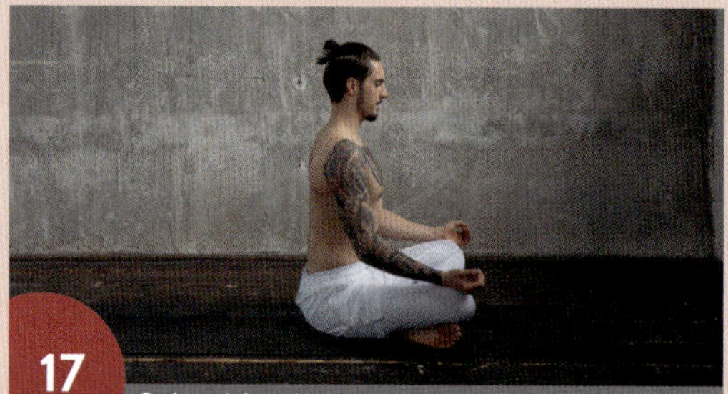
17 Schneidersitz

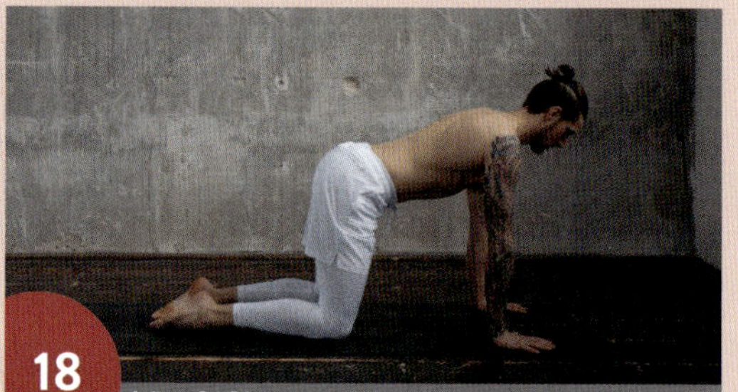
18 Vierfüßlerstand

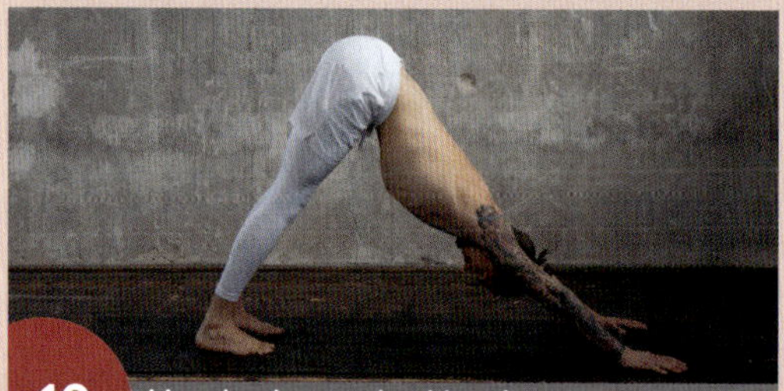
19 Herabschauender Hund – bleibe 5 Atemzüge.

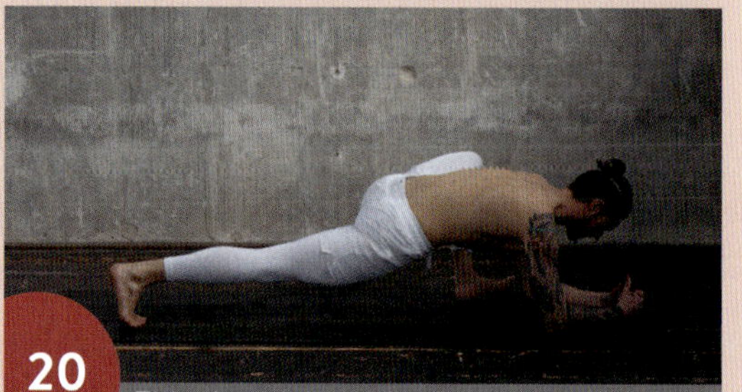
20 Eidechse links – bleibe 10 Atemzüge.

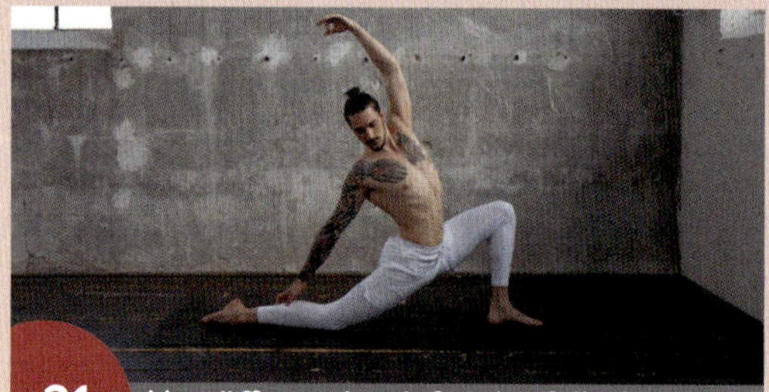
21 Herzöffnung im tiefen Ausfallschritt links – bleibe 10 Atemzüge.

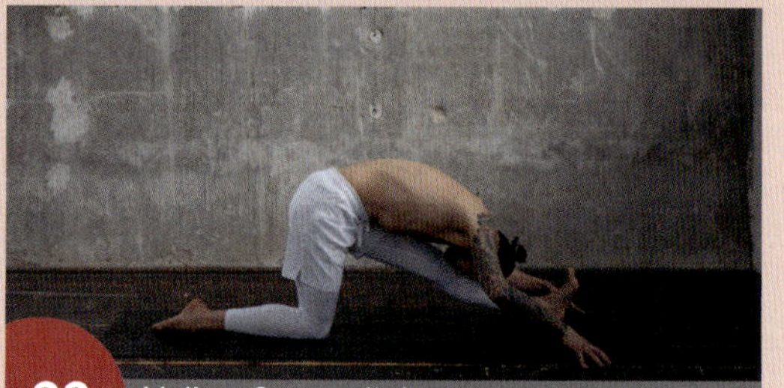
22 Halber Spagat links – bleibe 10 Atemzüge.

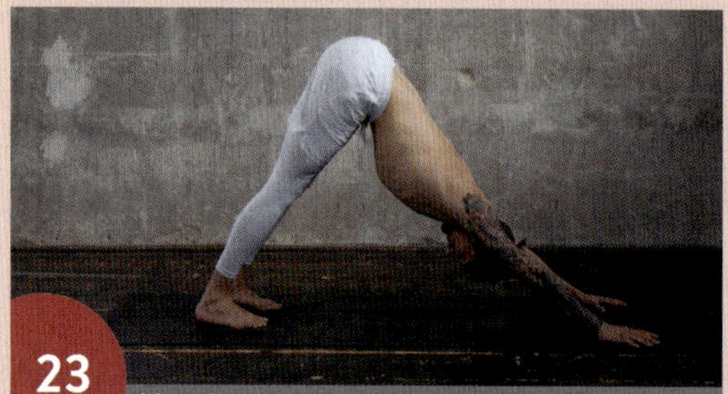
23 Herabschauender Hund

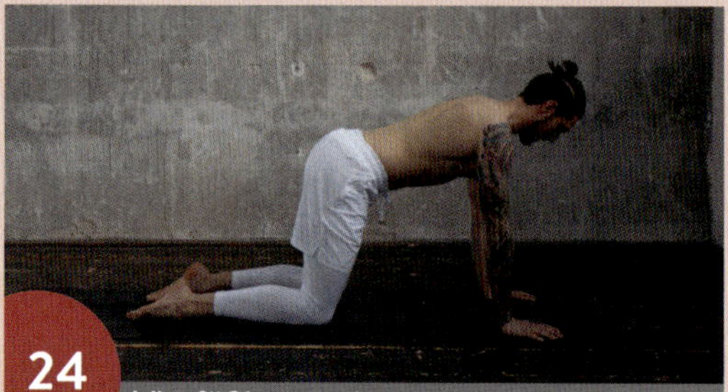
24 Vierfüßlerstand

Wiederhole die Schritte 13 bis 24 auf der anderen Seite.

MENTALE WIRKUNG VON BODENHALTUNGEN

Bodenhaltungen fördern die innere Ruhe und die Zentrierung auf das Wesentliche. Ihre beruhigende Wirkung hilft dabei, körperliche und seelische Blockaden zu lösen, Stress vorzubeugen und Anspannung sowie Nervosität abzubauen. Indem du den Körper erdest, entsteht ein Gefühl der Sicherheit sowie Geborgenheit. Die zentrierende Wirkung sorgt dafür, dass du vollkommen im Hier und Jetzt bleibst und erleichtert es dir, in die Meditation einzutauchen.

DIE EINBEINIGE KÖNIGSTAUBE (EKA PADA RAJAKAPOTASANA)

LEVEL 1 (2) 3

1. Beginne im herabschauenden Hund.
2. Hebe das rechte Bein mit der Einatmung gestreckt nach oben.
3. Ziehe das rechte Knie zur Brust und lege es zwischen den Händen ab.
4. Lass das rechte Knie nach unten sinken und lege auch das hintere Bein ab. Achte darauf, dass dein Gesäß, deine Sitzbeinhöcker und der Fußrücken des hinteren, lang gestreckten Beins fest mit der Matte verbunden sind. Richte die Hüftknochen parallel zueinander aus. Richte den Oberkörper und die Wirbelsäule mit der Einatmung auf.
5. Drehe dich mit dem Oberkörper zur linken Seite und beuge den Unterschenkel deines hinteren linken Beins zu dir. Greife mit der linken Hand den linken Fuß und ziehe ihn zu dir. Klemme den Fuß in die Ellenbeuge.
6. Verknote die Hände hinter dem Kopf, sodass die Finger ineinandergreifen, und schiebe die Brust nach vorne. Halte die einbeinige Königstaube für mindestens 10 bis 15 Atemzüge. Kehre in den herabschauenden Hund zurück. Wiederhole alle Schritte mit dem anderen Bein.

▶▶▶

WIRKUNG

Die einbeinige Königstaube zählt wie die Taube zu den hüftöffnenden Asanas, da vor allem die häufig verkürzten Gewebestrukturen der Hüft- und Leistenregion geweitet werden. Zudem werden die Oberschenkelaußenseite und die Gesäßmuskulatur des vorderen Beins sowie der Hüftbeuger und die Oberschenkelvorderseite des hinteren Beins stark gedehnt. Durch die hinter dem Kopf gebundenen Arme und die gehobene Brust wird zudem die Körpervorderseite, insbesondere die Brust- und die Schultermuskulatur, gedehnt. Somit kann sich der Brustkorb weiten und die Atmung verbessert werden.

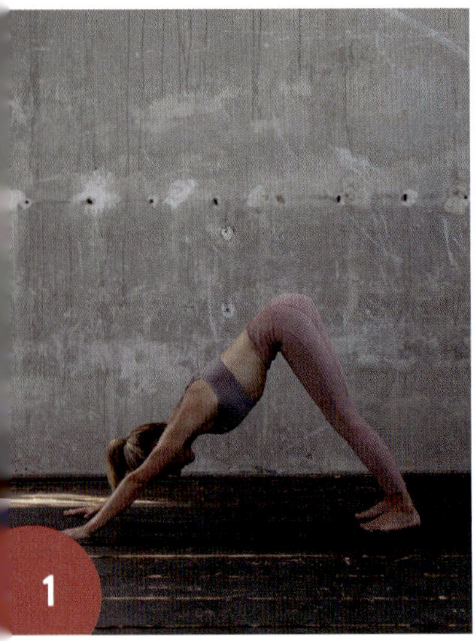
1

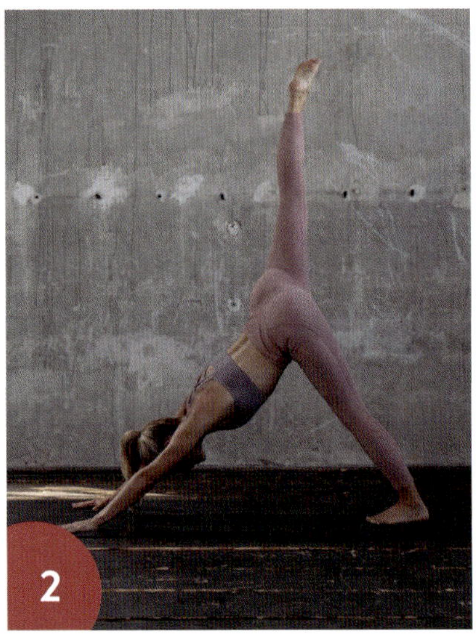
2

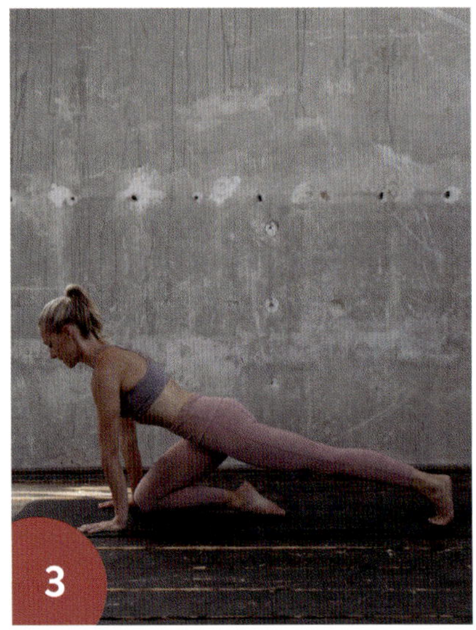
3

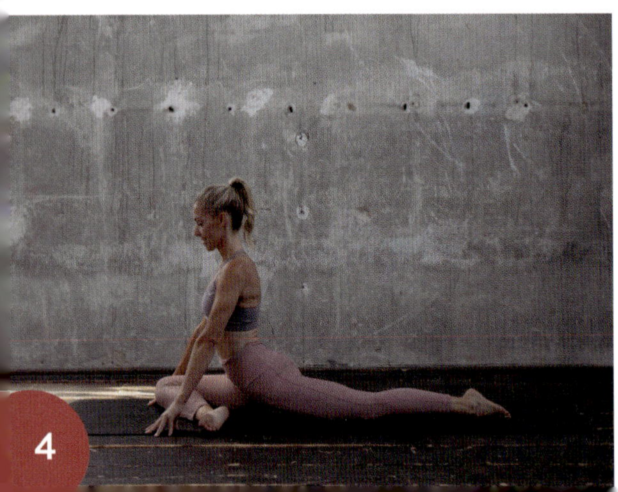
4

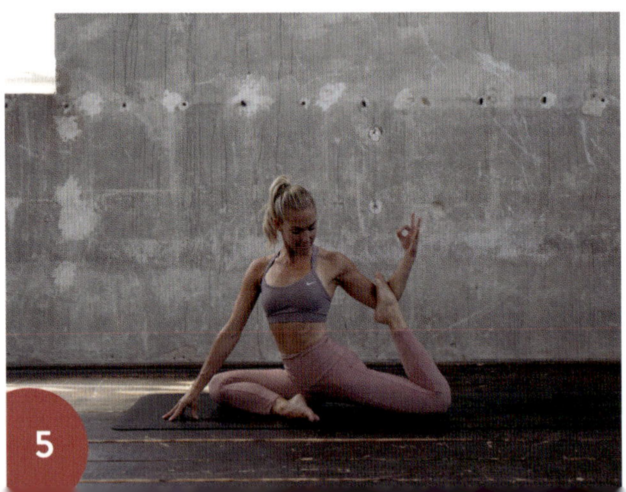
5

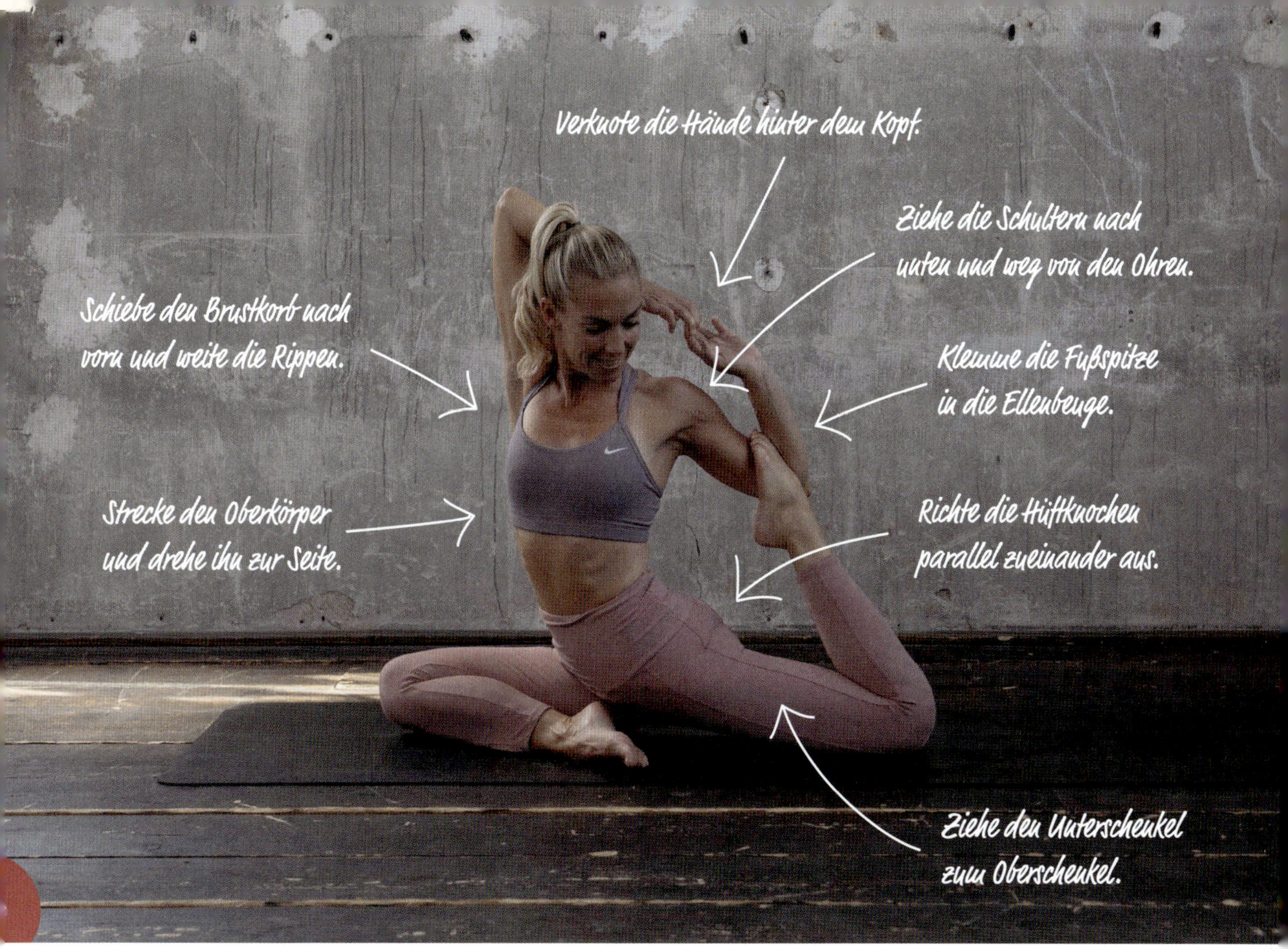

VARIANTE

Löse den Griff der Hände und strecke den rechten Arm nach vorn und etwas nach oben. Forme mit deinen Fingern das Chin-Mudra, um die Asana intensiver wahrzunehmen.

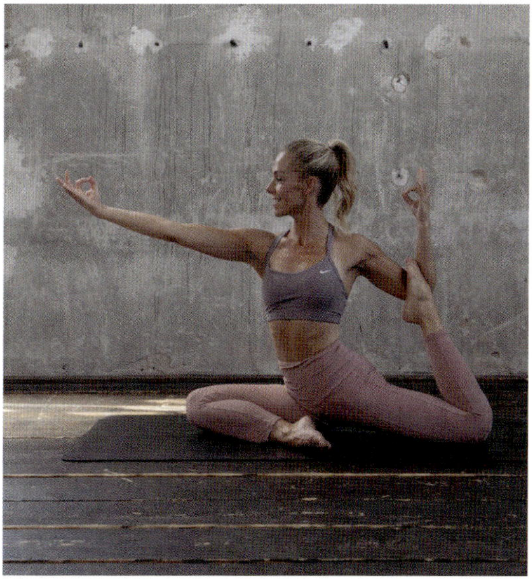

DER LOTUSSITZ (PADMASANA)

LEVEL 1 2 3

1. Beginne im klassischen Schneidersitz.
2. Greife den rechten Unterschenkel und ziehe ihn zu dir heran, sodass du die rechte Fußaußenkante in die linke Leiste legen kannst.
3. Greife dir nun den linken Unterschenkel und ziehe ihn zu dir heran. Lege den linken Unterschenkel über den rechten, sodass du die rechte Fußaußenkante in der linken Leiste platzieren kannst.
4. Richte den Oberkörper bewusst auf und lass die Knie nach unten streben. Forme das Chin-Mudra, indem du Daumen und Zeigefinger zueinander führst, während du die restlichen Finger streckst, und lege die Handrücken auf den Knien ab. Halte diese Position mindestens 15 Atemzüge lang, damit die Asana ihre volle Wirkung entfalten kann. Löse diese Dehnung behutsam auf und wiederhole sie, indem du die Beine anders herum kreuzt.

TIPP

Bevor du den Lotussitz praktizierst, solltest du die Mobilität deiner Hüft- und Kniegelenke verbessern. Dazu empfehlen wir dir, den halben Lotus regelmäßig auszuführen.

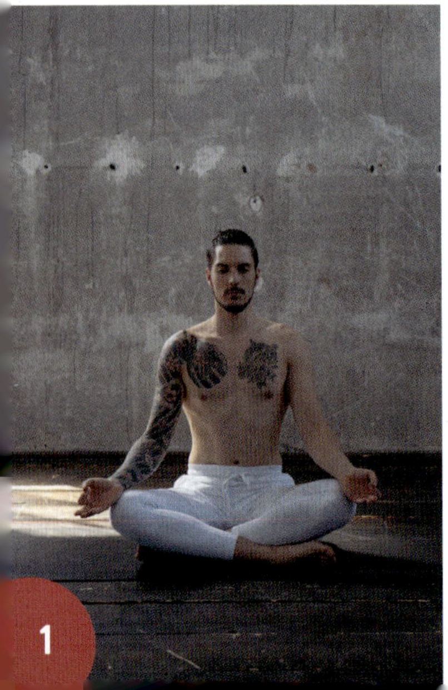

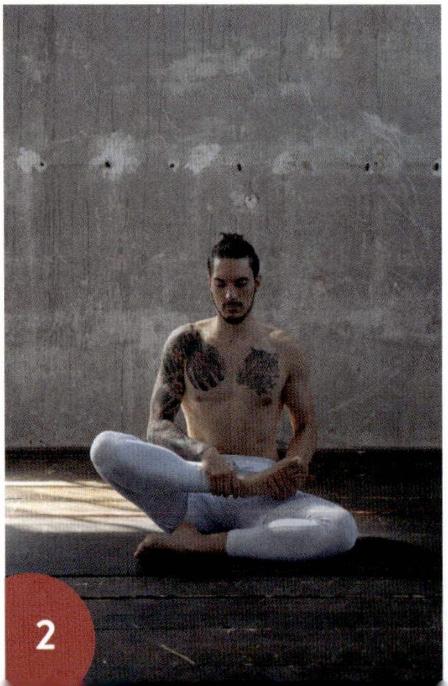

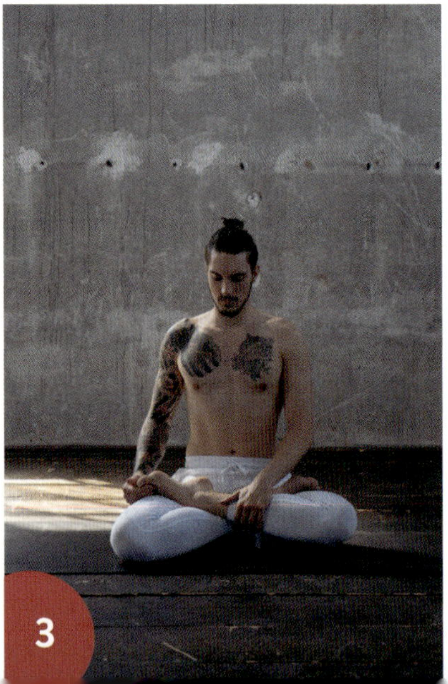

WIRKUNG

Der Lotussitz ist eine intensive Hüftöffnung, die sich bei regelmäßiger Praxis positiv auf die Beweglichkeit der Hüft- und Kniegelenke auswirkt und diese nachhaltig verbessern kann. Zudem werden die Oberschenkelvorderseiten gedehnt. Da im Lotussitz ein hoher Druck auf die Kniegelenke und die Hüftgelenke ausgeübt wird, solltest du diese Haltung besonders achtsam einnehmen. In dem Lotussitz hilft dir das Chin-Mudra, mit dem Bewusstsein ganz bei dir zu bleiben und somit leichter in die Meditation einzutauchen.

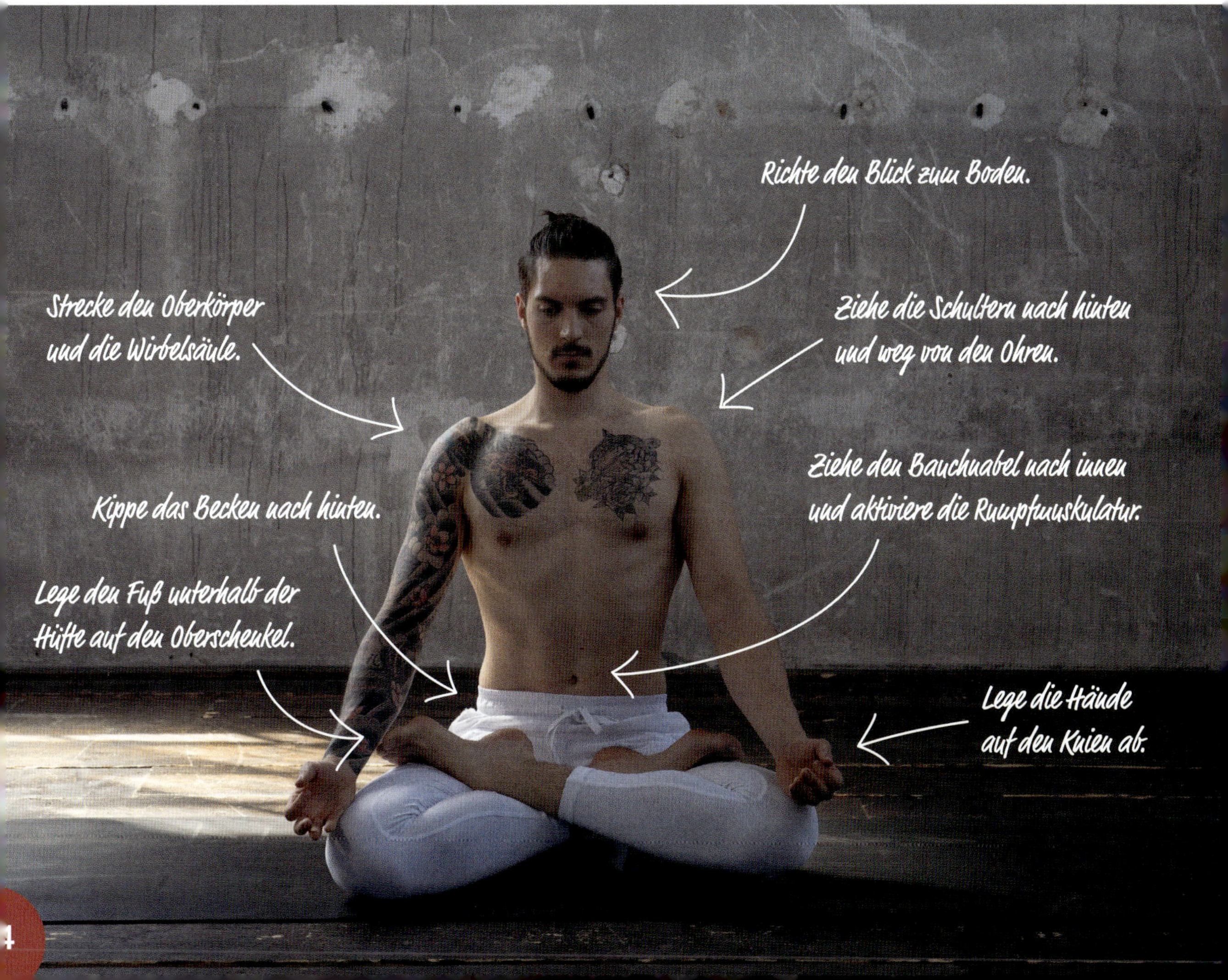
Richte den Blick zum Boden.
Strecke den Oberkörper und die Wirbelsäule.
Ziehe die Schultern nach hinten und weg von den Ohren.
Ziehe den Bauchnabel nach innen und aktiviere die Rumpfmuskulatur.
Kippe das Becken nach hinten.
Lege den Fuß unterhalb der Hüfte auf den Oberschenkel.
Lege die Hände auf den Knien ab.

DIE VORBEUGE IM LOTUSSITZ

LEVEL 1 **2** 3

Beginne im klassischen Lotussitz (Seite 148). Beuge dich nach vorn und lass den Oberkörper nach unten sinken. Strecke die Arme und lege deine Stirn auf der Matte ab.

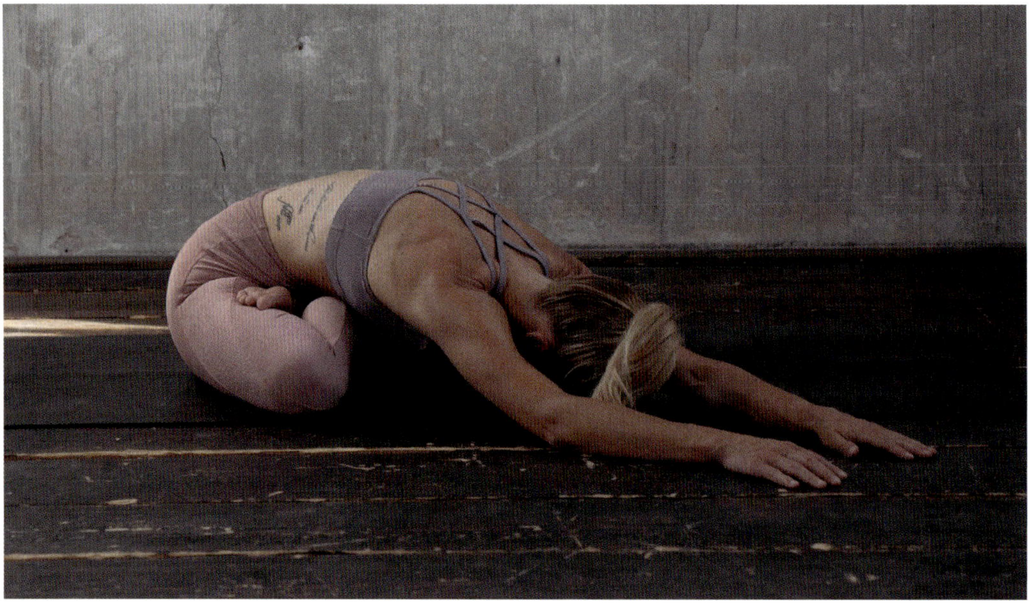

WIRKUNG

Diese Variation des Lotussitzes dehnt die Hüft- und Leistenregion sowie die Oberschenkelvorderseite noch stärker als die klassische Position und wirkt sich bei regelmäßiger Praxis ebenfalls positiv auf die Beweglichkeit der Hüft- und Kniegelenke aus.

DER GEBUNDENE LOTUSSITZ (BADDHA PADMASANA)

LEVEL 1 2 3

Beginne im klassischen Lotussitz (siehe Seite 148). Überkreuze deine Arme hinter dem Rücken und greife mit den Händen die großen Zehen.

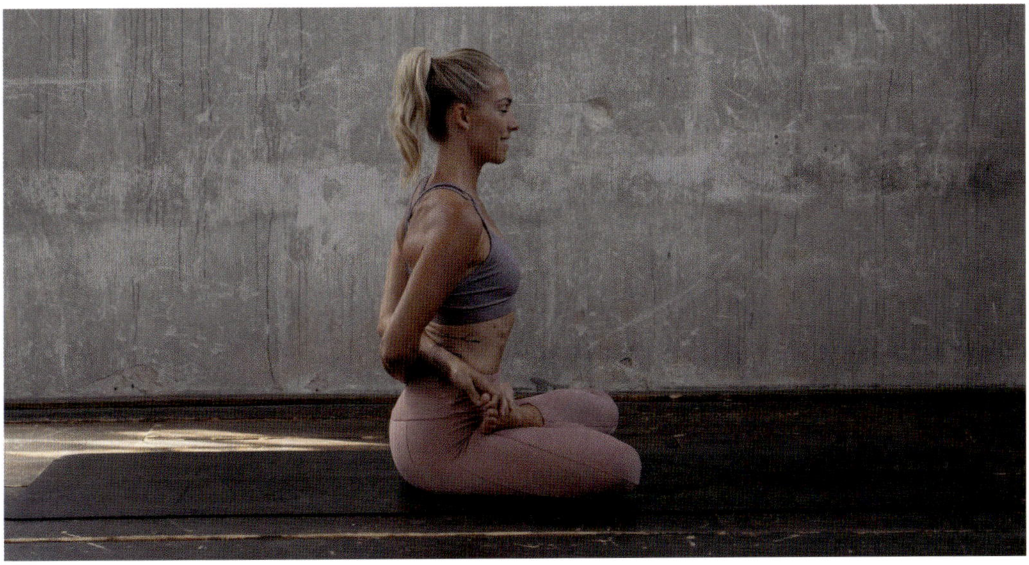

WIRKUNG

Diese Variation des Lotussitzes weitet den Schulterbereich, wodurch sich die Mobilität im Schultergelenk erhöht. Zudem werden die Hüft- und Leistenregion sowie die Oberschenkelvorderseite gedehnt. Eine regelmäßige Praxis wirkt sich positiv auf die Beweglichkeit der Hüft-, Knie- und Schultergelenke aus.

DER GEDREHTE LOTUSSTÜTZ

LEVEL 1 2 3

1. Beginne im klassischen Lotussitz.
2. Lehne dich nach vorn und platziere die Hände mit aufgestellten Fingern seitlich neben den Oberschenkeln.
3. Drücke dich über die Hände weg vom Boden und schiebe den Oberkörper nach vorn, bis du auf den Knien stehst. Achte darauf, dass die Handgelenke genau unter den Schultern platziert sind.
4. Drehe dich aus der Körpermitte nach rechts und platziere den linken Ellbogen mittig unter dem Körper, sodass dieser unter deiner linken Schulter steht. Schiebe die Handflächen aneinander und richte den rechten Arm so aus, dass beide Ellbogen auf einer vertikalen Linie übereinander ausgerichtet sind. Halte den gedrehten Lotusstütz 10 bis 15 Atemzüge lang, bevor du achtsam in den Lotussitz zurückkommst und auf die andere Seite wechselst.

WIRKUNG

Diese Asana kombiniert die Effekte des Lotussitzes mit denen einer intensiven Rotation der Wirbelsäule. Daher erhöht sich bei regelmäßiger Praxis die Beweglichkeit der Hüft- und Kniegelenke. Zudem werden die Oberschenkelvorderseiten gedehnt. Durch die Rotation werden die inneren Organe massiert und somit die Verdauung wie auch Entgiftungsprozesse im Körper angeregt.

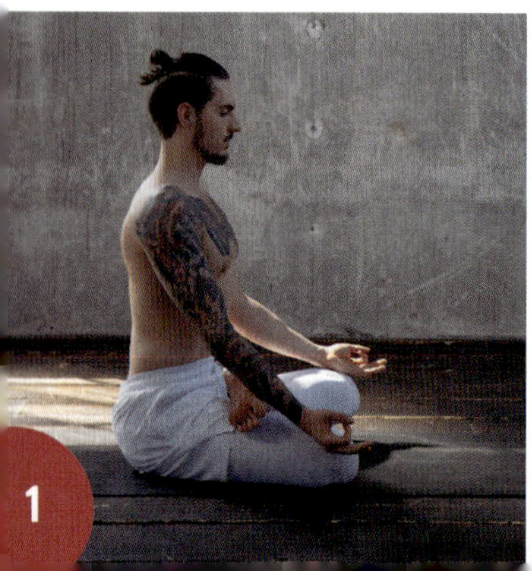
1

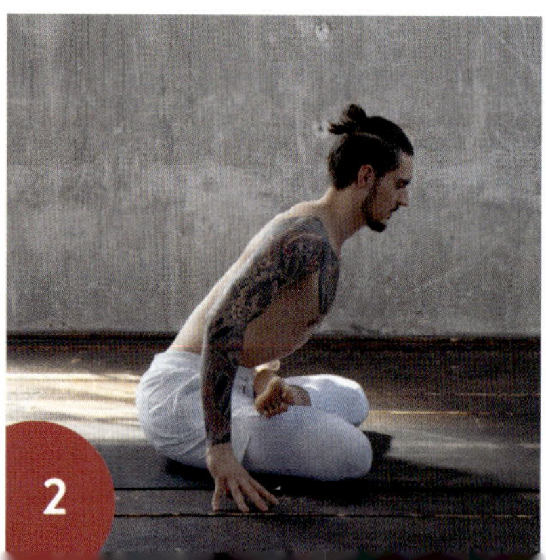
2

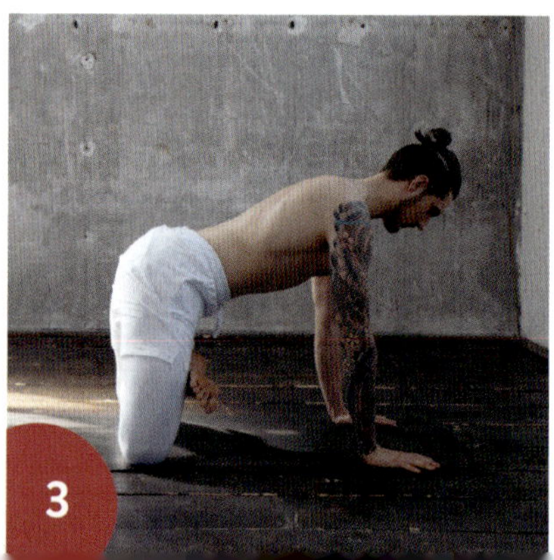
3

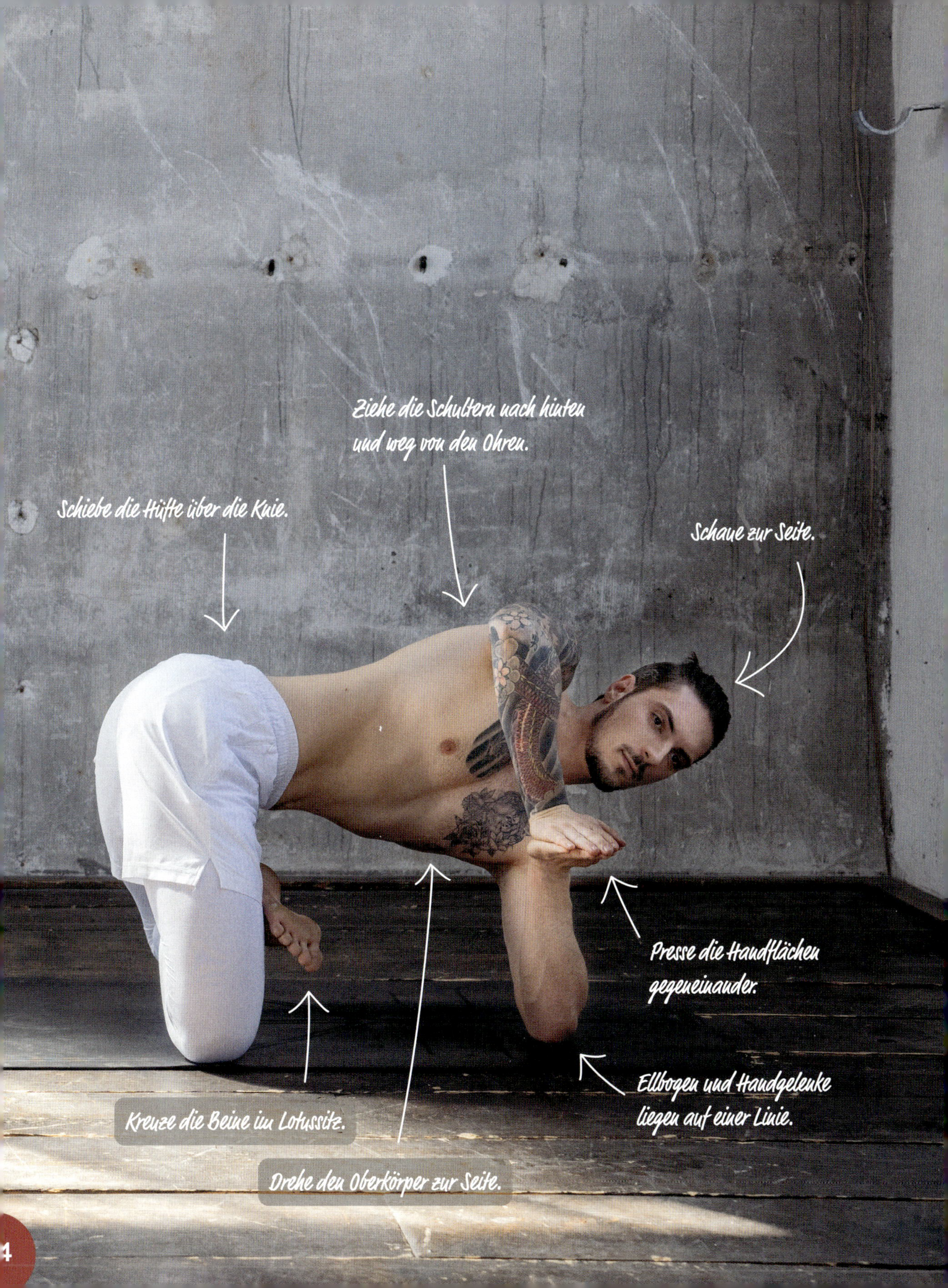
Ziehe die Schultern nach hinten
und weg von den Ohren.
Schiebe die Hüfte über die Knie.
Schaue zur Seite.
Presse die Handflächen
gegeneinander.
Ellbogen und Handgelenke
liegen auf einer Linie.
Kreuze die Beine im Lotussitz.
Drehe den Oberkörper zur Seite.

DER FISCH IM LOTUS (PADMA MATSYASANA)

LEVEL **1** 2 3

1. Setze dich am Anfang der Matte in den Lotussitz.
2. Platziere die Hände seitlich neben dem Gesäß und lehne dich langsam zurück, bis die Unterarme die Matte berühren.
3. Schiebe die Hände mit den Handflächen zur Matte unter das Gesäß. Ziehe die Schulterblätter sowie die Ellbogen zusammen und hebe den Oberkörper über den Druck der Unterarme nach oben. Kreise die Schultern nach hinten und ziehe sie von den Ohren weg.
4. Lege den Kopf in den Nacken und lass ihn langsam nach unten sinken, bis dein Scheitel die Matte berührt, wenn es sich für dich gut anfühlt. Schau zu deiner Nase und atme gleichmäßig. Jede Einatmung weitet die Brust und dehnt den Brustkorb. Halte diese Position mindestens 15 Atemzüge lang, damit die Asana ihre volle Wirkung entfalten kann.

TIPP

Wenn sich die Überstreckung des Nackens unangenehm anfühlt, dann lass den Kopf angehoben. Ziehe in diesem Fall das Kinn so zur Brust, als würdest du dort eine Zitrone einklemmen wollen.

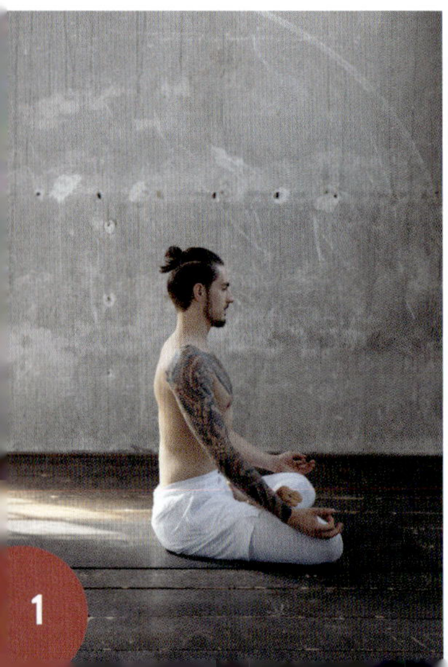

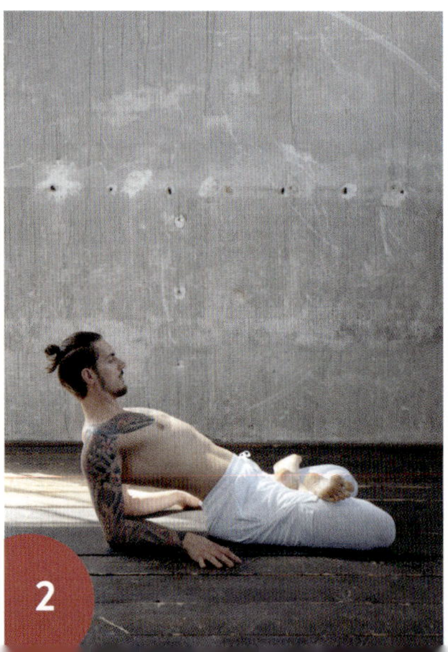

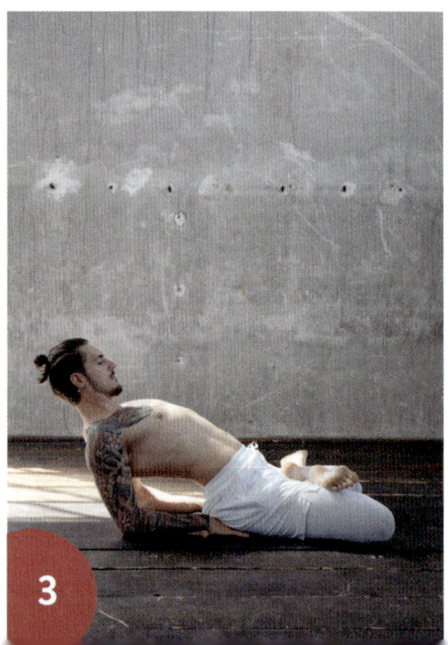

WIRKUNG

Diese Asana kombiniert die Effekte des Lotussitzes und der Fischposition. Der Fisch im Lotus stellt somit eine intensive Hüft- und Herzöffnung dar. Daher erhöht sich bei regelmäßiger Praxis die Beweglichkeit der Hüft- und Kniegelenke. Zudem werden die Oberschenkelvorderseiten gedehnt. Die Rückbeuge dehnt die gesamte Körpervorderseite, insbesondere die Brust- und Bauchmuskulatur. Dadurch können Verspannungen im Brustkorb gelöst und die Atmung verbessert werden. Darüber hinaus fördert diese Position die Entspannung auf allen Ebenen.

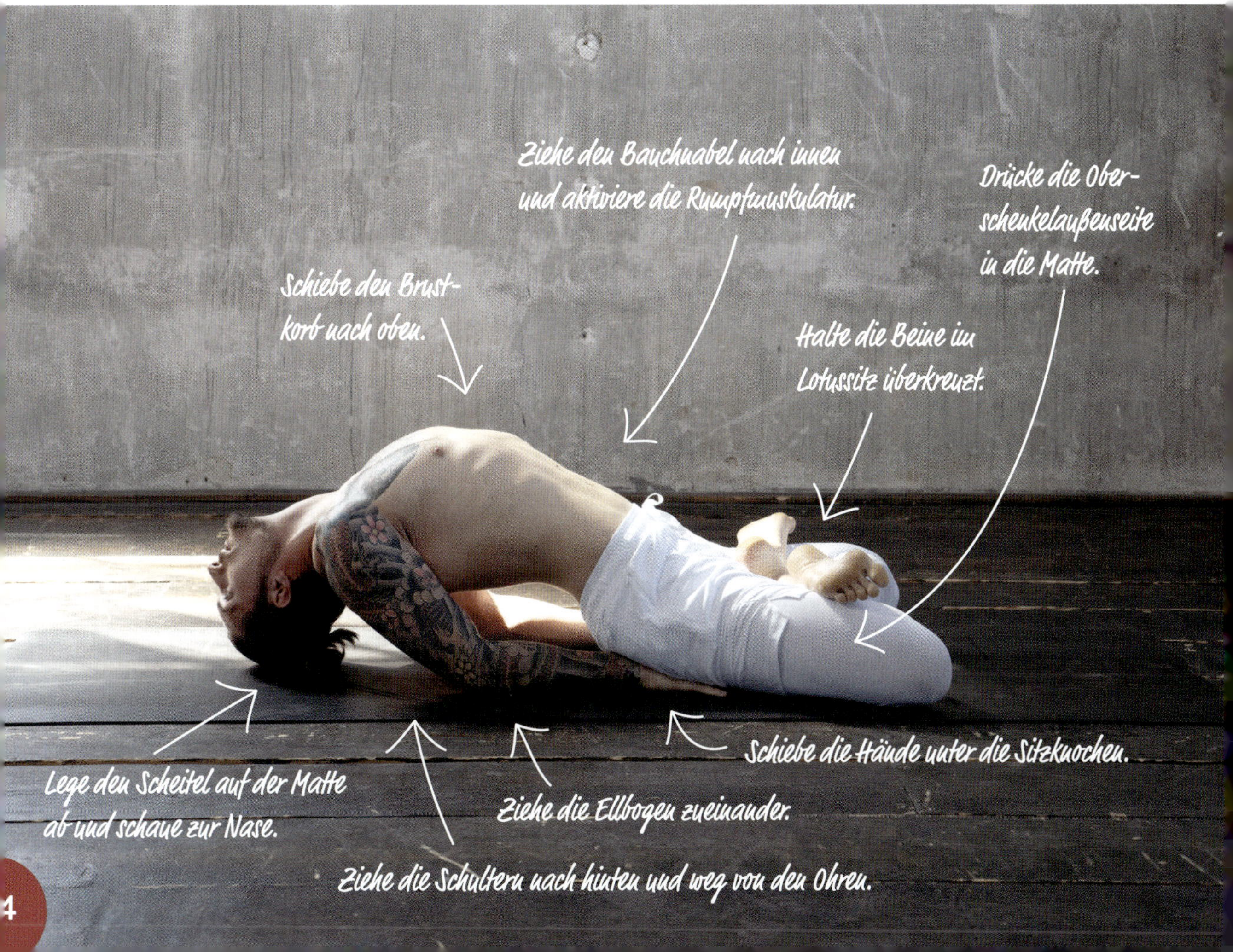
Ziehe den Bauchnabel nach innen und aktiviere die Rumpfmuskulatur.
Drücke die Oberschenkelaußenseite in die Matte.
Schiebe den Brustkorb nach oben.
Halte die Beine im Lotussitz überkreuzt.
Schiebe die Hände unter die Sitzknochen.
Lege den Scheitel auf der Matte ab und schaue zur Nase.
Ziehe die Ellbogen zueinander.
Ziehe die Schultern nach hinten und weg von den Ohren.

DER SPAGAT (HANUMANASANA)

LEVEL 1 **2** 3

1. Beginne in einem tiefen Ausfallschritt am Anfang deiner Matte. Stelle das linke Bein auf und lege das rechte Bein nach hinten ab.
2. Platziere die Hände neben dem Körper auf Hüfthöhe und schiebe dich langsam zurück, bis sich der vordere linke Fuß von der Matte zu lösen beginnt.
3. Hebe nun den linken Fuß an und strecke das linke Bein vollständig aus. Lass das Bein achtsam zur Matte sinken und richte die Hüfte nach vorn aus. Führe die linke Hand zum linken Schienbein und lege die rechte Hand auf der rechten Wade ab – somit dreht sich der Oberkörper automatisch nach rechts. Bleibe für 15 Atemzüge im Spagat, damit die Asana ihre volle Wirkung entfalten kann, bevor du diese intensive Dehnung achtsam auflöst.

Hinweis: Denke daran, asymmetrische Asanas stets auf beiden Seiten zu praktizieren, um Dysbalancen zu vermeiden.

TIPP

Du solltest deine kompletten Beinrückseiten und das Gewebe in der Hüftregion aufdehnen, bevor du den Spagat praktizierst. Dazu empfehlen wir dir, regelmäßig den halben Spagat, den tiefen Ausfallschritt und die Taube (Seite 52) zu üben.

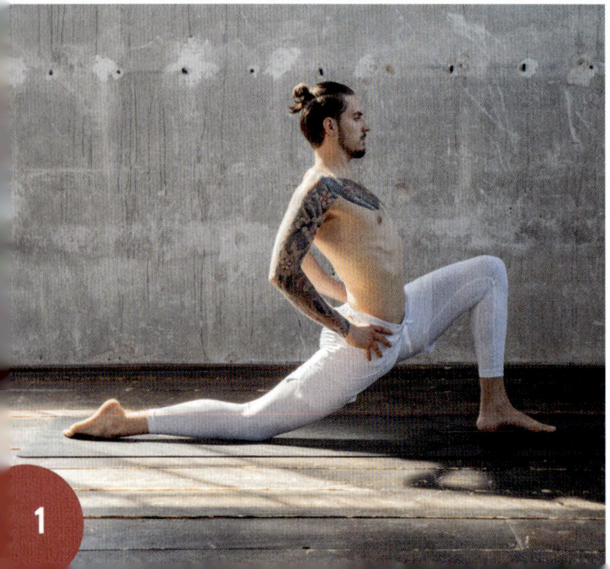

1

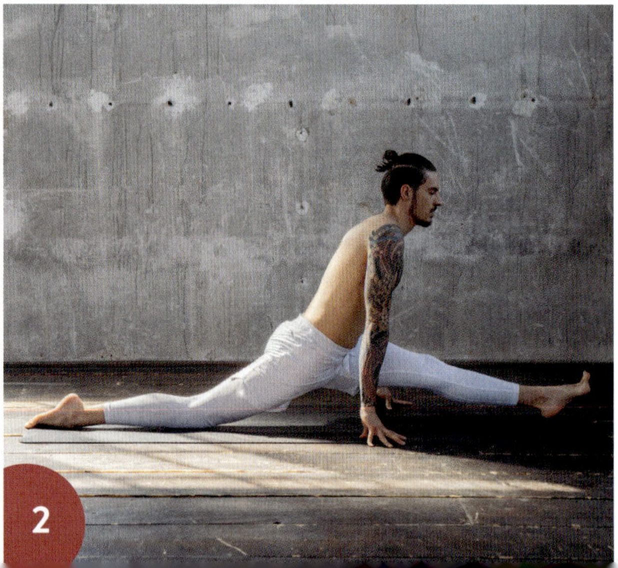

2

WIRKUNG

Im Spagat werden die komplette Oberschenkelrückseite sowie die Wadenmuskulatur des vorderen Beins intensiv gedehnt. In dem nach hinten gestreckten Bein werden hingegen vor allem der Hüftbeuger und die Oberschenkelvorderseite stark gedehnt. Die vorwärtsgebeugte Variation des Spagats dehnt zudem die Rückenmuskulatur. Hingegen wird in der rückwärtsgebeugten Variation die Körpervorderseite, insbesondere die Brust- und die Bauchmuskulatur, gedehnt.

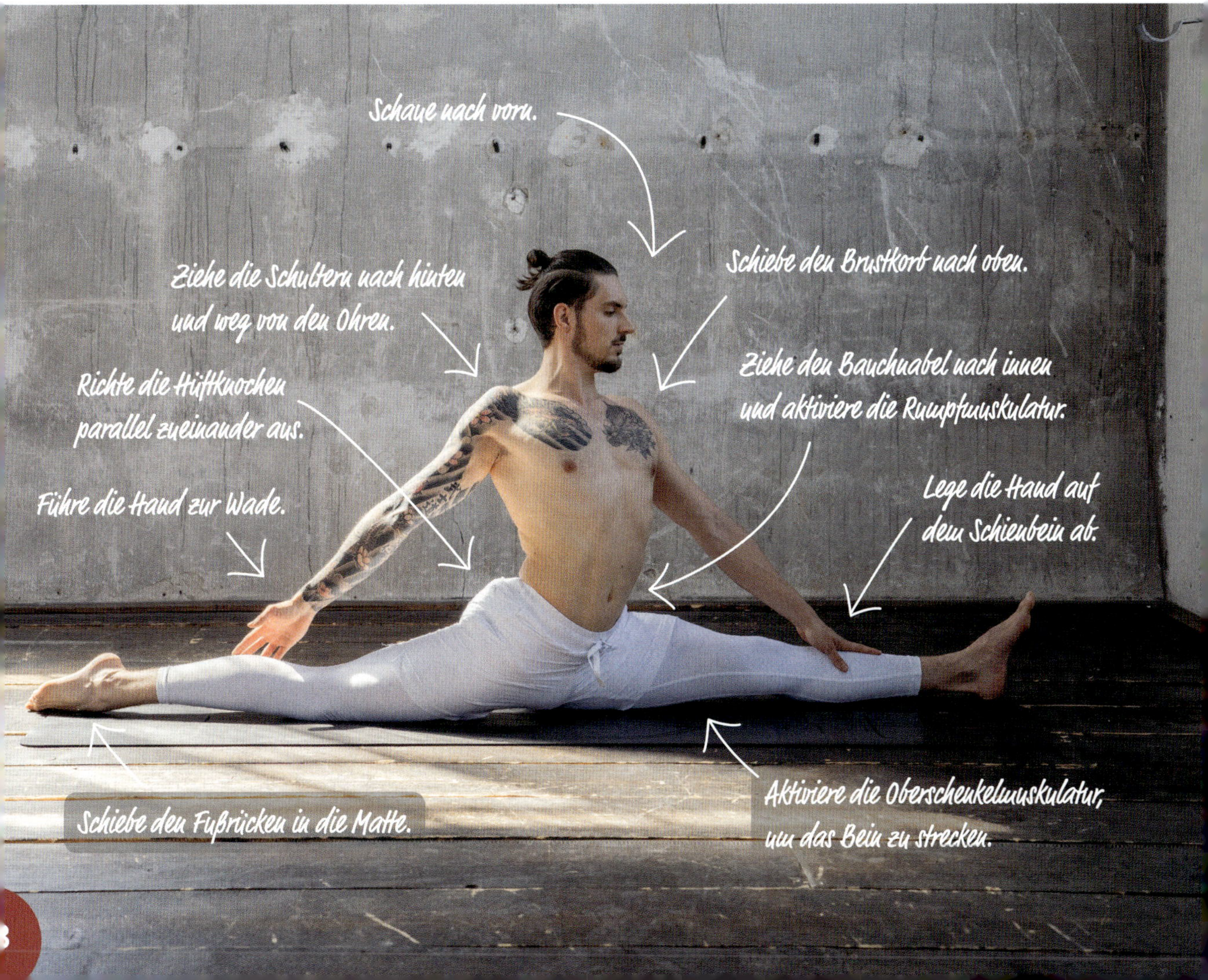
Schaue nach vorn.
Ziehe die Schultern nach hinten und weg von den Ohren.
Schiebe den Brustkorb nach oben.
Richte die Hüftknochen parallel zueinander aus.
Ziehe den Bauchnabel nach innen und aktiviere die Rumpfmuskulatur.
Führe die Hand zur Wade.
Lege die Hand auf dem Schienbein ab.
Schiebe den Fußrücken in die Matte.
Aktiviere die Oberschenkelmuskulatur, um das Bein zu strecken.

VARIANTEN

1. Wenn du die Dehnung im vorderen Bein intensivieren möchtest, beuge den Oberkörper nach vorn und lege den Oberkörper komplett auf dem Bein ab. Lass die Stirn zum Schienbein sinken und lege die Arme seitlich neben dem Bein ab. Achte darauf, dass sich dein Rücken nicht rundet.
2. Um den Bereich um das Herz und die Körperseite intensiver zu dehnen, hebe den linken Arm mit der Einatmung kreisförmig nach oben und beuge den Oberkörper im Spagat sanft nach hinten. Stütze die rechte Hand auf der rechten Wade ab und richte den Blick auf die Fingerspitzen der linken Hand. Forme mit den Fingern der linken Hand das Chin-Mudra, indem du Daumen und Zeigefinger zueinander führst, während du die restlichen Finger streckst, um Ruhe und Konzentration in der Asana zu erfahren.

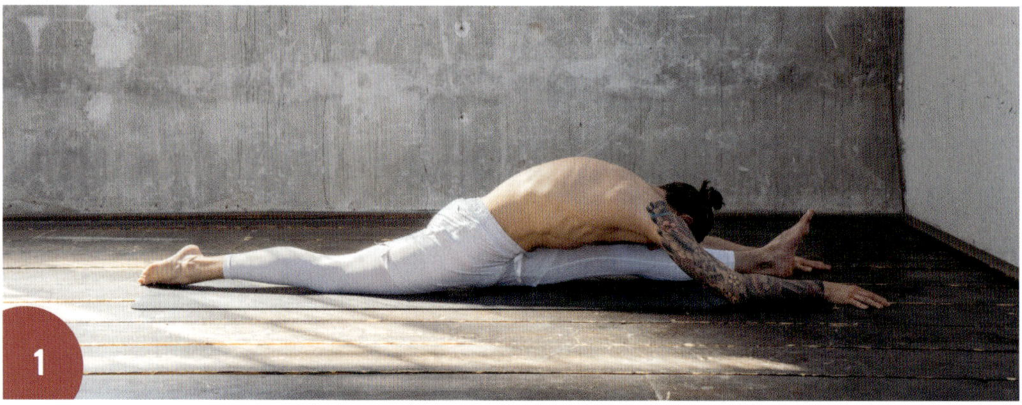

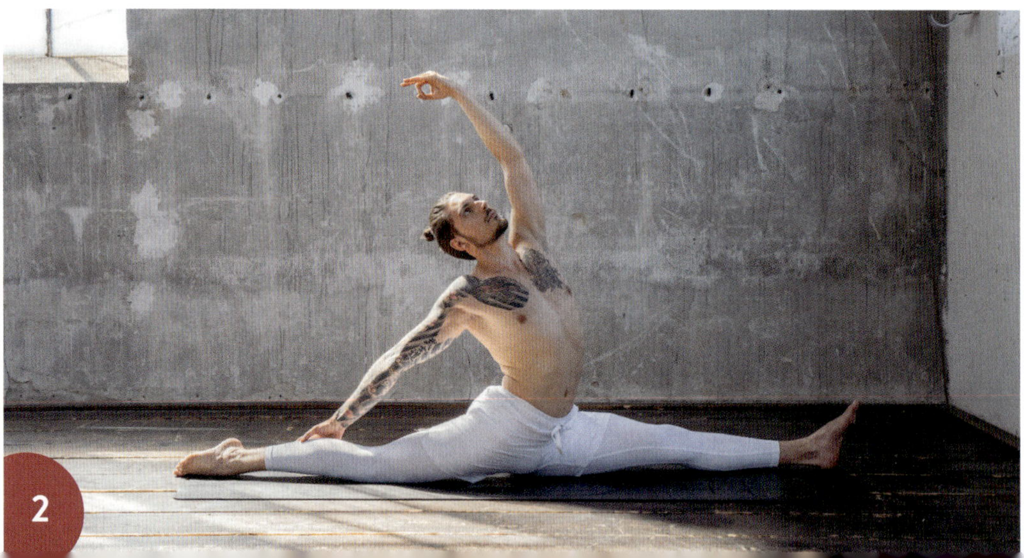

DER GEBUNDENE SPAGAT

LEVEL 1 2 3

1. Beginne im Spagat (Seite 156). Strecke das rechte Bein nach vorn und das linke Bein nach hinten.
2. Drehe dich mit dem Oberkörper zur linken Seite und beuge den Unterschenkel deines hinteren Beins zu dir.
3. Ziehe den linken Fuß zu dir und klemme ihn in die Ellenbeuge zwischen dem linken Ober- und Unterarm.
4. Verknote die Hände hinter dem Kopf, indem die Finger ineinandergreifen, und schiebe die Brust nach vorn, damit sich der Brustkorb weiten kann (siehe Seite 160).

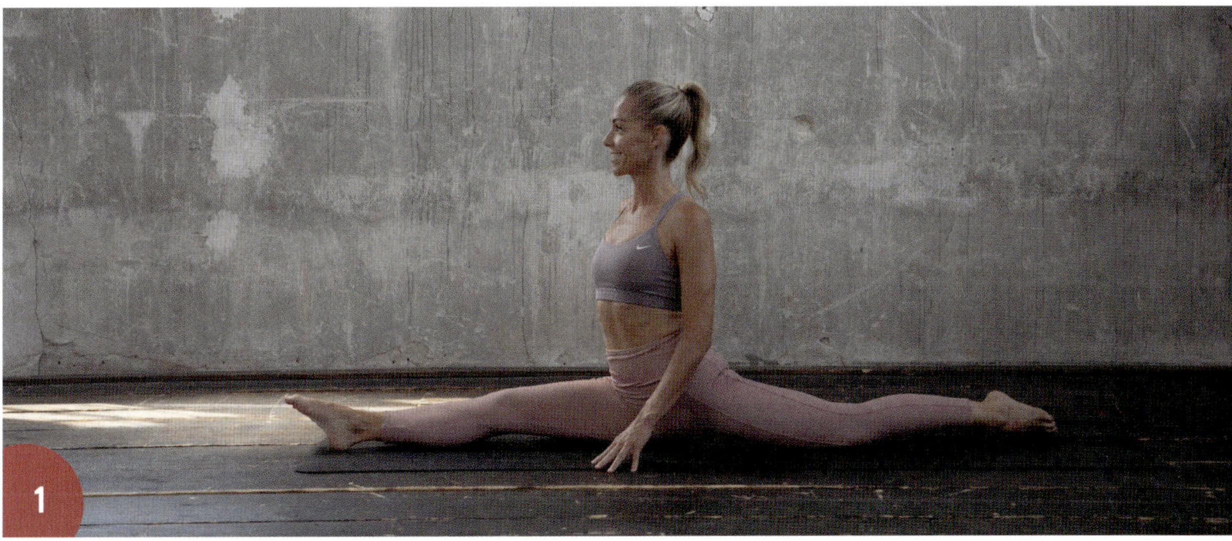

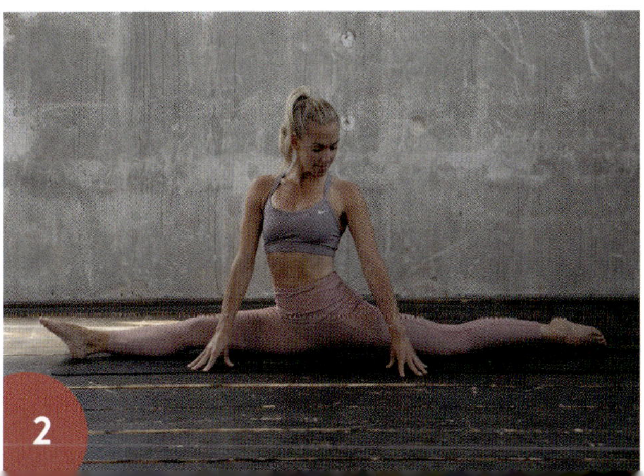

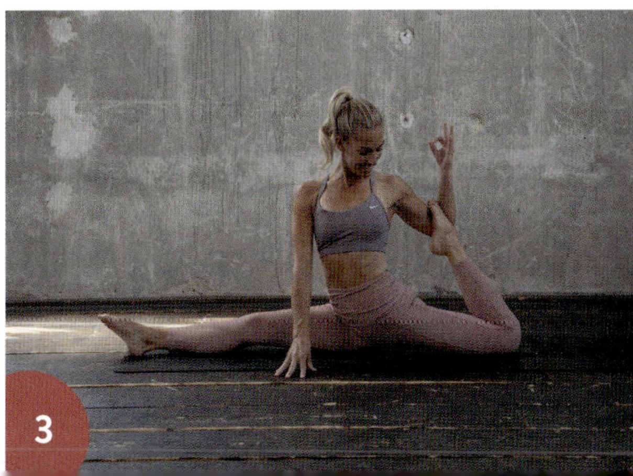

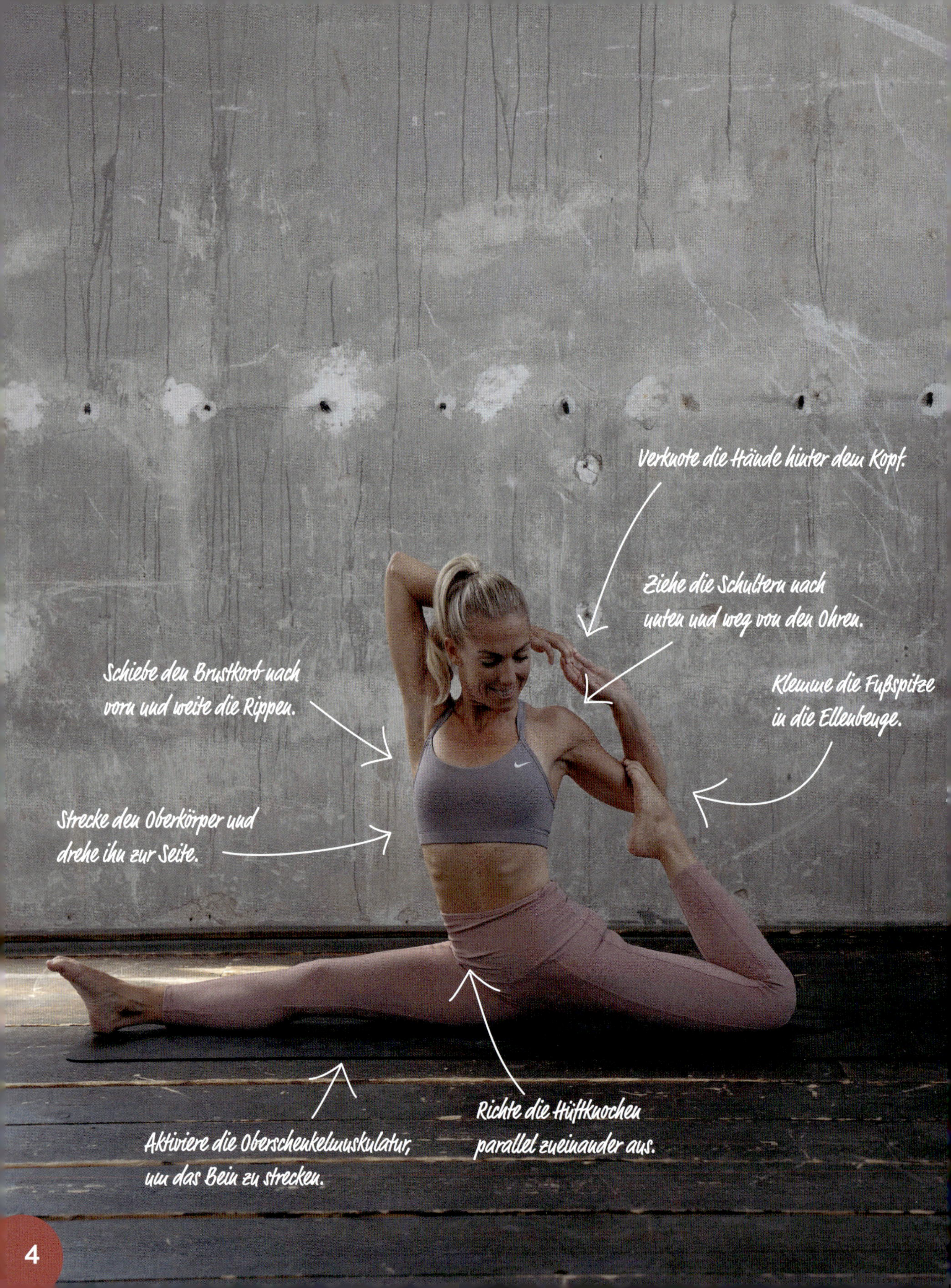
Verknote die Hände hinter dem Kopf.
Ziehe die Schultern nach unten und weg von den Ohren.
Schiebe den Brustkorb nach vorn und weite die Rippen.
Klemme die Fußspitze in die Ellenbeuge.
Strecke den Oberkörper und drehe ihn zur Seite.
Richte die Hüftknochen parallel zueinander aus.
Aktiviere die Oberschenkelmuskulatur, um das Bein zu strecken.

TIPP

Übe die einbeinige Königstaube (Seite 145), bevor du den gebundenen Spagat ausführst.

VARIANTE

Löse den Griff und strecke den rechten Arm parallel zum Boden nach vorn. Forme zudem das Chin-Mudra, indem du Daumen und Zeigefinger zueinander führst, während du die restlichen Finger streckst, um die Asana intensiver wahrzunehmen.

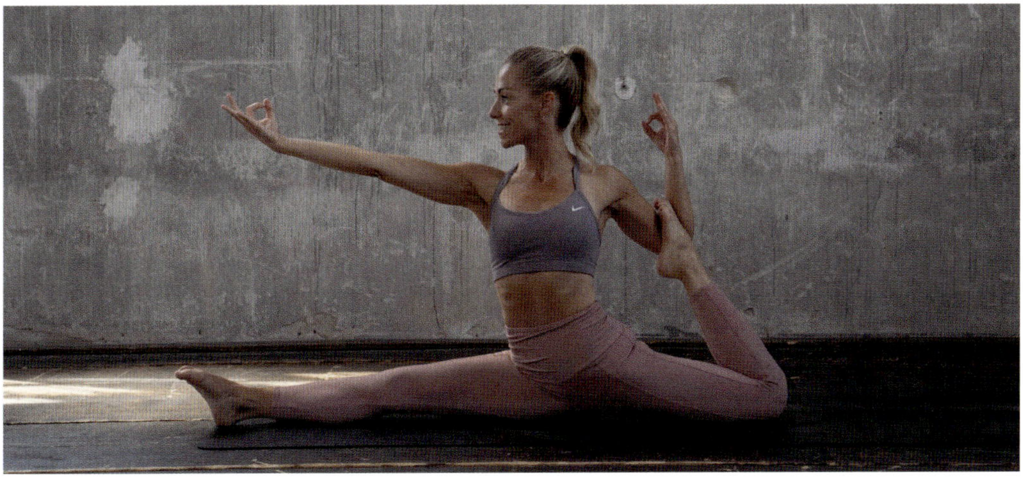

WIRKUNG

In dem gebundenen Spagat werden wie im klassischen Spagat die komplette Oberschenkelrückseite sowie die Wadenmuskulatur des vorderen Beins gedehnt. In dem angewinkelten Bein werden hingegen vor allem der Hüftbeuger und die Oberschenkelvorderseite stark gedehnt. Durch die hinter dem Kopf gebundenen Arme und die gehobene Brust wird zudem die Körpervorderseite, insbesondere die Brust- und die Schultermuskulatur, gedehnt. Somit kann sich der Brustkorb weiten und die Atmung verbessert werden.

BODENHALTUNGEN IM FLOW

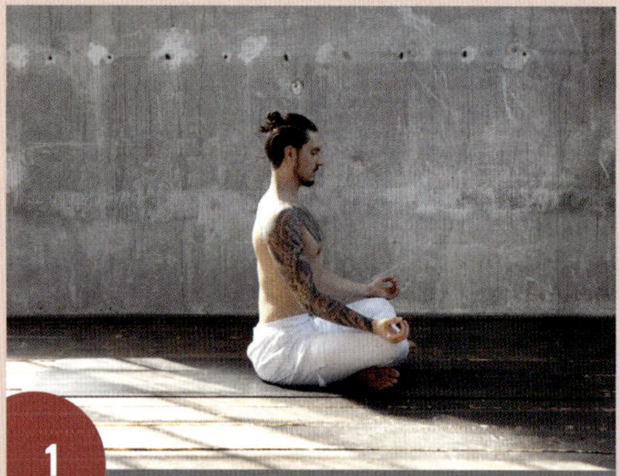

1 Beginne im Schneidersitz.

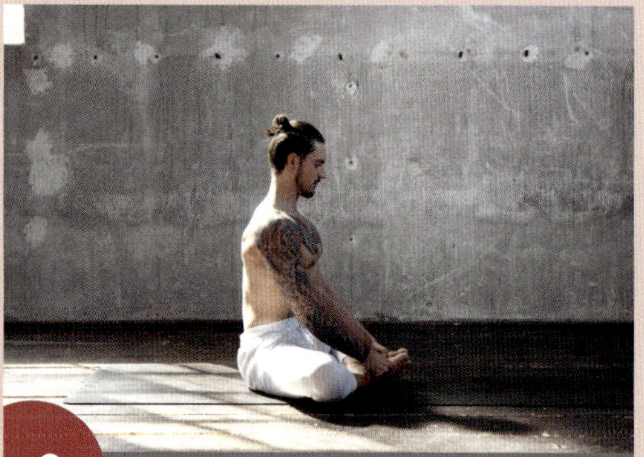

2 Geschlossene Winkelhaltung – bleibe 10 Atemzüge.

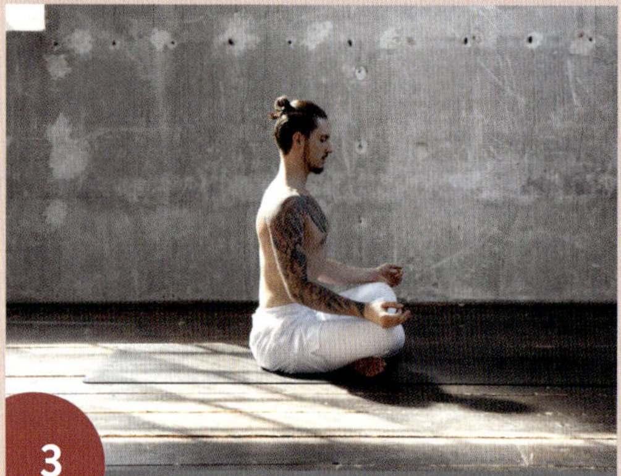

3 Schneidersitz – kreuze die Beine wieder.

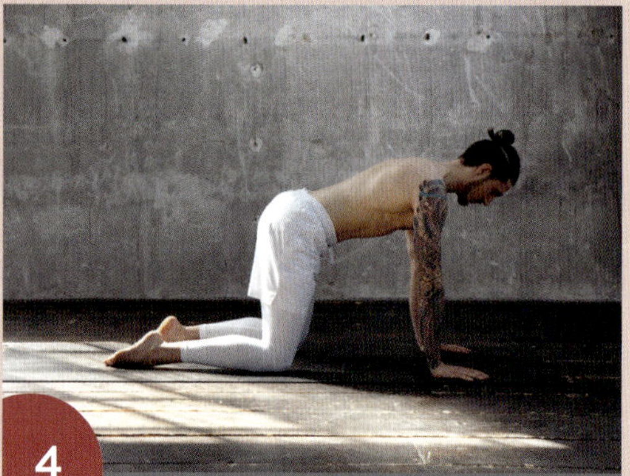

4 Vierfüßlerstand

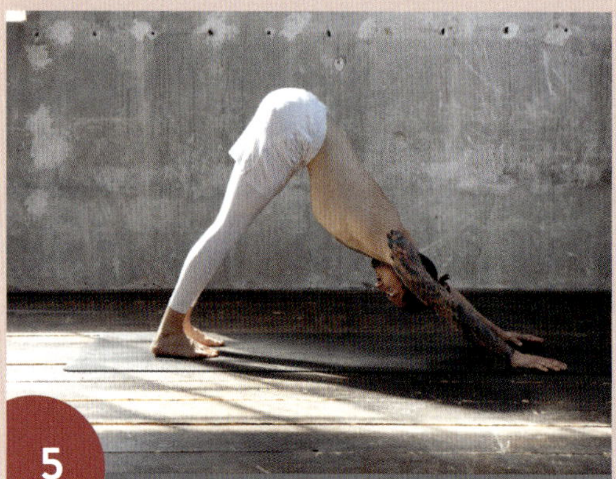

5 Herabschauender Hund

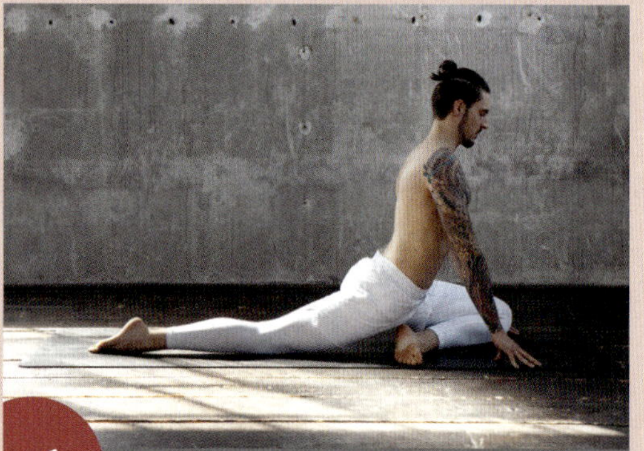

6 Linkes Knie nach vorn – lege das linke Knie zwischen den Händen ab.

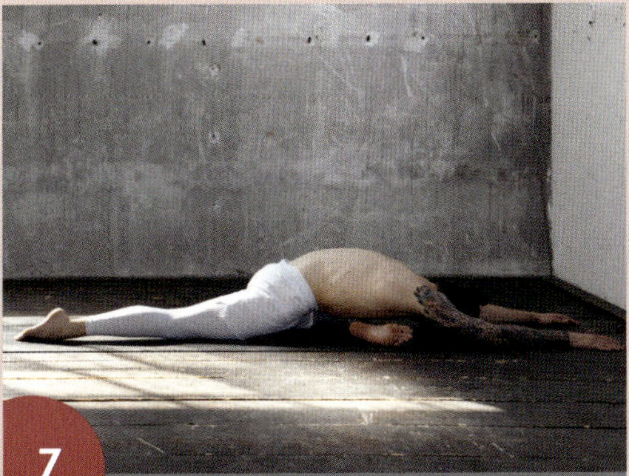
7 Taube links – bleibe 15 Atemzüge.

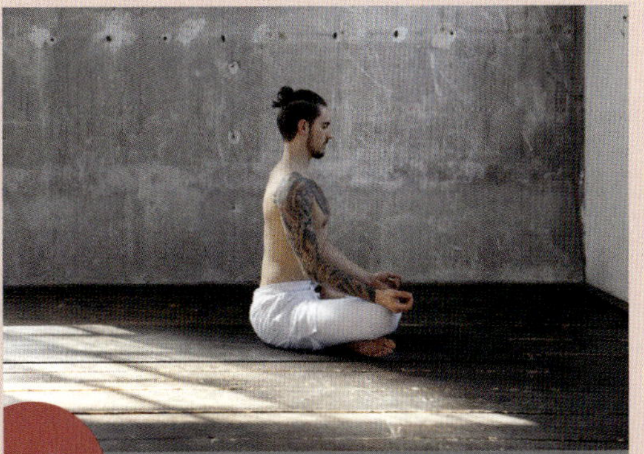
8 Halber Lotussitz rechts – bleibe 5 Atemzüge.

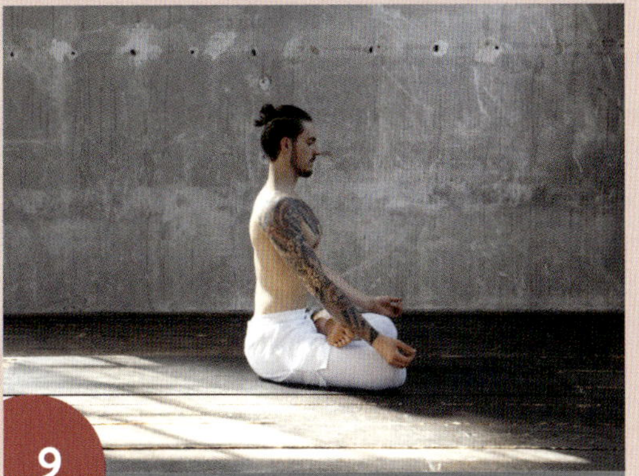
9 Lotussitz links – bleibe 5 Atemzüge.

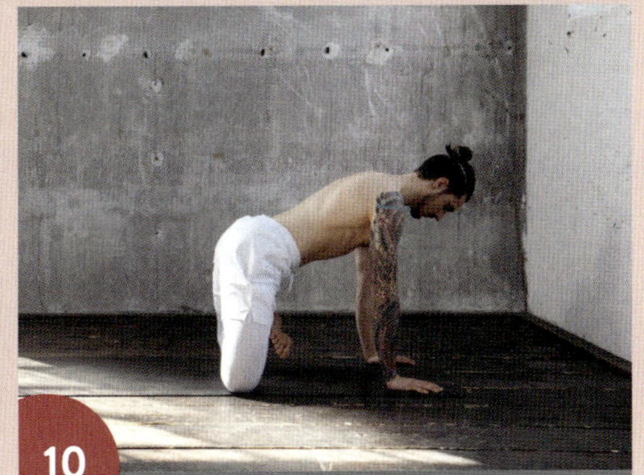
10 Lotusstütz

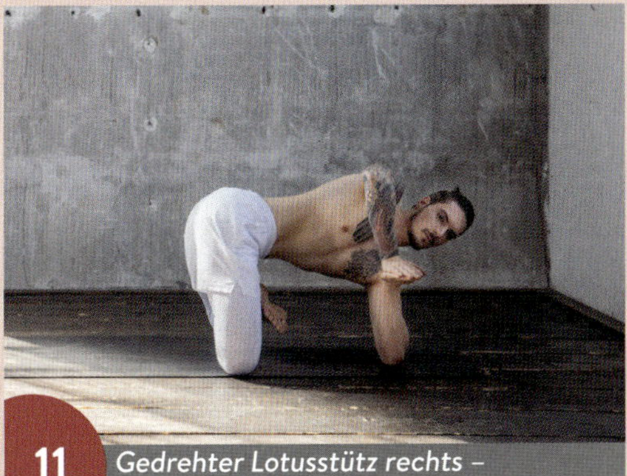
11 Gedrehter Lotusstütz rechts – bleibe 5 Atemzüge.

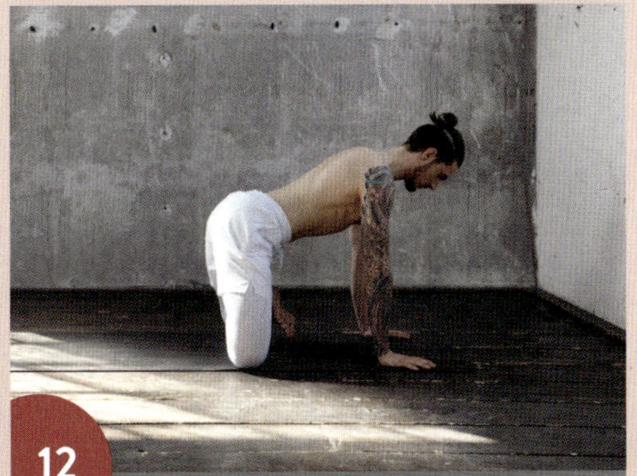
12 Lotusstütz

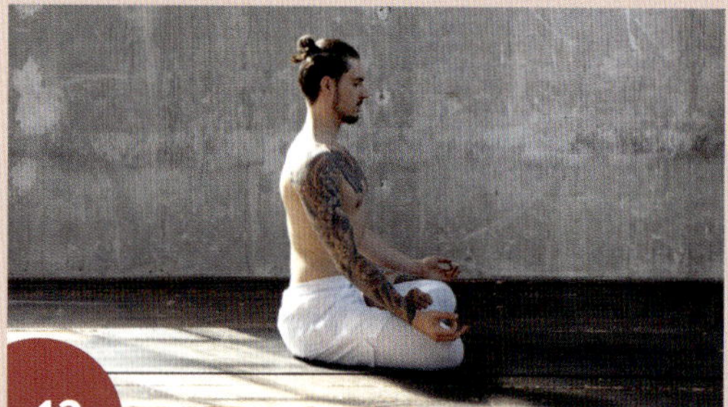

13 Lotussitz

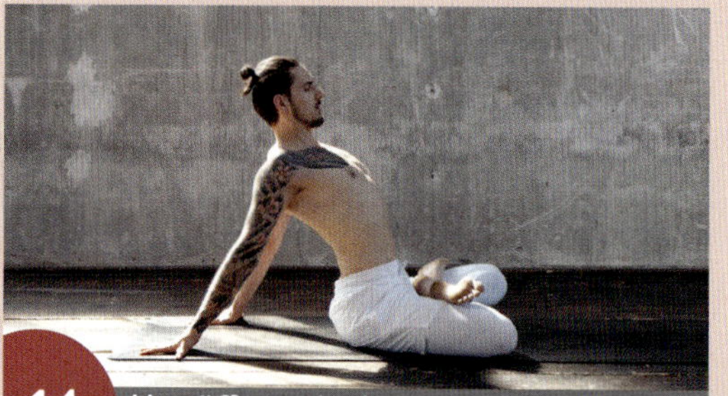

14 Herzöffnung im Lotussitz – bleibe 5 Atemzüge.

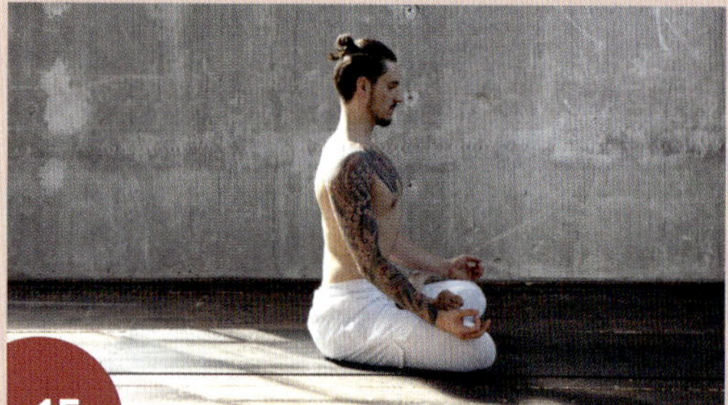

15 Lotussitz – richte dich wieder auf.

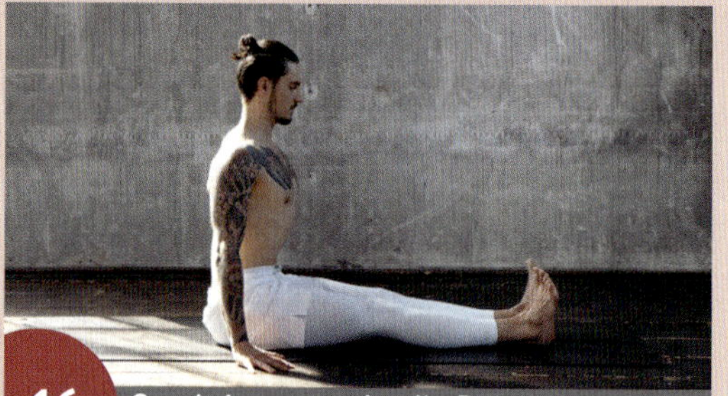

16 Stocksitz – strecke die Beine nach vorn aus.

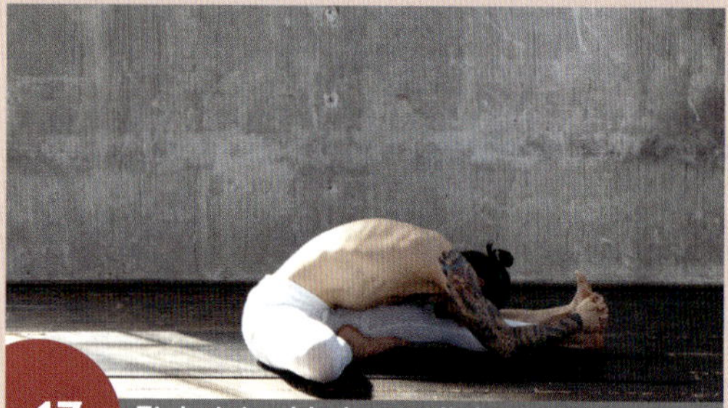

17 Einbeinige Vorbeuge links – bleibe 10 Atemzüge.

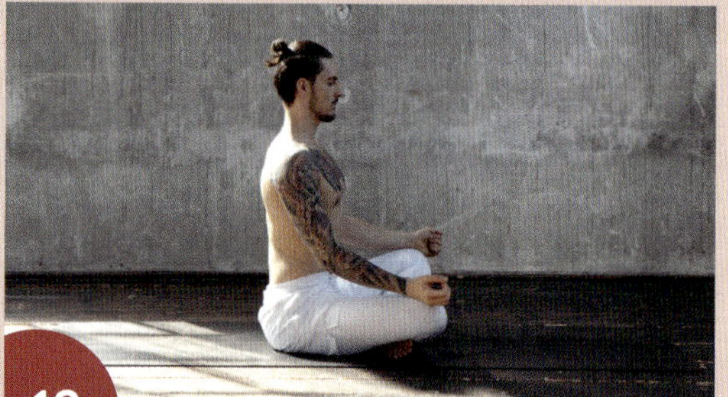

18 Schneidersitz

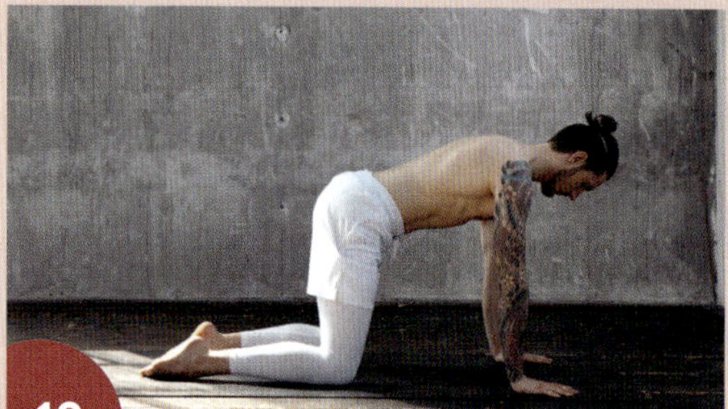

19 Vierfüßlerstand

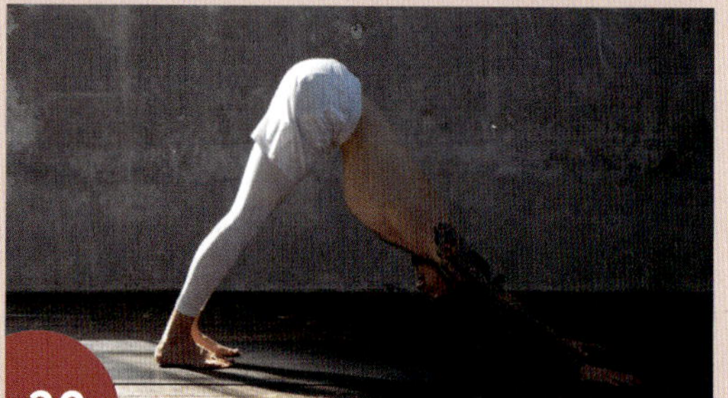

20 Herabschauender Hund

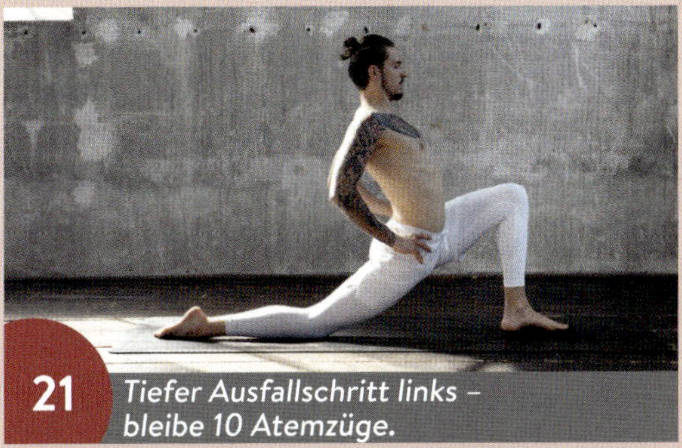

21 *Tiefer Ausfallschritt links – bleibe 10 Atemzüge.*

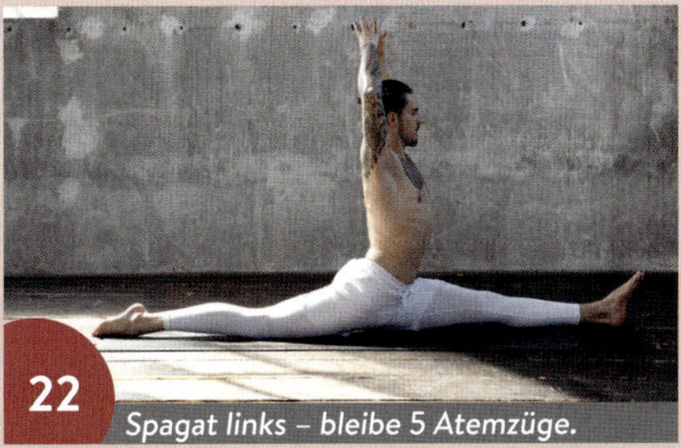

22 *Spagat links – bleibe 5 Atemzüge.*

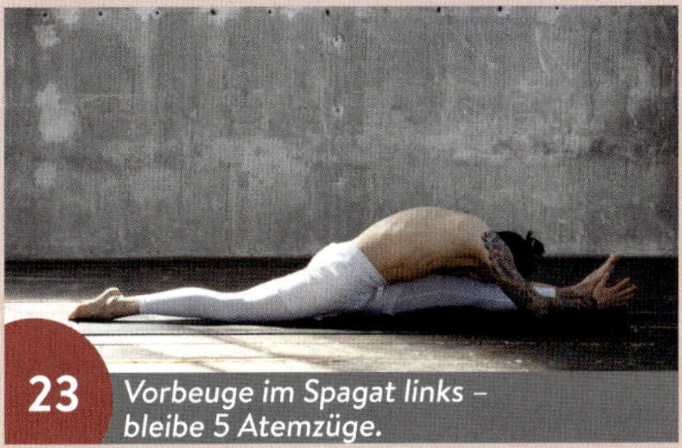

23 *Vorbeuge im Spagat links – bleibe 5 Atemzüge.*

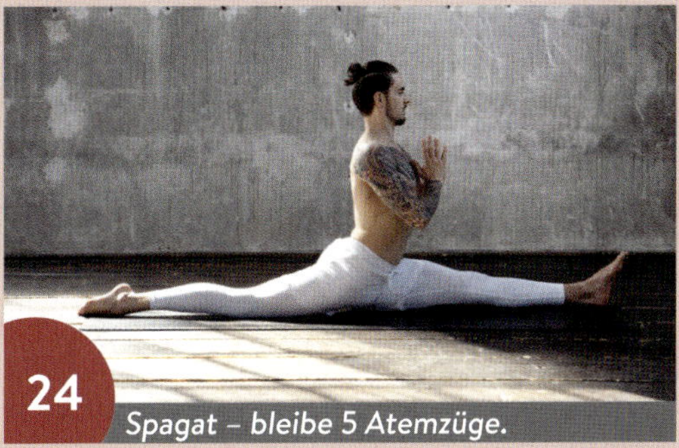

24 *Spagat – bleibe 5 Atemzüge.*

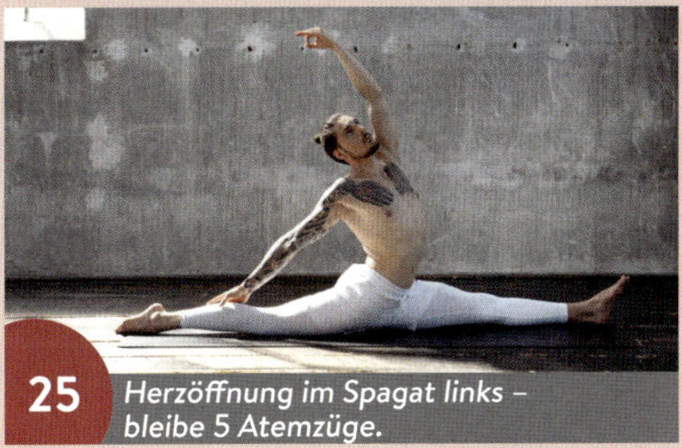

25 *Herzöffnung im Spagat links – bleibe 5 Atemzüge.*

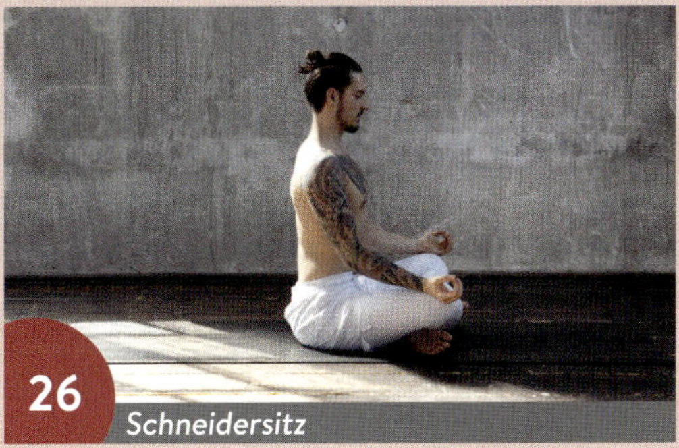

26 *Schneidersitz*

Wiederhole alle Schritte auf der anderen Seite.

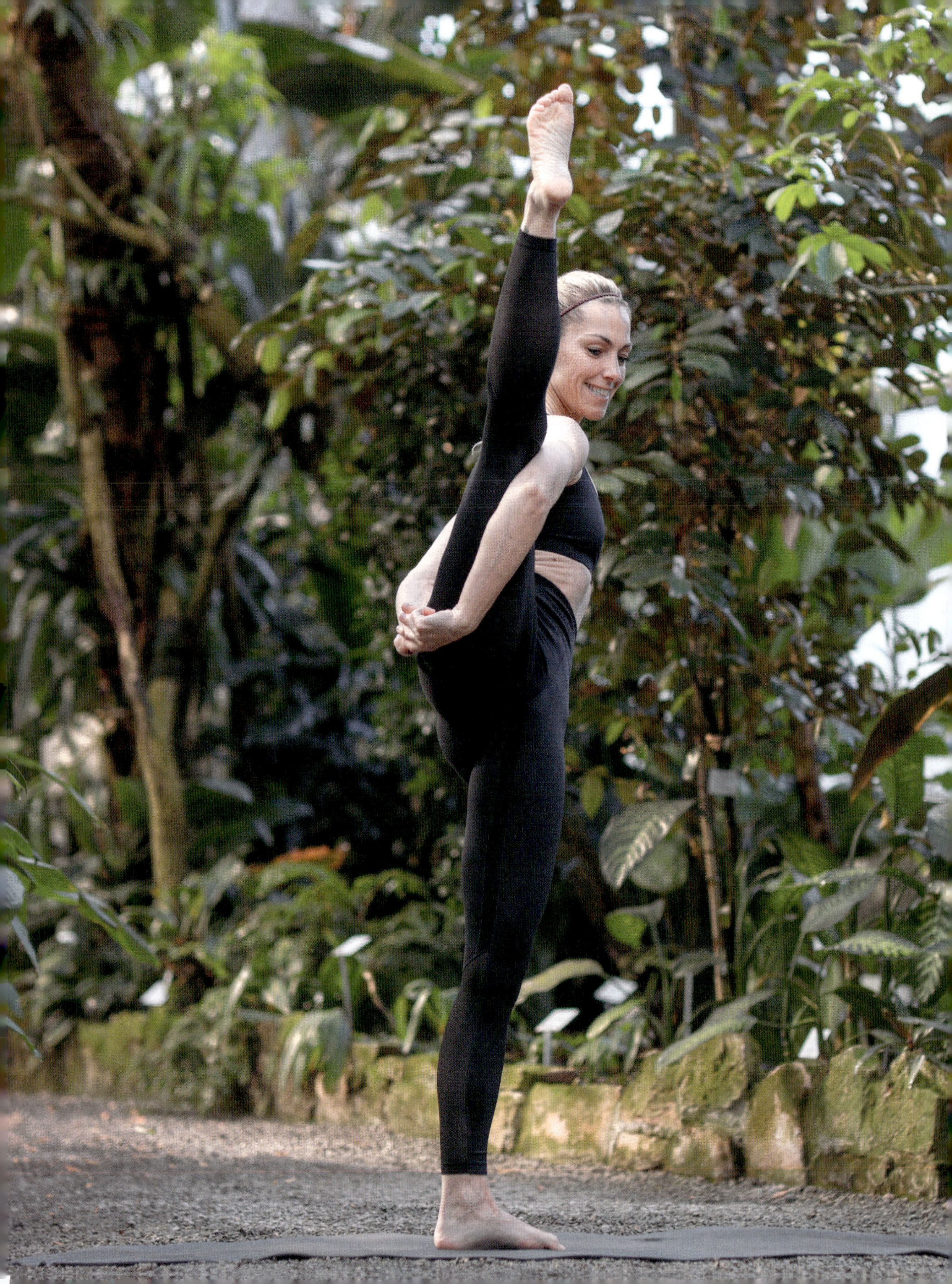

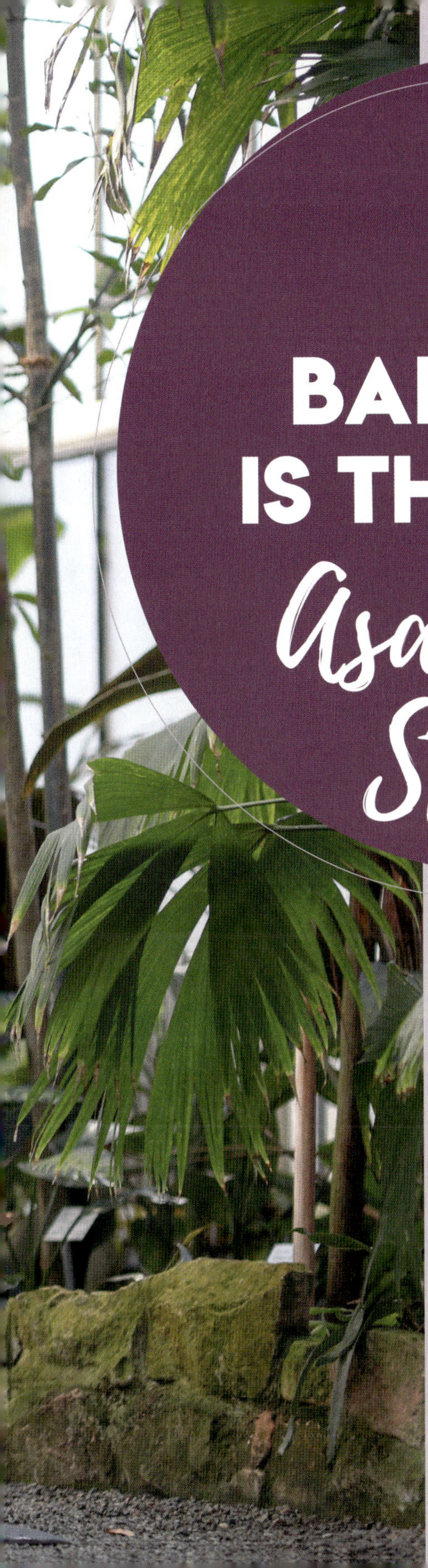

5 BALANCE IS THE KEY – Asanas im Stand

Inneres Gleichgewicht führt zu äußerem Gleichgewicht. Und umgekehrt. Balancehaltungen verbinden also mentale und körperliche Aspekte. Beim Praktizieren förderst du in den Übungen dieses Kapitels Ausgeglichenheit und schaffst es, dich auf das Wesentliche zu zentrieren. Balancen im Stand verbinden den kraftvollen Pol der Handbalancen mit dem ruhigen Pol der Bodenhaltungen, da sie Aspekte beider Bereiche teilen. Doch wie lassen sich Kraft, Stabilität und Ruhe in einer Asana zugleich erreichen? Finde in den folgenden Impulsen zur korrekten Ausrichtung deine innere Mitte.

WARM-UP FÜR BALANCEHALTUNGEN IM STAND

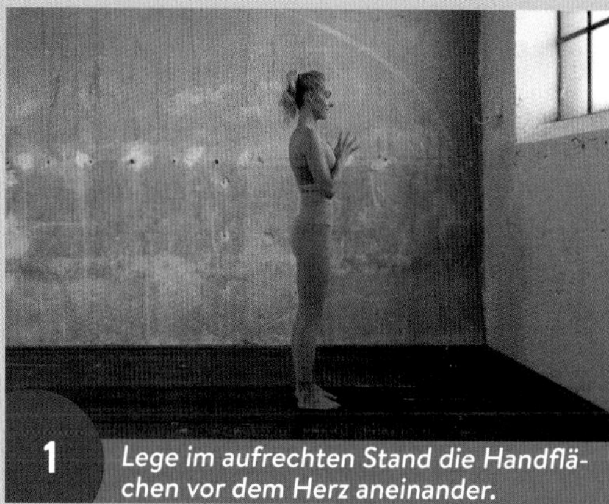

1 Lege im aufrechten Stand die Handflächen vor dem Herz aneinander.

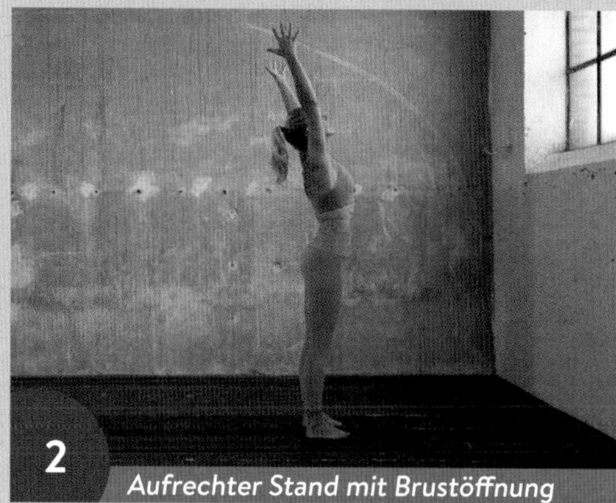

2 Aufrechter Stand mit Brustöffnung

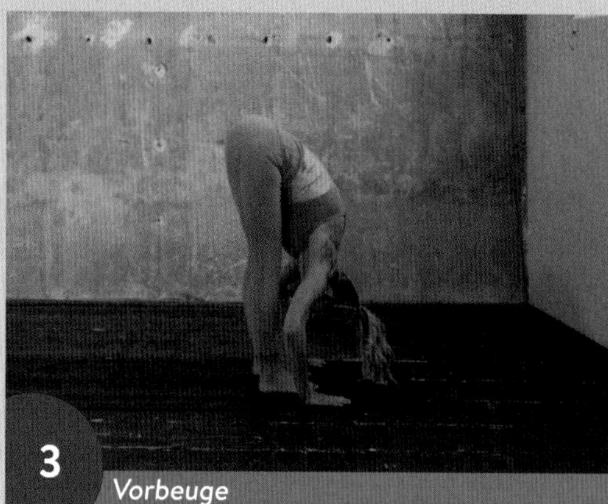

3 Vorbeuge

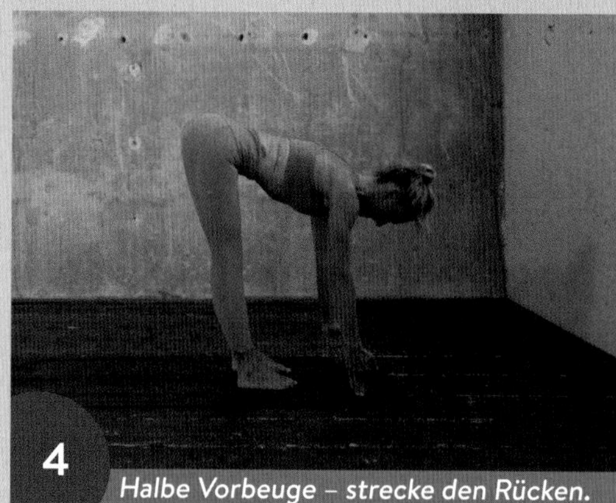

4 Halbe Vorbeuge – strecke den Rücken.

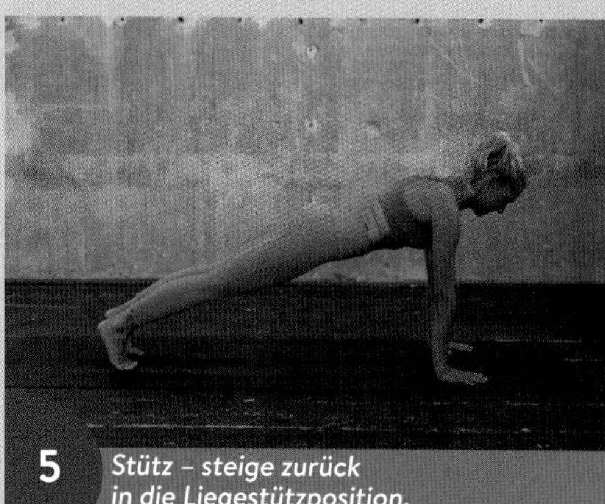

5 Stütz – steige zurück in die Liegestützposition.

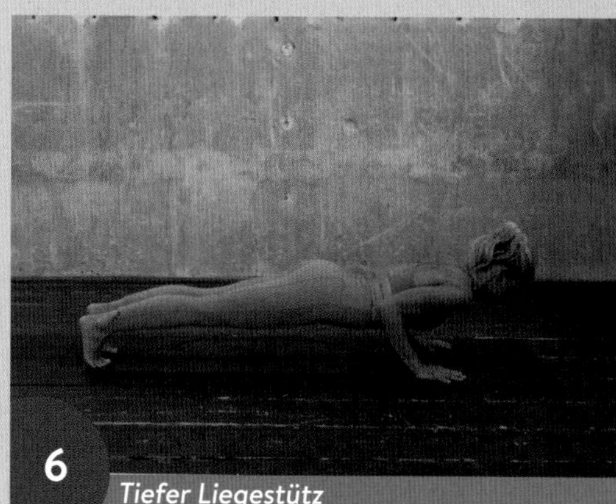

6 Tiefer Liegestütz

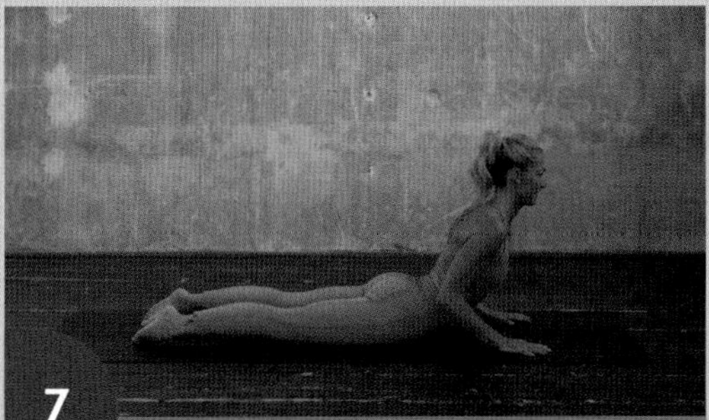

7 *Kobra*

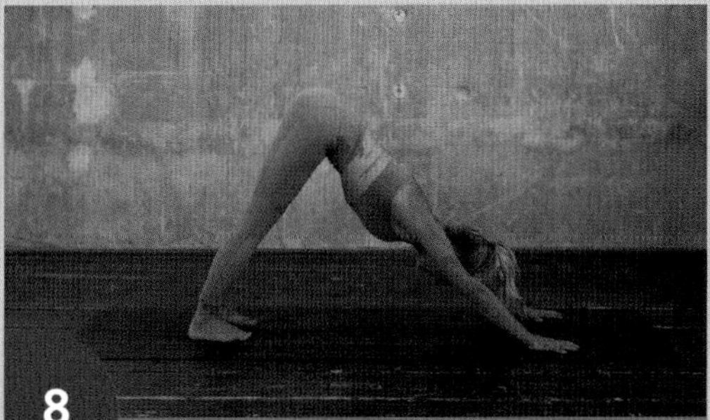

8 *Herabschauender Hund*

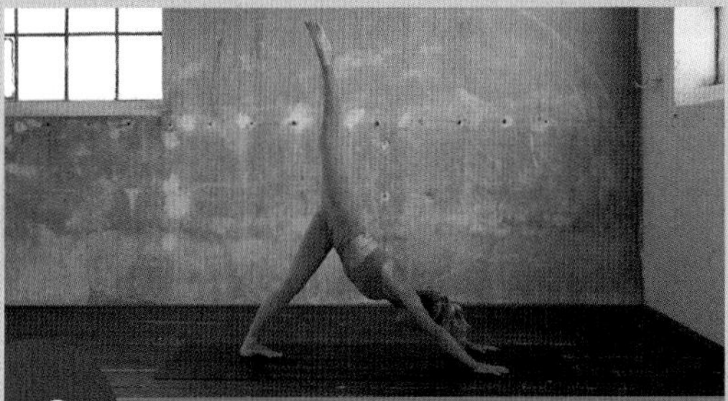

9 *Dreibeiniger Hund mit dem rechten Bein*

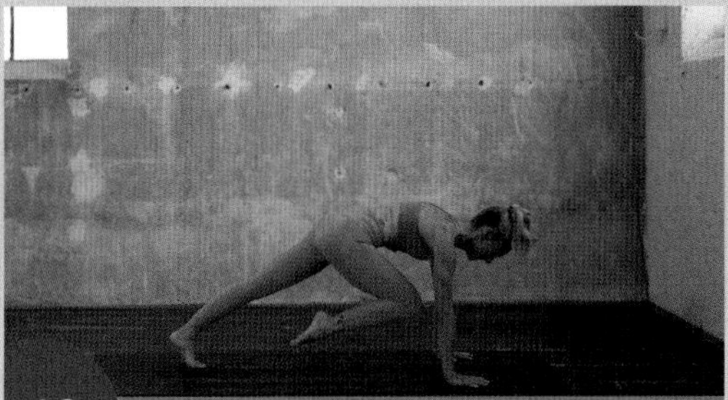

10 *Knie nach vorn – wiederhole die Schritte 9 und 10 3- bis 4-mal.*

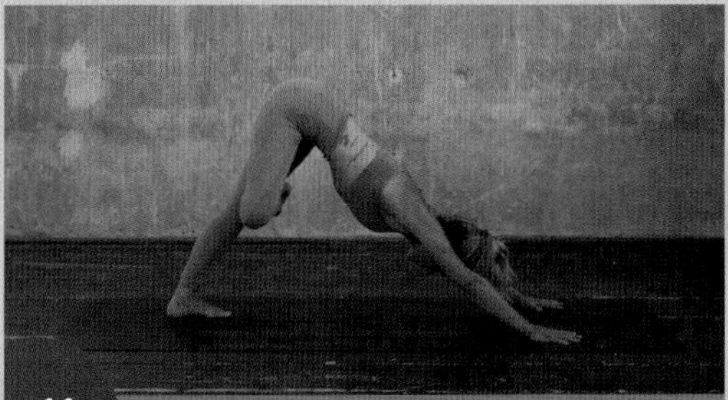

11 *Lege den rechten Fuß auf dem linken Oberschenkel ab.*

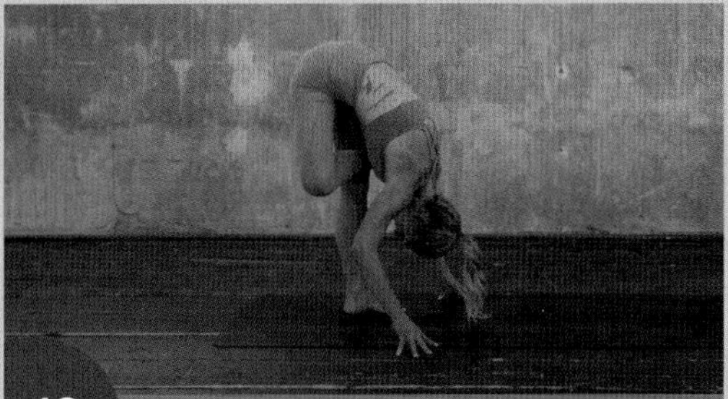

12 *Vorbeuge im Tempelsitz – bleibe 5 Atemzüge.*

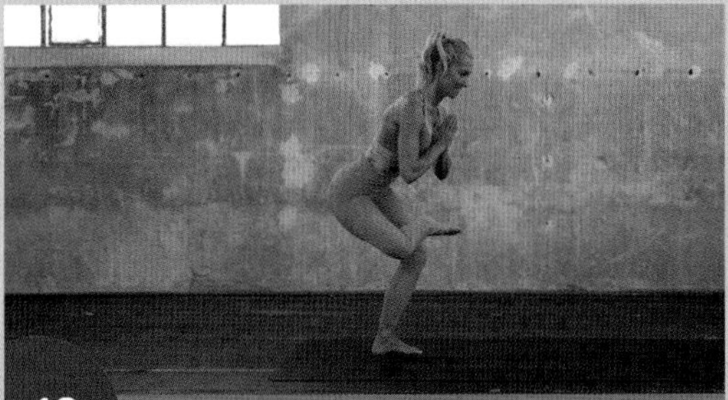

13 *Tempelsitz – bleibe 5 Atemzüge.*

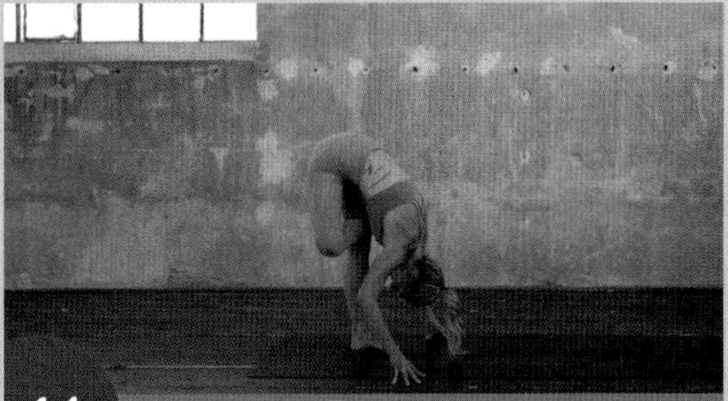

14 *Vorbeuge im Tempelsitz – bleibe 5 Atemzüge.*

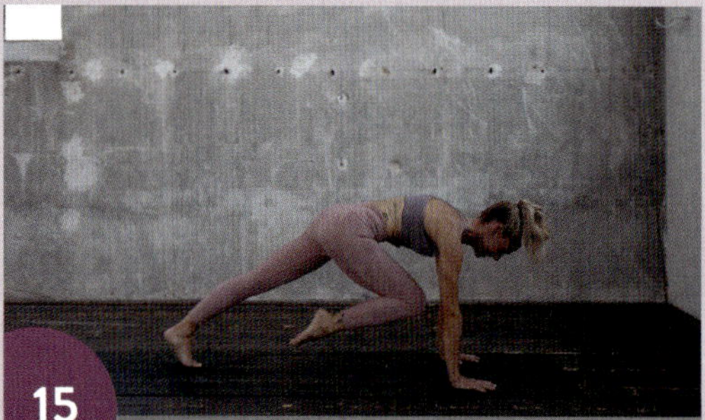

15 *Knie nach vorn im Stütz*

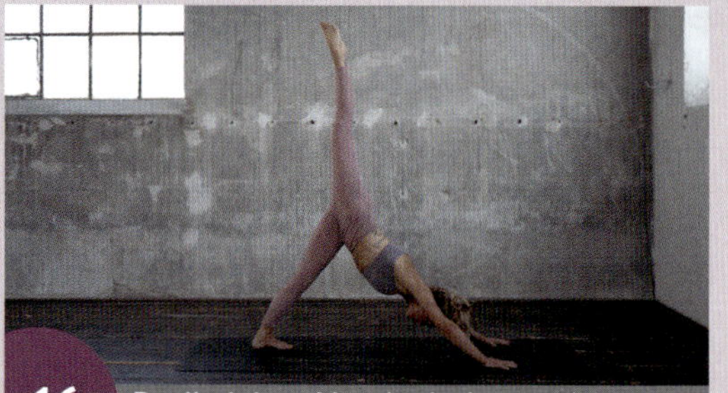

16 *Dreibeiniger Hund mit dem rechten Bein*

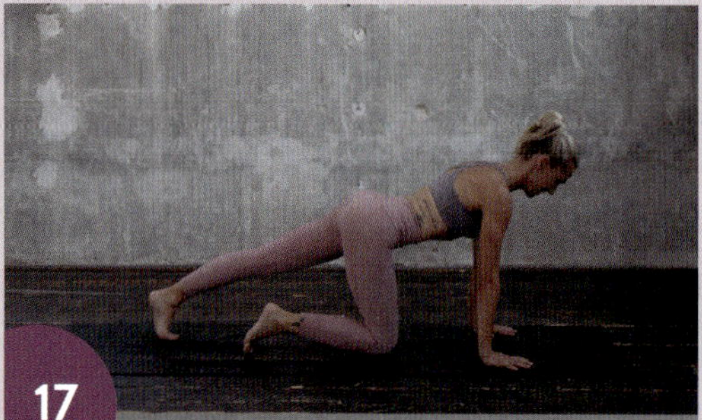

17 *Knie auf Matte*

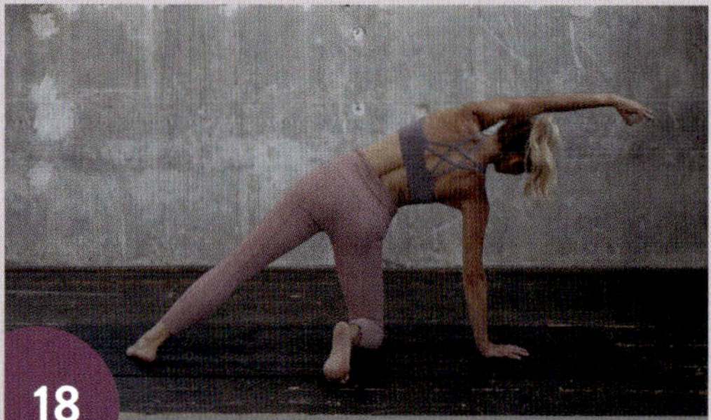

18 *Kleiner Seitstütz rechts*

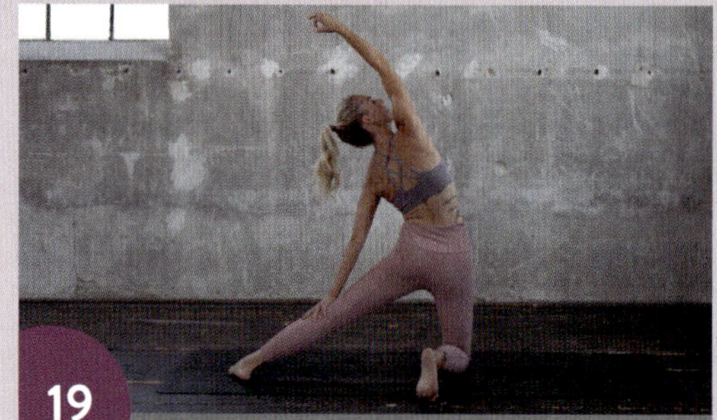

19 *Tor – bleibe 5 Atemzüge.*

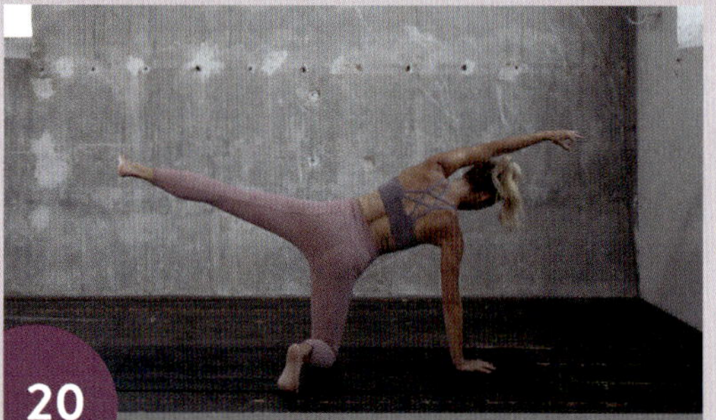

20 *Balance im kleinen Seitstütz*

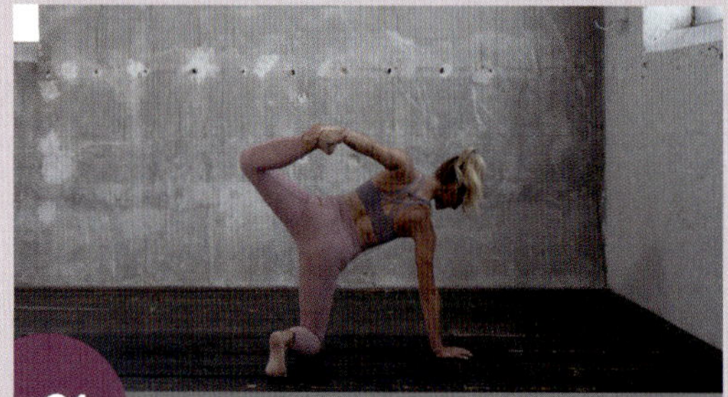

21 *Kleiner Tänzer im Seitstütz – bleibe 5 Atemzüge.*

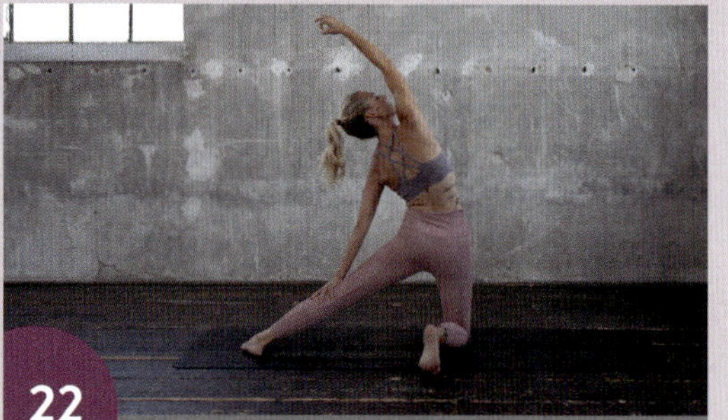

22 *Tor – bleibe 5 Atemzüge.*

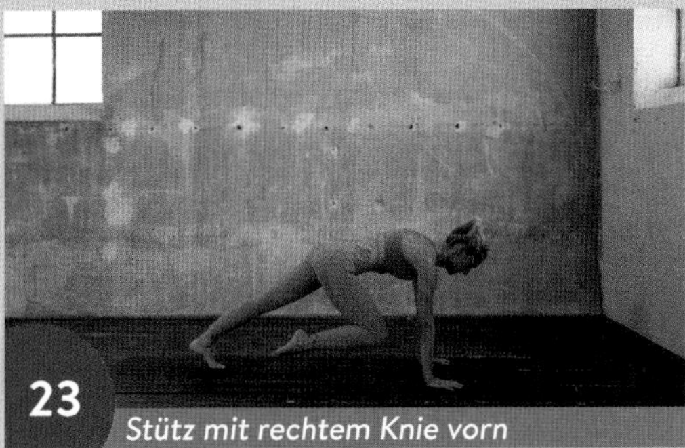
23 Stütz mit rechtem Knie vorn

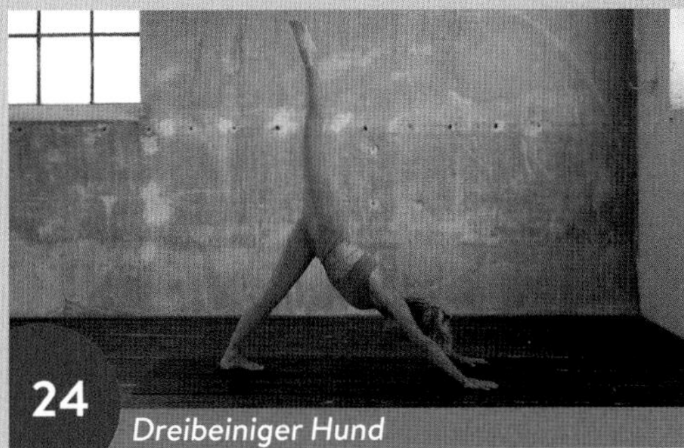
24 Dreibeiniger Hund

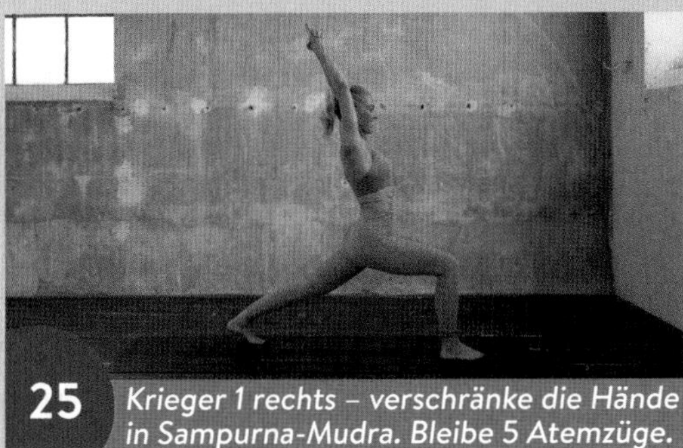
25 Krieger 1 rechts – verschränke die Hände in Sampurna-Mudra. Bleibe 5 Atemzüge.

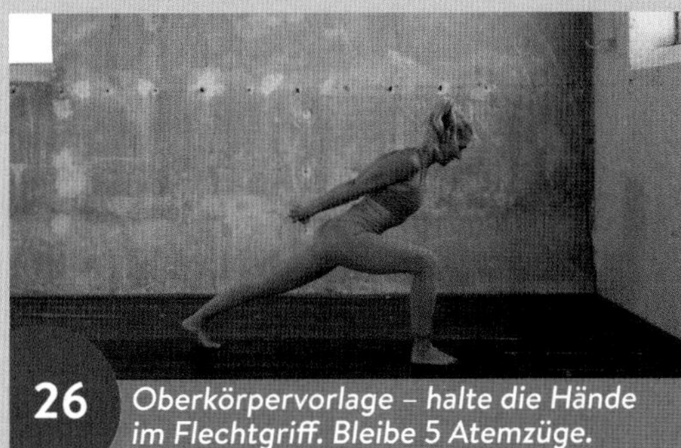
26 Oberkörpervorlage – halte die Hände im Flechtgriff. Bleibe 5 Atemzüge.

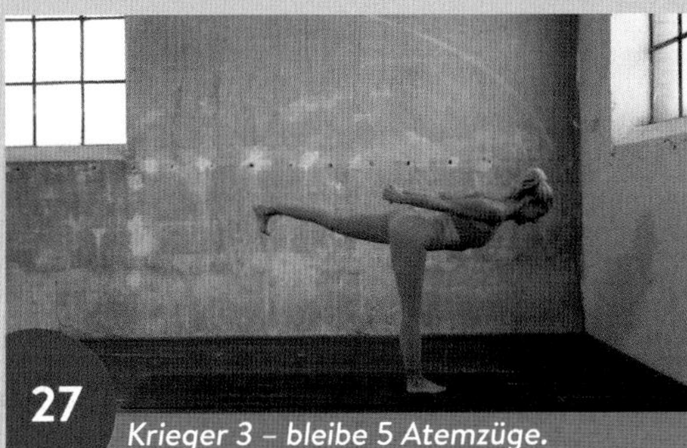
27 Krieger 3 – bleibe 5 Atemzüge.

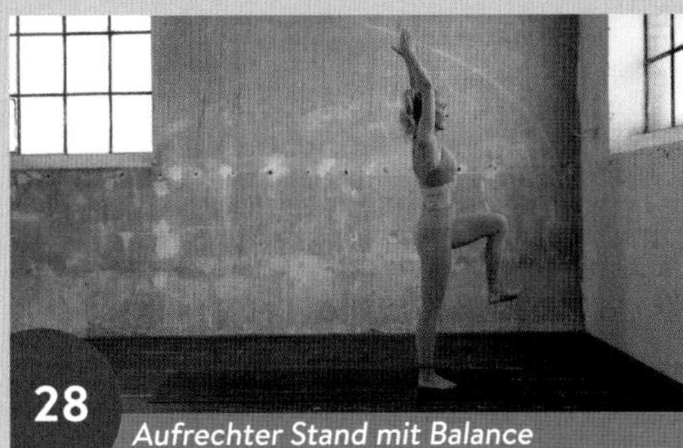
28 Aufrechter Stand mit Balance

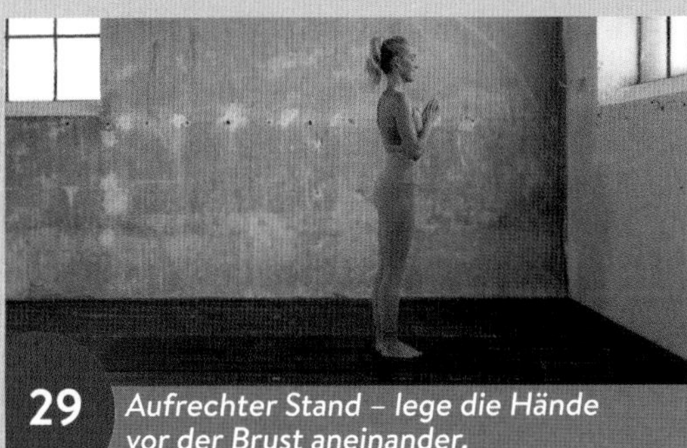
29 Aufrechter Stand – lege die Hände vor der Brust aneinander.

Wiederhole alle Schritte auf der anderen Seite.

MENTALE WIRKUNG DER STANDHALTUNGEN

Balancehaltungen bringen mehr Stabilität in dein Leben, indem sie das innere Gleichgewicht fördern und besonders erdend wirken. Dadurch kann unter anderem der Stresspegel gesenkt werden. Darüber hinaus stärkst du mit der aufrechten und kraftvollen Körperhaltung das Vertrauen in deine eigenen Fähigkeiten, was somit auch zum Abbau von vorhandenen Ängsten beiträgt. Standhaltungen vitalisieren zudem den Körper und öffnen den Geist.

DAS GEDREHTE DREIECK (PARIVRTTA TRIKONASANA)

LEVEL 1 2 3

1. Beginne im herabschauenden Hund.
2. Ziehe das linke Knie zur Brust und platziere den linken Fuß zwischen den Händen.
3. Strecke die Beine und aktiviere die Oberschenkelmuskulatur. Der Schritt sollte ungefähr einen Meter weit sein. Drehe den hinteren Fuß leicht nach außen und mache den Rücken lang.
4. Platziere die rechte Hand neben der linken Fußaußenkante auf der Matte und drehe dich aus der Körpermitte nach links. Richte den Blick zum Boden.
5. Strecke den linken Arm nach oben, um noch weiter in die Rotation zu kommen. Kontrolliere, ob dein linker Arm senkrecht über dem rechten steht. Richte den Blick zu den Fingerspitzen deiner linken Hand (siehe Seite 174). Halte diese Position für 5 bis 10 Atemzüge. Wiederhole alle Schritte mit dem anderen Bein.

TIPPS

- Achte darauf, dass dein Rücken komplett gestreckt ist und eine Linie bildet.
- Nutze einen Yogablock und platziere diesen hochkant unter deiner Hand auf der Matte, wenn sich dein Rücken runden sollte.

WIRKUNG

In dieser Asana werden die Oberschenkelrückseite und die Gesäßmuskulatur des vorderen Beins stark gedehnt, im hinteren Bein zusätzlich auch die Wadenmuskulatur. Die Streckung der Beine kräftigt zudem die Oberschenkelvorderseiten. Durch die Rotation werden die seitlichen Bauchmuskeln trainiert und die Brustmuskulatur der nach oben gedrehten Körperseite gedehnt. Außerdem massiert diese Haltung die inneren Organe und erhöht deren Funktionsfähigkeit. Das gedrehte Dreieck verbessert neben dem Gleichgewicht auch die Beweglichkeit der Hüfte sowie der Wirbelsäule.

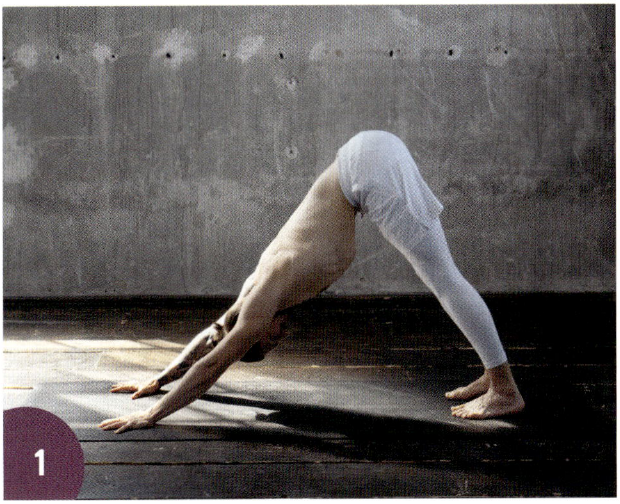

1

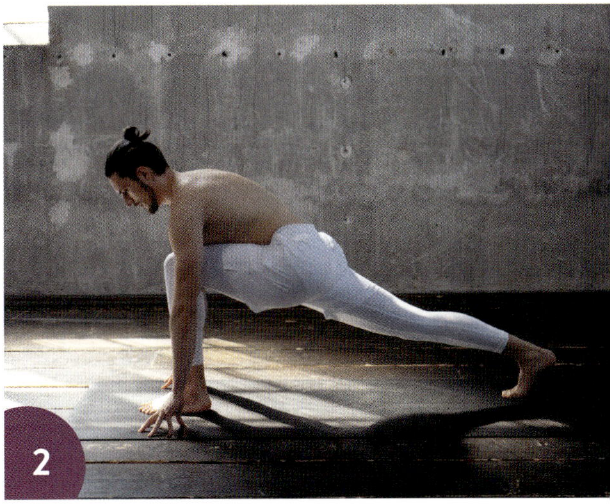

2

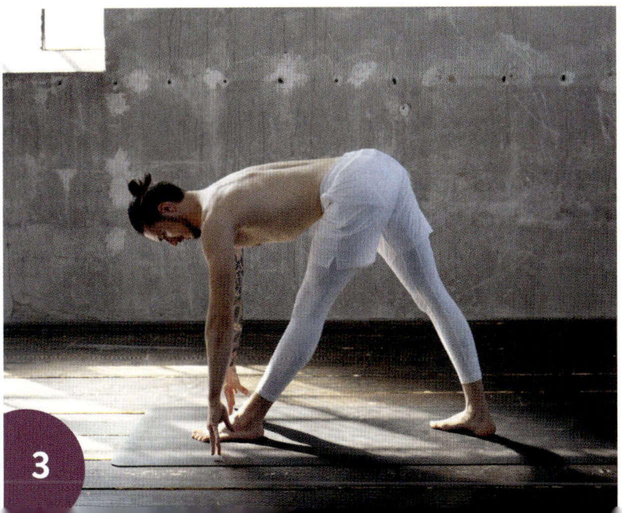

3

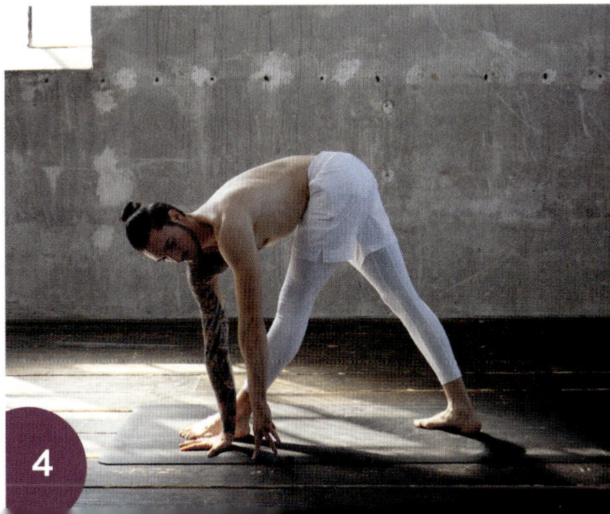

4

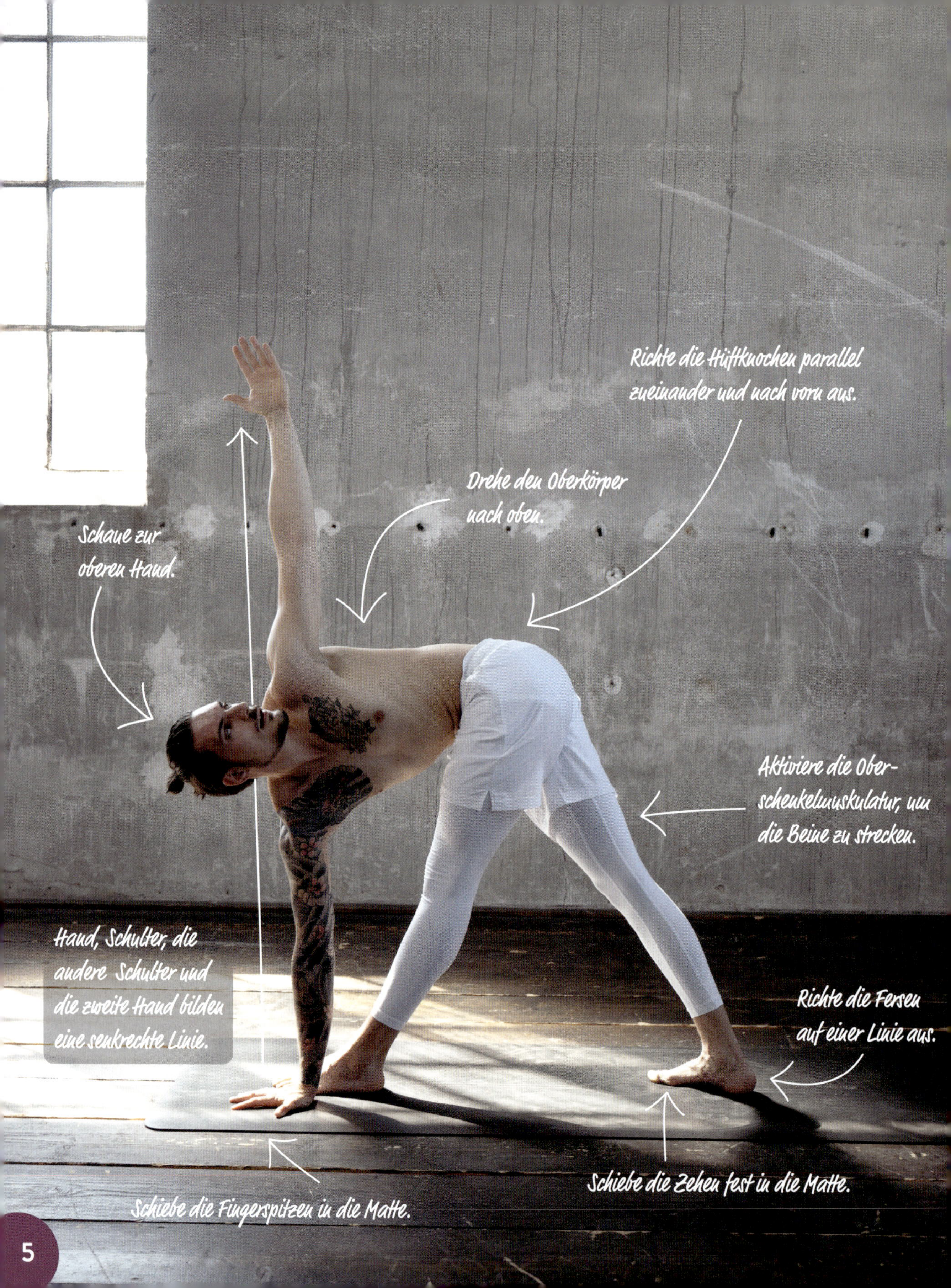
Richte die Hüftknochen parallel zueinander und nach vorn aus.
Drehe den Oberkörper nach oben.
Schaue zur oberen Hand.
Aktiviere die Oberschenkelmuskulatur, um die Beine zu strecken.
Hand, Schulter, die andere Schulter und die zweite Hand bilden eine senkrechte Linie.
Richte die Fersen auf einer Linie aus.
Schiebe die Zehen fest in die Matte.
Schiebe die Fingerspitzen in die Matte.
5

DIE STEHENDE HAND-ZEH-HALTUNG 1 (UTTHITA HASTA PADANGUSTHASANA 1)

LEVEL 1 2 3

1. Beginne am Anfang deiner Matte im aufrechten Stand und verwurzle dich fest im Boden. Platziere die Füße hüftbreit voneinander entfernt. Verlagere dein Körpergewicht langsam auf das linke Bein.
2. Löse das rechte Bein vom Boden und ziehe es angewinkelt zu dir. Aktiviere die Oberschenkelmuskulatur des Standbeins und greife mit dem rechten Daumen, Zeigefinger und Mittelfinger die große Zehe. Platziere die linke Hand an der Hüfte.
3. Strecke das rechte Bein parallel zum Boden nach vorn, wenn du vollkommen im Gleichgewicht bist – dein rechter Arm wird somit auch gestreckt und deine Finger ziehen den Fuß zu dir. Achte darauf, dass der Rücken gerade bleibt und die Wirbelsäule eine Linie vom Steißbein bis zum Scheitel bildet, damit der Oberkörper nicht nach vorn kippt. Richte die Hüftknochen parallel zueinander aus. Atme gleichmäßig und fokussiere einen Punkt vor dir am Boden, um Stabilität und Zentrierung in dieser Asana zu erfahren. Halte diese Position für mehrere Atemzüge, bevor du sie langsam auflöst und in den aufrechten Stand zurückkehrst. Wiederhole alle Schritte mit dem anderen Bein.

WIRKUNG

In dieser Asana wird die Aufrichtung der Wirbelsäule gefördert und die Körperhaltung sowie das Gleichgewicht verbessert. Zudem werden die komplette Oberschenkelrückseite, die Wadenmuskulatur und die Oberschenkelinnenseite des angehobenen Beins gedehnt. Darüber hinaus kräftigt diese Position das Kniegelenk, die Schienbeinmuskulatur und die Oberschenkelvorderseite in beiden Beinen. Im Standbein wird ebenso die Beinrückseite gekräftigt. Außerdem wird die Rückenmuskulatur aktiviert.

▶▶▶

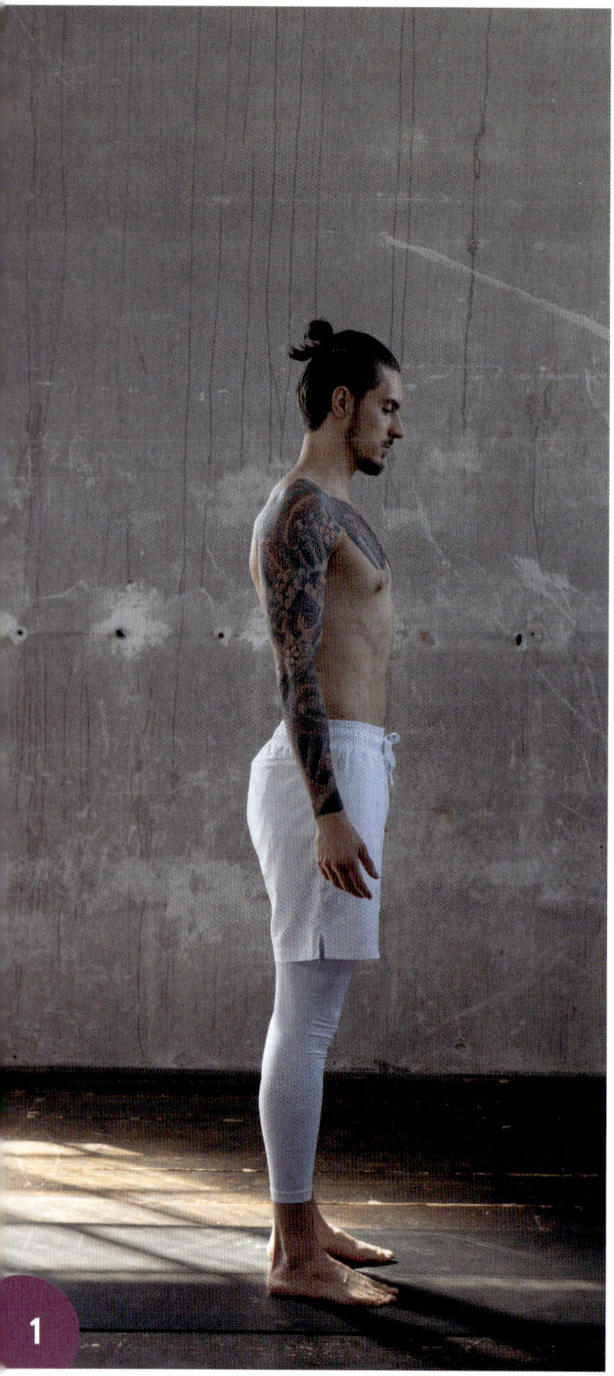

1

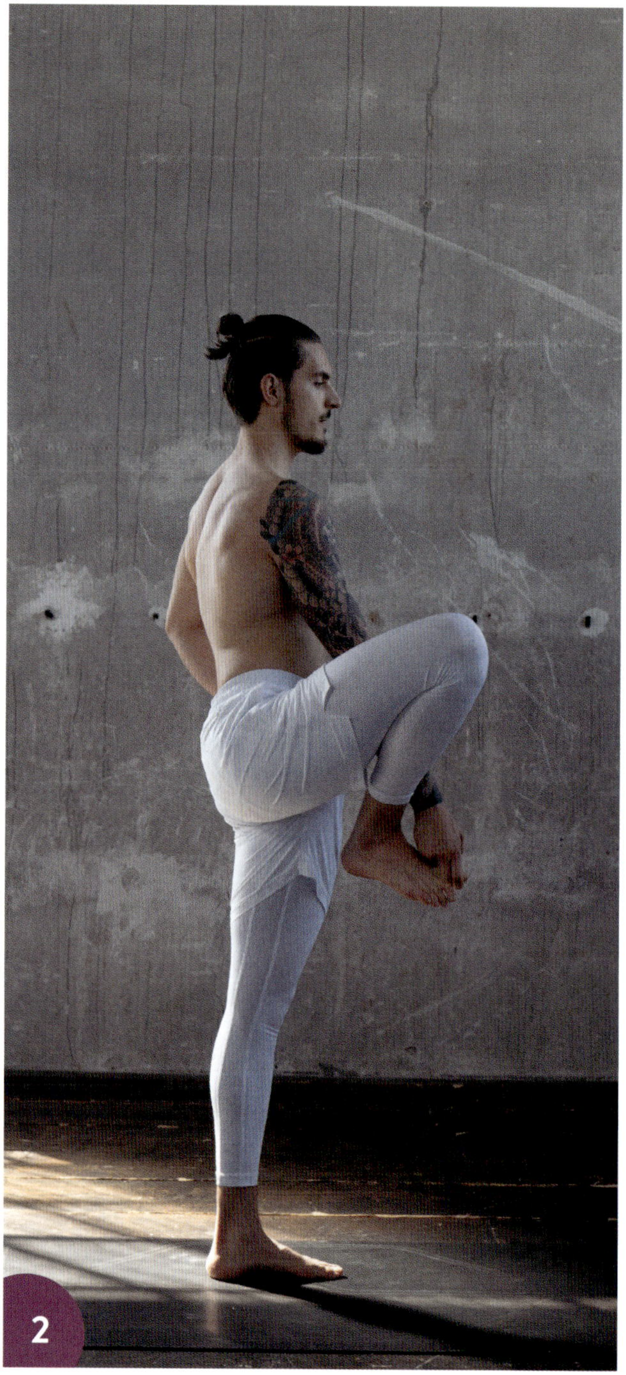

2

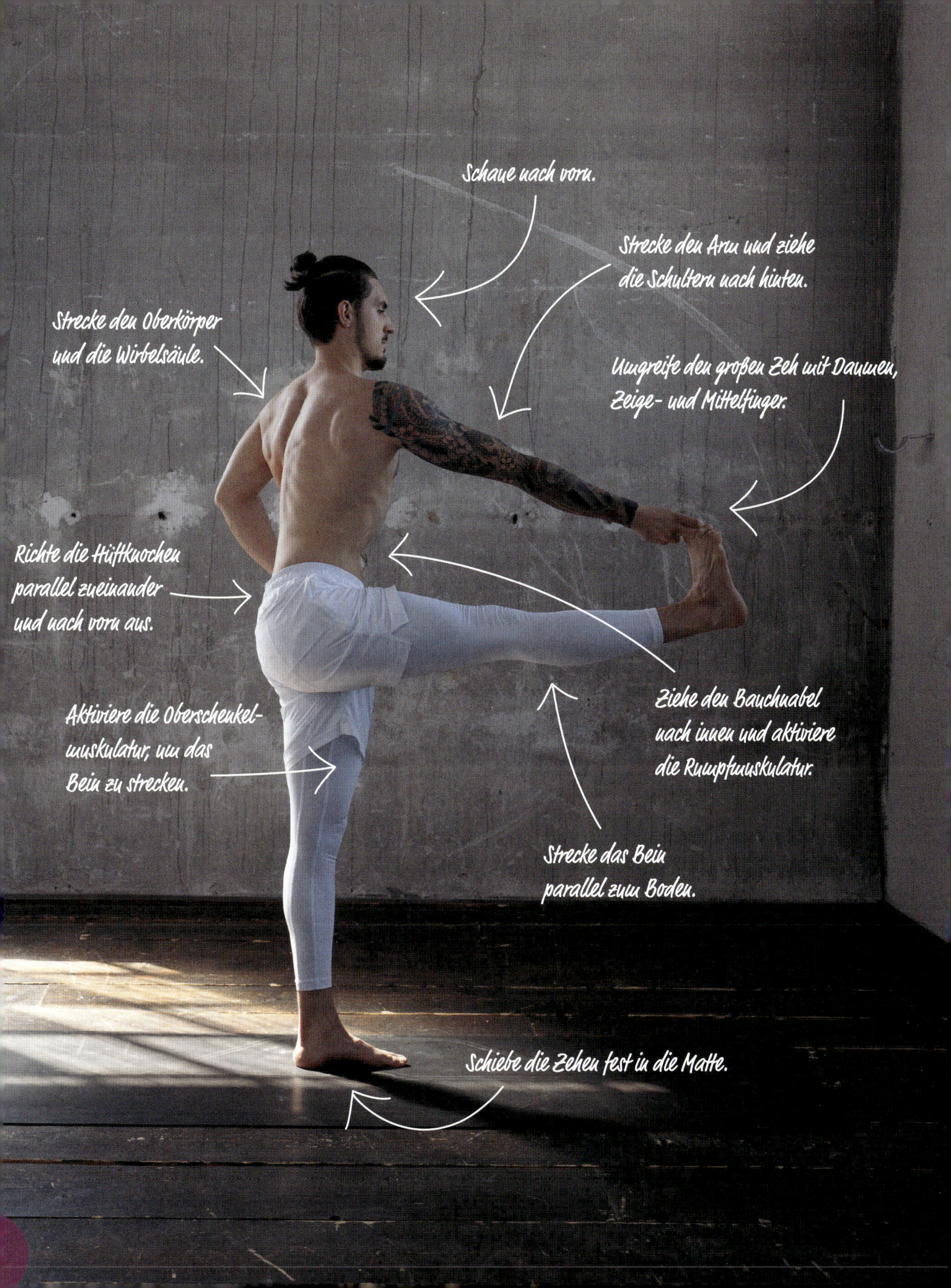
Schaue nach vorn.
Strecke den Arm und ziehe die Schultern nach hinten.
Strecke den Oberkörper und die Wirbelsäule.
Umgreife den großen Zeh mit Daumen, Zeige- und Mittelfinger.
Richte die Hüftknochen parallel zueinander und nach vorn aus.
Aktiviere die Oberschenkelmuskulatur, um das Bein zu strecken.
Ziehe den Bauchnabel nach innen und aktiviere die Rumpfmuskulatur.
Strecke das Bein parallel zum Boden.
Schiebe die Zehen fest in die Matte.

DIE STEHENDE HAND-ZEH-HALTUNG 2 (UTTHITA HASTA PADANGUSTHASANA 2)

LEVEL **1** 2 3

1. Beginne am Anfang deiner Matte im aufrechten Stand und verwurzle dich fest im Boden. Platziere die Füße hüftbreit voneinander entfernt. Verlagere dein Körpergewicht langsam auf das linke Bein.
2. Löse das rechte Bein vom Boden und ziehe es angewinkelt zu dir. Aktiviere die Oberschenkelmuskulatur des Standbeins und greife mit dem rechten Daumen, Zeigefinger und Mittelfinger die große Zehe.
3. Strecke das rechte Bein parallel zum Boden nach vorn, wenn du vollkommen im Gleichgewicht bist – dein rechter Arm wird somit auch gestreckt und die Finger ziehen den Fuß zu dir. Achte darauf, dass der Oberkörper nicht nach vorne kippt. Platziere die linke Hand an der Hüfte.
4. Hebe das gestreckte Bein diagonal nach oben zur rechten Seite, bis deine Hüfte komplett geöffnet ist. Strecke den linken Arm zum Ausgleich ebenfalls diagonal nach oben, damit du das Gleichgewicht halten kannst. Halte den Oberkörper aufgerichtet und verlagere das Gewicht leicht zur linken Seite. Atme gleichmäßig und fokussiere einen Punkt vor dir am Boden, um Stabilität und Zentrierung in dieser Asana zu erfahren. Halte diese Position für mehrere Atemzüge, bevor du sie langsam auflöst. Wiederhole alle Schritte mit dem anderen Bein.

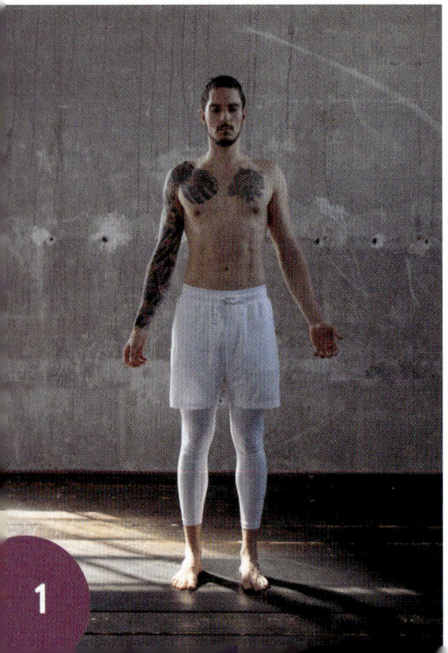

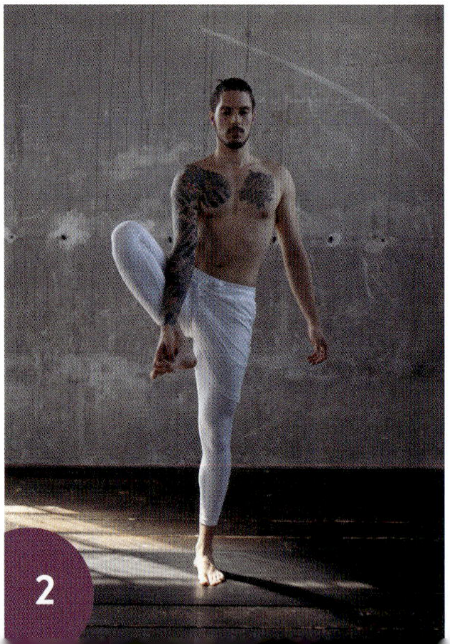

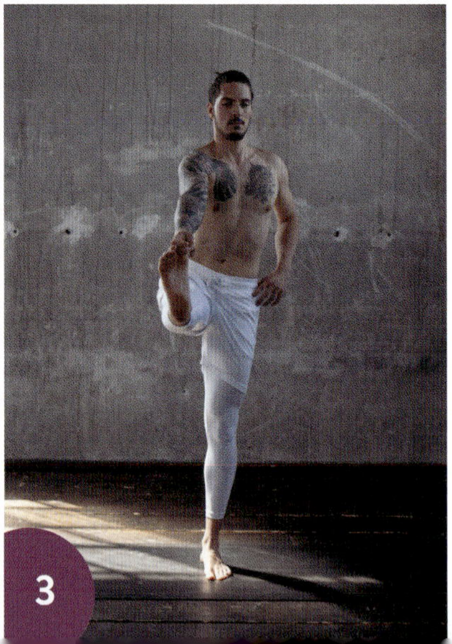

WIRKUNG

Wie auch bei der stehenden Hand-Zeh-Haltung 1 werden die Aufrichtung der Wirbelsäule gefördert und die Körperhaltung sowie das Gleichgewicht verbessert. Im angehobenen Bein werden die komplette Oberschenkelrückseite, die Wadenmuskulatur und die Oberschenkelinnenseite gedehnt. Darüber hinaus kräftigt diese Position das Kniegelenk, die Schienbeinmuskulatur und die Oberschenkelvorderseite in beiden Beinen. Im Standbein wird ebenso die Beinrückseite gekräftigt. Außerdem wird die Rückenmuskulatur aktiviert. In der stehenden Hand-Zeh-Haltung 2 wird zudem die Hüft- und Leistengegend geweitet.

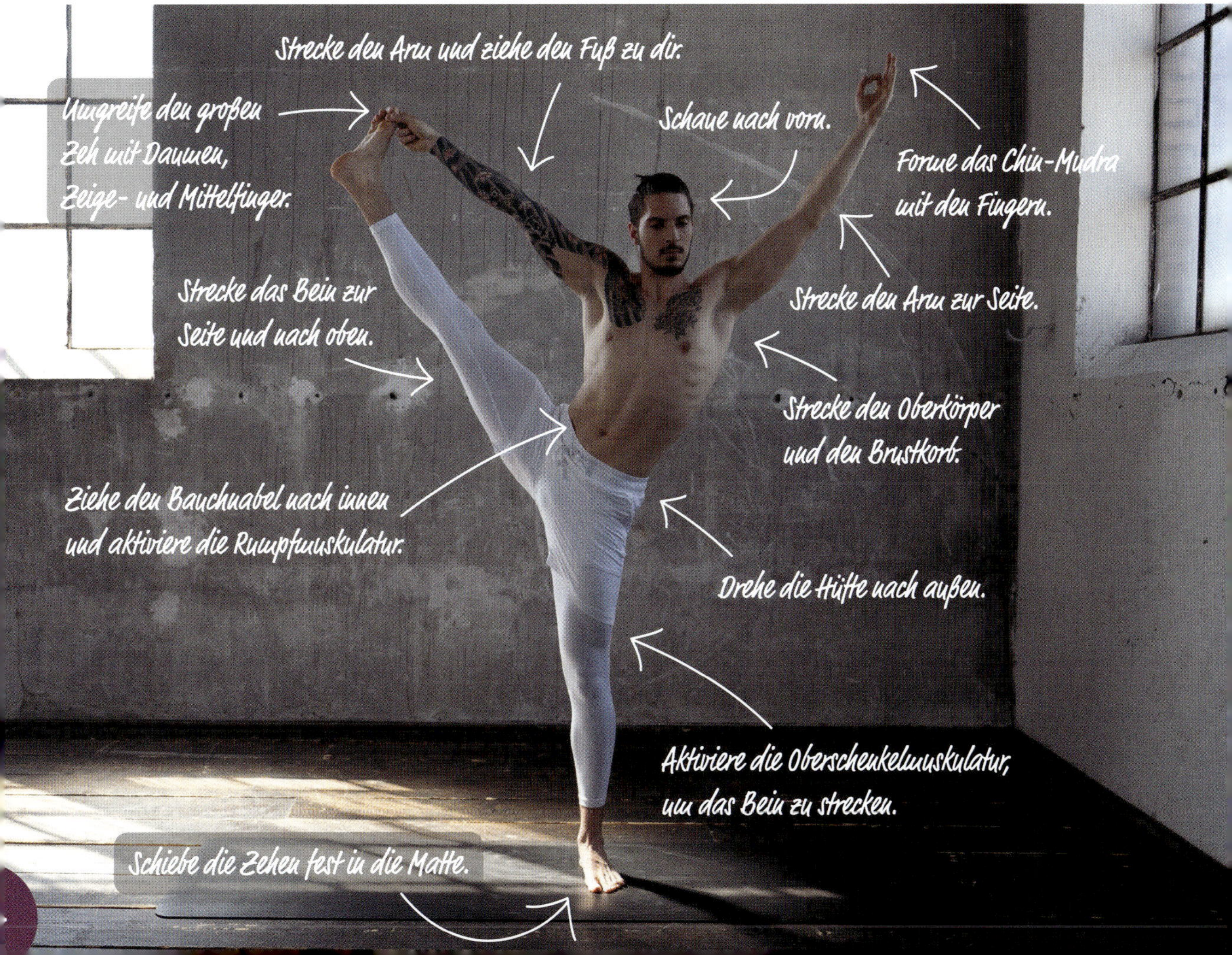
Strecke den Arm und ziehe den Fuß zu dir.
Umgreife den großen Zeh mit Daumen, Zeige- und Mittelfinger.
Schaue nach vorn.
Forme das Chin-Mudra mit den Fingern.
Strecke das Bein zur Seite und nach oben.
Strecke den Arm zur Seite.
Strecke den Oberkörper und den Brustkorb.
Ziehe den Bauchnabel nach innen und aktiviere die Rumpfmuskulatur.
Drehe die Hüfte nach außen.
Aktiviere die Oberschenkelmuskulatur, um das Bein zu strecken.
Schiebe die Zehen fest in die Matte.

DIE STEHENDE KOPF-ZUM-KNIE-HALTUNG (DANDAYAMANA JANU SIRSASANA)

LEVEL 1 **2** 3

1. Beginne am Anfang deiner Matte im aufrechten Stand und verwurzle dich fest im Boden. Platziere die Füße hüftbreit voneinander entfernt. Verlagere das Körpergewicht langsam auf das linke Bein.
2. Löse das rechte Bein vom Boden und ziehe es angewinkelt zu dir. Aktiviere die Oberschenkelmuskulatur des Standbeins und umgreife den rechten Fuß mit ineinander gefalteten Händen.
3. Strecke das rechte Bein parallel zum Boden nach vorn und ziehe den Rücken in die Länge. Lass die Hüftknochen parallel zueinander ausgerichtet. Atme gleichmäßig und fokussiere einen Punkt vor dir am Boden, um Stabilität und Zentrierung in dieser Asana zu erfahren.
4. Sinke mit dem Oberkörper komplett zum gestreckten Bein, bis dein Bauch den Oberschenkel und deine Stirn das Schienbein berührt, um die Beinrückseite stärker zu dehnen. Beuge dabei die Arme und ziehe dich somit tiefer in die Dehnung. Die Wirkung dieser Asana steigt mit den Atemzügen, die du in ihr verweilst. Halte diese Position für mehrere Atemzüge, bevor du sie langsam auflöst und in den aufrechten Stand zurückkehrst. Wiederhole alle Schritte mit dem anderen Bein.

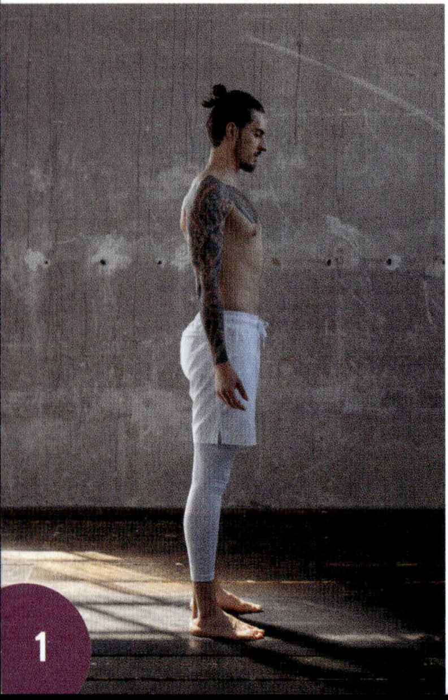

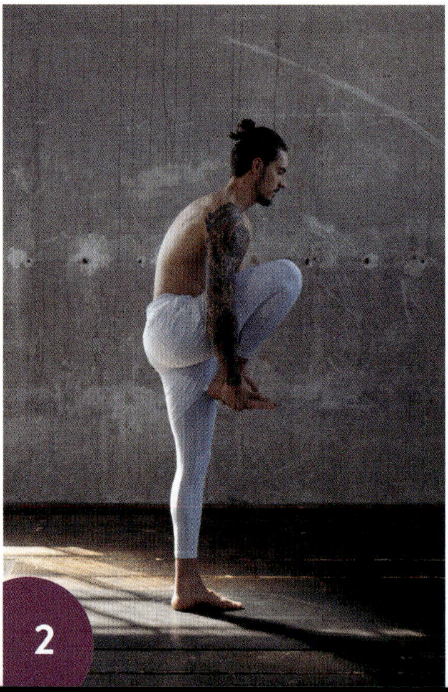

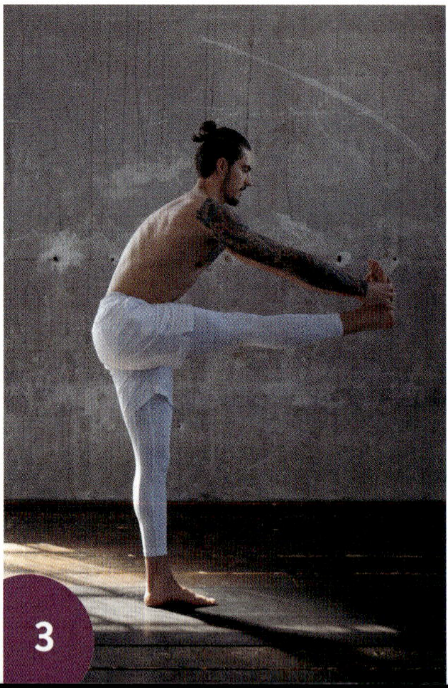

WIRKUNG

Diese Asana kombiniert die Effekte einer Vorbeuge mit denen einer Balance, da die Oberschenkelrückseite sowie die Wadenmuskulatur im nach vorn gestreckten Bein intensiv gedehnt werden und sich das Gleichgewicht bei einer regelmäßigen Praxis verbessert. Darüber hinaus kräftigt diese Position das Kniegelenk, die Schienbeinmuskulatur und die Oberschenkelvorderseite in beiden Beinen. Im Standbein wird ebenso die Beinrückseite gekräftigt.

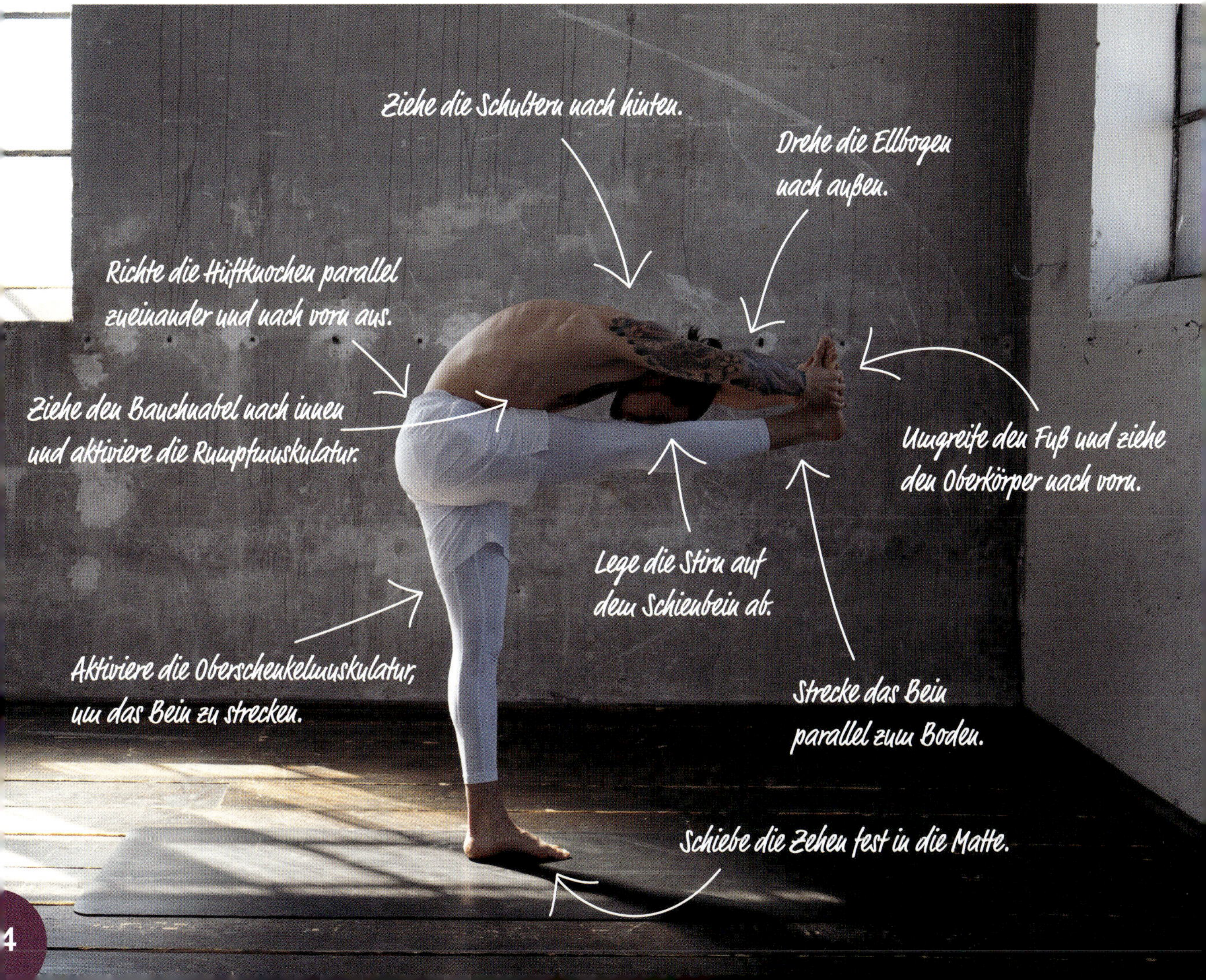
Ziehe die Schultern nach hinten.
Drehe die Ellbogen nach außen.
Richte die Hüftknochen parallel zueinander und nach vorn aus.
Ziehe den Bauchnabel nach innen und aktiviere die Rumpfmuskulatur.
Umgreife den Fuß und ziehe den Oberkörper nach vorn.
Lege die Stirn auf dem Schienbein ab.
Aktiviere die Oberschenkelmuskulatur, um das Bein zu strecken.
Strecke das Bein parallel zum Boden.
Schiebe die Zehen fest in die Matte.

DIE WAAGE (TULADANDASANA)

LEVEL 1 2 3

1. Beginne am Anfang deiner Matte im aufrechten Stand und verwurzle dich fest im Boden. Platziere die Füße hüftbreit voneinander entfernt. Verlagere das Körpergewicht langsam auf das linke Bein.

2. Löse das rechte Bein vom Boden und ziehe es angewinkelt zu dir. Ziehe die Ferse zur Wade ausgerichtet hoch und strecke die Zehen zum Boden. Aktiviere die Oberschenkelmuskulatur des Standbeins, indem du die Ferse des Standbeins fest in die Matte schiebst. Achte darauf, dass dein Bauchnabel nach innen zur Wirbelsäule gezogen ist, damit die Rumpfmuskulatur deine Haltung stabilisieren kann.

3. Beuge den Oberkörper nach vorn, wenn du vollkommen im Gleichgewicht bist, und strecke das rechte Bein nach hinten, bis dein Körper eine gerade Linie bildet, die parallel zum Boden verläuft. Strecke die Arme senkrecht nach unten und richte die Hüftknochen parallel zueinander aus. Atme gleichmäßig und fokussiere einen Punkt vor dir am Boden.

4. Hebe die Arme und strecke sie nach vorn über dem Kopf aus, bis sie mit dem ganzen Körper auf einer parallel zum Boden verlaufenden Linie liegen. Forme mit den Fingern Sampurna-Mudra, indem du die Hände ineinander faltest, jedoch die Zeigefinger streckst. Klemme den Kopf zwischen den Oberarmen ein und ziehe den Körper in die Länge. Halte diese Position für mehrere Atemzüge, bevor du sie langsam auflöst und in den aufrechten Stand zurückkehrst. Wiederhole alle Schritte mit dem anderen Bein.

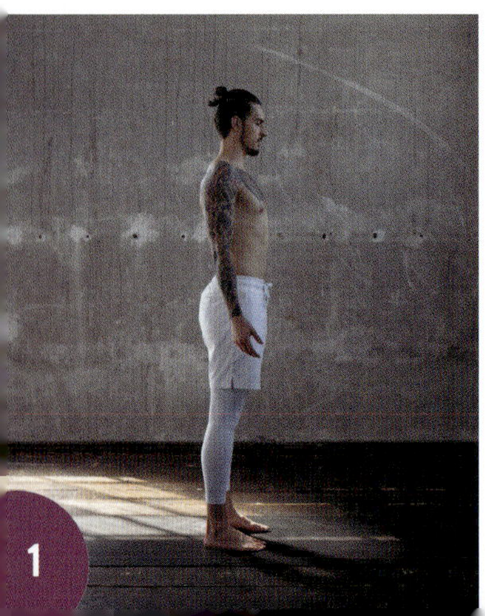
1

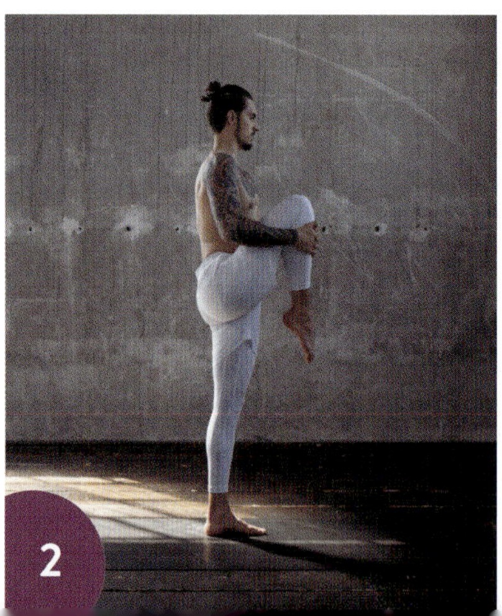
2

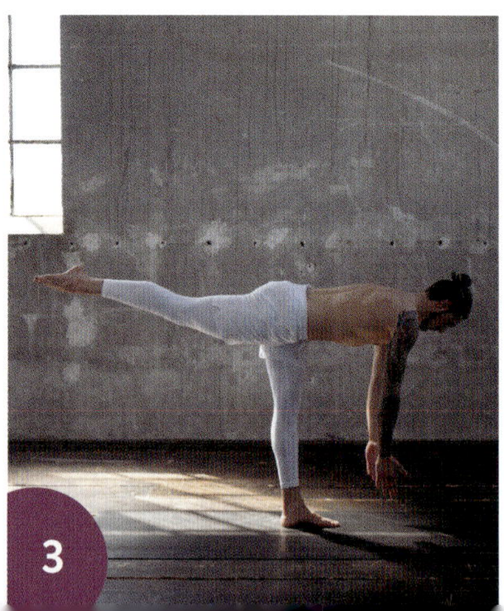
3

WIRKUNG

Die Waage ist eine anspruchsvolle Standhaltung, die den ganzen Körper trainiert und das Gleichgewicht verbessert. In dieser Asana wird die Rückenmuskulatur intensiv trainiert, da sie den Körper in der Waagerechten hält und somit eine aufrechte Körperhaltung fördert. Durch die angehobenen Arme wird die Schultermuskulatur trainiert. Darüber hinaus kräftigt diese Position das Kniegelenk, die Schienbeinmuskulatur und die Oberschenkelvorderseite in beiden Beinen. Im Standbein wird zudem die Beinrückseite gedehnt. Dem Sampurna-Mudra wird eine harmonisierende Wirkung zugesprochen. Es erhöht die Konzentration und trägt dazu bei, körperliche wie auch seelische Blockaden zu lösen.

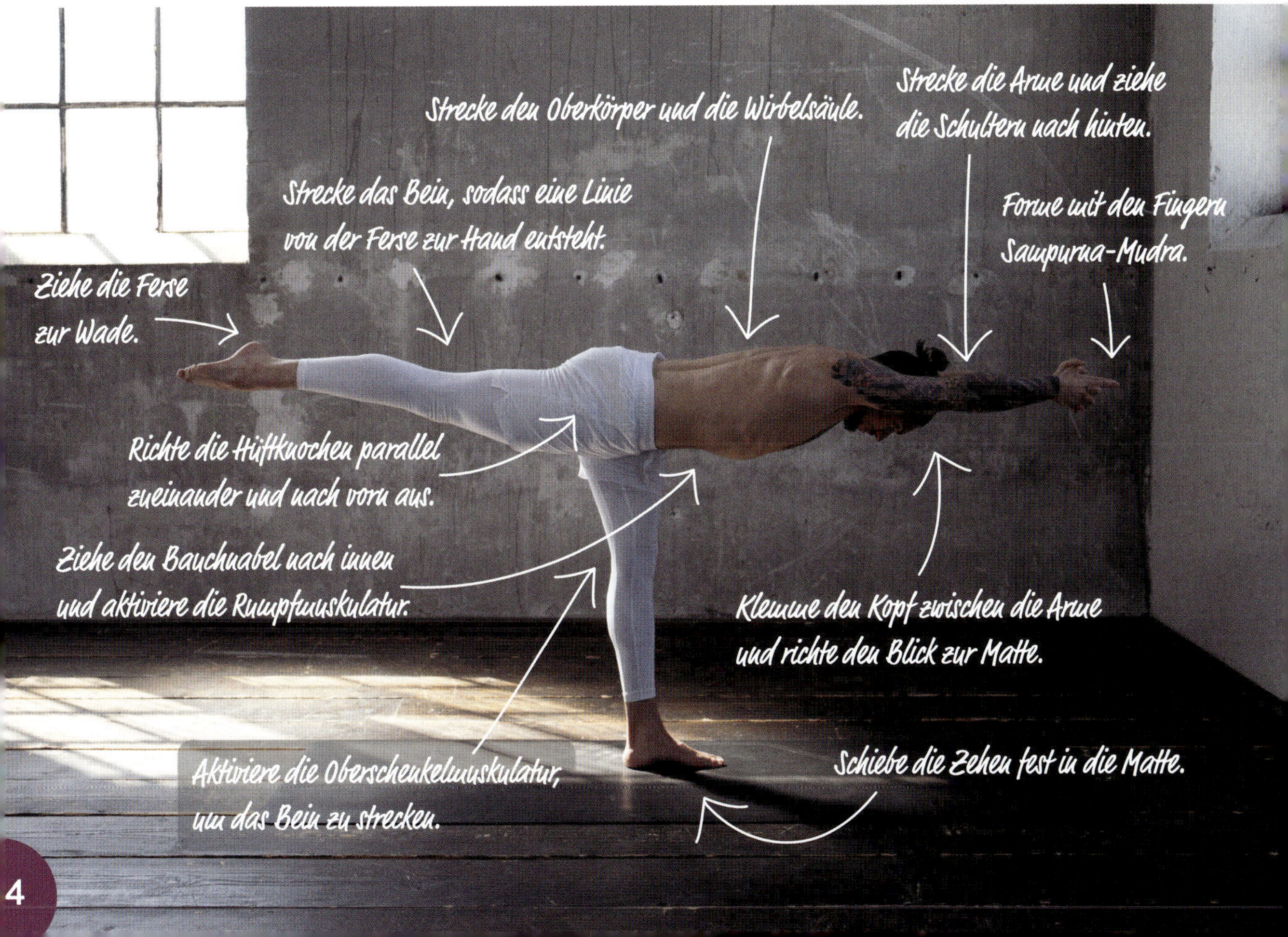
Strecke den Oberkörper und die Wirbelsäule.
Strecke die Arme und ziehe die Schultern nach hinten.
Strecke das Bein, sodass eine Linie von der Ferse zur Hand entsteht.
Forme mit den Fingern Sampurna-Mudra.
Ziehe die Ferse zur Wade.
Richte die Hüftknochen parallel zueinander und nach vorn aus.
Ziehe den Bauchnabel nach innen und aktiviere die Rumpfmuskulatur.
Klemme den Kopf zwischen die Arme und richte den Blick zur Matte.
Aktiviere die Oberschenkelmuskulatur, um das Bein zu strecken.
Schiebe die Zehen fest in die Matte.

DER GEDREHTE TEMPELSITZ (PARIVRTTA ARDHA UTKATASANA)

LEVEL 1 **2** 3

1. Beginne am Anfang deiner Matte im aufrechten Stand und verwurzle dich fest im Boden. Platziere die Füße hüftbreit voneinander entfernt. Verlagere das Körpergewicht langsam auf das linke Bein.
2. Löse das rechte Bein vom Boden und ziehe es angewinkelt zu dir. Greife den rechten Unterschenkel und lege dein Schienbein knapp oberhalb des Sprunggelenks auf deinem linken Oberschenkel ab. Lege die Hände vor der Brust aneinander.
3. Beuge das linke Bein und sinke mit dem Gesäß nach unten in den Tempelsitz. Achte darauf, dass dein Rücken in dieser Position gerade ist.
4. Drehe dich aus der Körpermitte nach links und schiebe die Rückseite des rechten Oberarms gegen die rechte Fußsohle, damit du tiefer in die Rotation kommst. Atme sanft und gleichmäßig, um Zentrierung und Ruhe in der Asana zu spüren. Halte diese Position für mehrere Atemzüge, bevor du sie langsam auflöst und in den aufrechten Stand zurückkehrst. Wiederhole alle Schritte mit dem anderen Bein.

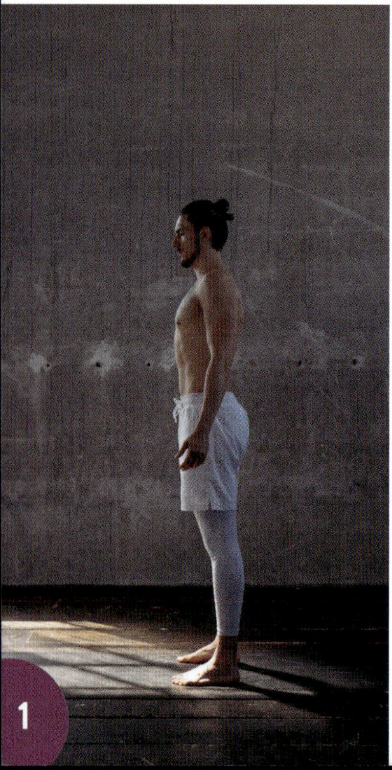

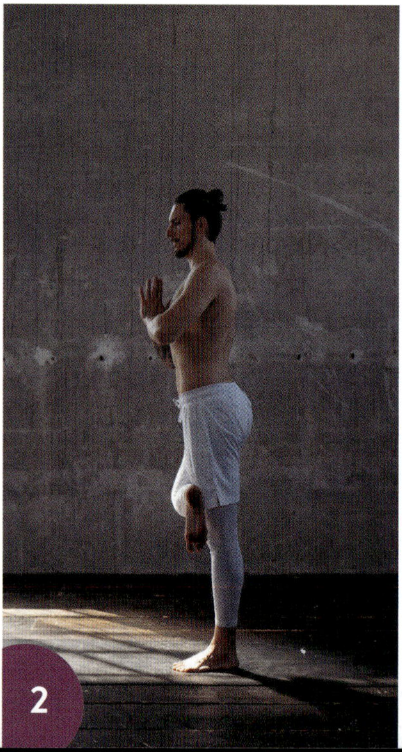

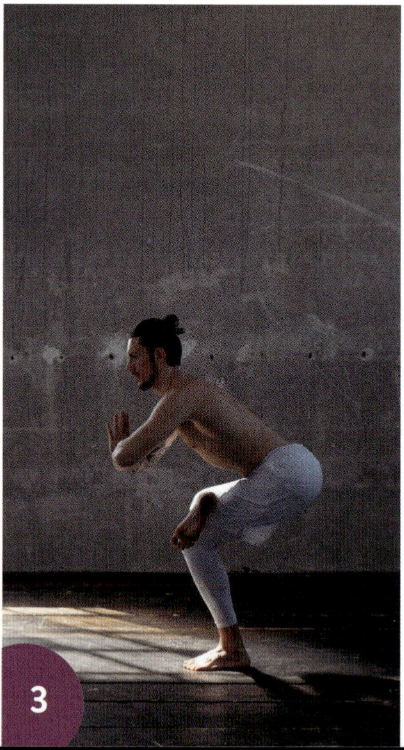

WIRKUNG

Diese Asana kombiniert die Effekte einer Hüftöffnung und einer Rotation mit denen einer Balance. Daher kann diese Haltung sowohl das Gleichgewicht als auch die Hüftmobilität verbessern. Durch die Rotation des Oberkörpers wird vor allem die schräge Bauchmuskulatur aktiviert. Zudem werden die Gewebestrukturen der Hüft- und Leistenregion sowie die Gesäßmuskulatur im angewinkelten Bein gedehnt. Darüber hinaus kräftigt der gedrehte Tempelsitz das Kniegelenk und die gesamte Oberschenkelmuskulatur des Standbeins.

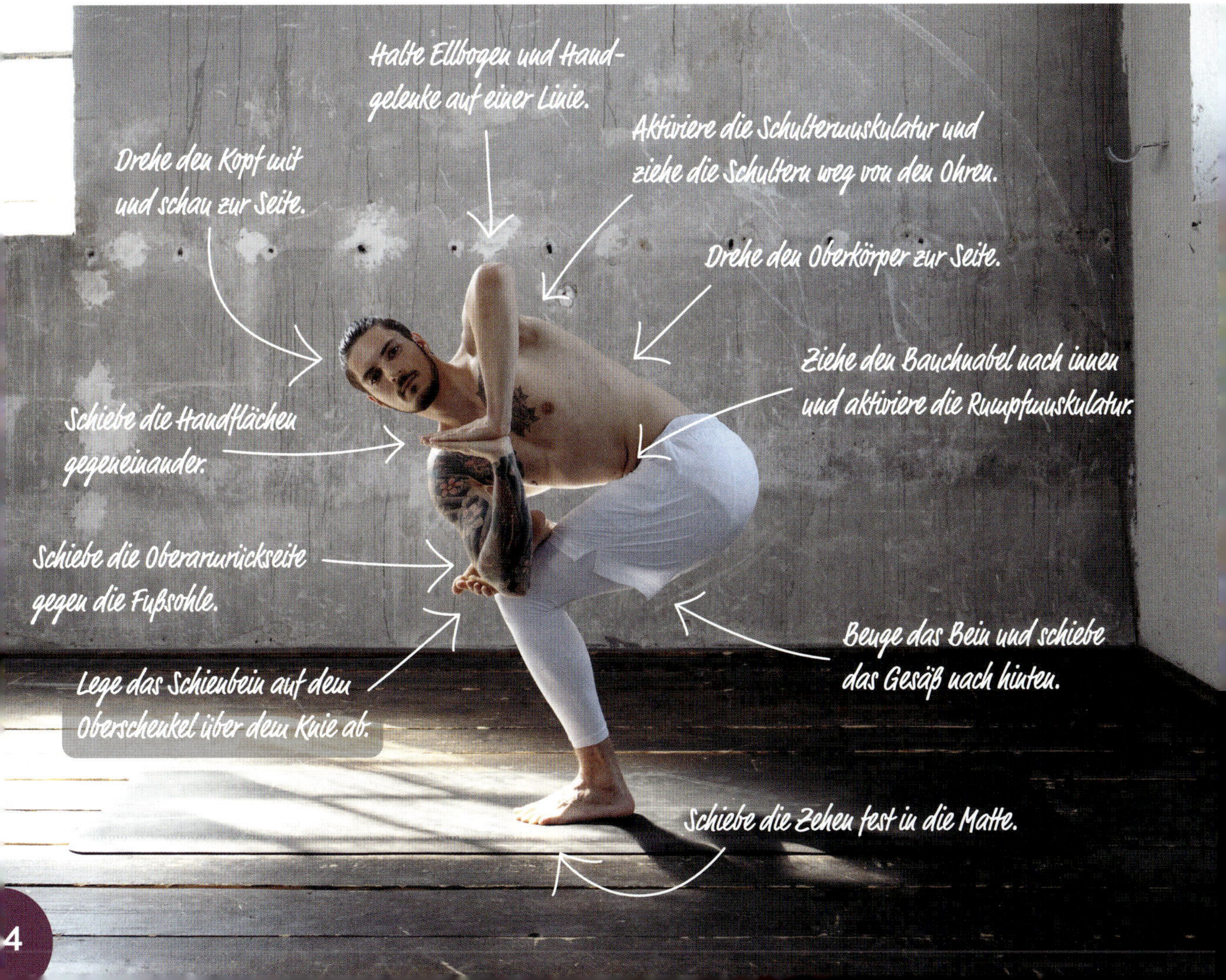
Halte Ellbogen und Handgelenke auf einer Linie.
Drehe den Kopf mit und schau zur Seite.
Aktiviere die Schultermuskulatur und ziehe die Schultern weg von den Ohren.
Drehe den Oberkörper zur Seite.
Ziehe den Bauchnabel nach innen und aktiviere die Rumpfmuskulatur.
Schiebe die Handflächen gegeneinander.
Schiebe die Oberarmrückseite gegen die Fußsohle.
Beuge das Bein und schiebe das Gesäß nach hinten.
Lege das Schienbein auf dem Oberschenkel über dem Knie ab.
Schiebe die Zehen fest in die Matte.

DER FLIEGENDE KRIEGER (VISWAMITRASANA)

LEVEL 1 2 3

1. Beginne im herabschauenden Hund.
2. Ziehe das rechte Knie zur Brust und platziere den Fuß zwischen den Händen auf der Matte. Achte darauf, dass das Knie genau über dem Sprunggelenk steht.
3. Schiebe den rechten Arm unter dem rechten Bein hindurch und platziere die rechte Hand neben der Fußaußenkante. Drehe dich aus der Körpermitte nach links, drehe den linken Fuß ein, setze die linke Fußsohle auf die Matte und drücke die linke Fußaußenkante fest in die Matte. Die Zehen zeigen zur langen Mattenseite.
4. Greife mit dem linken Daumen, Zeigefinger und Mittelfinger den rechten großen Zeh oder alternativ mit der linken Hand die rechte Fußaußenkante und strecke das rechte Bein nach vorn, indem du die Oberschenkelvorderseite anspannst. Presse die Oberschenkelinnenseite des angehobenen Beins gegen den linken Arm. Schiebe die rechte Hand fest in die Matte und stütze dich mit dem Arm ab. Drehe dich etwas weiter nach links, um die gesamte Körperseite zu dehnen, und richte den Blick nach oben. Halte diese Position 5 Atemzüge lang, bevor du in den herabschauenden Hund zurückkommst und alle Schritte mit dem anderen Bein wiederholst.

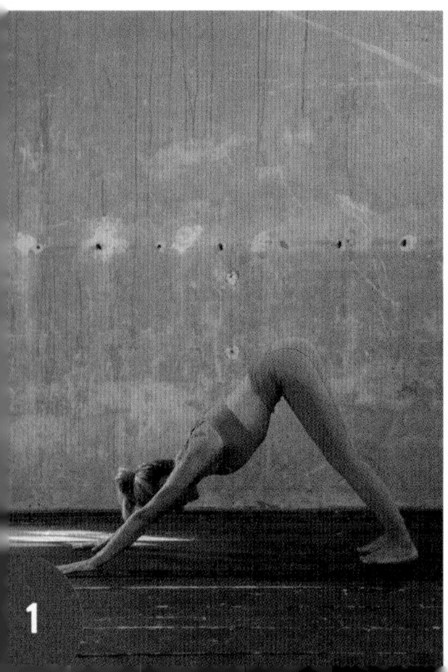
1

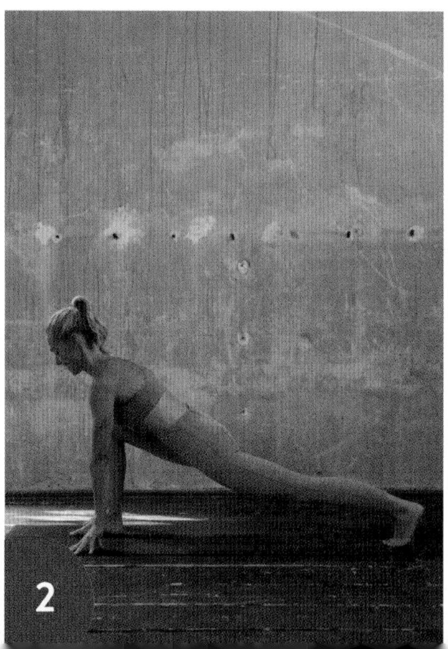
2

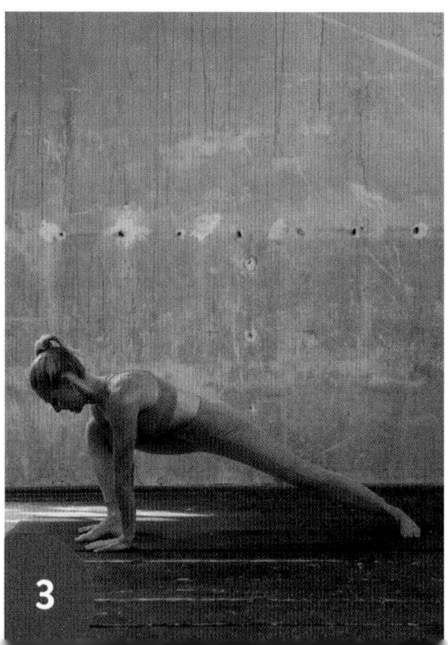
3

WIRKUNG

In dieser Asana werden die Zwischenrippenmuskulatur der nach oben gedrehten Körperseite sowie die Beinrückseite des angehobenen Beins und die Oberschenkelinnenseite des aufgestellten Beins stark gedehnt. Die Streckung der Beine kräftigt zudem die Oberschenkelvorderseiten. Durch die Rotation werden die seitlichen Bauchmuskeln trainiert und die Brustmuskulatur der nach oben gedrehten Körperseite gedehnt. Im fliegenden Krieger wird auch die Rumpfmuskulatur trainiert und die Stützkraft im Arm verbessert. Diese Haltung kann zudem die Hüftmobilität erhöhen und die Atmung vertiefen.

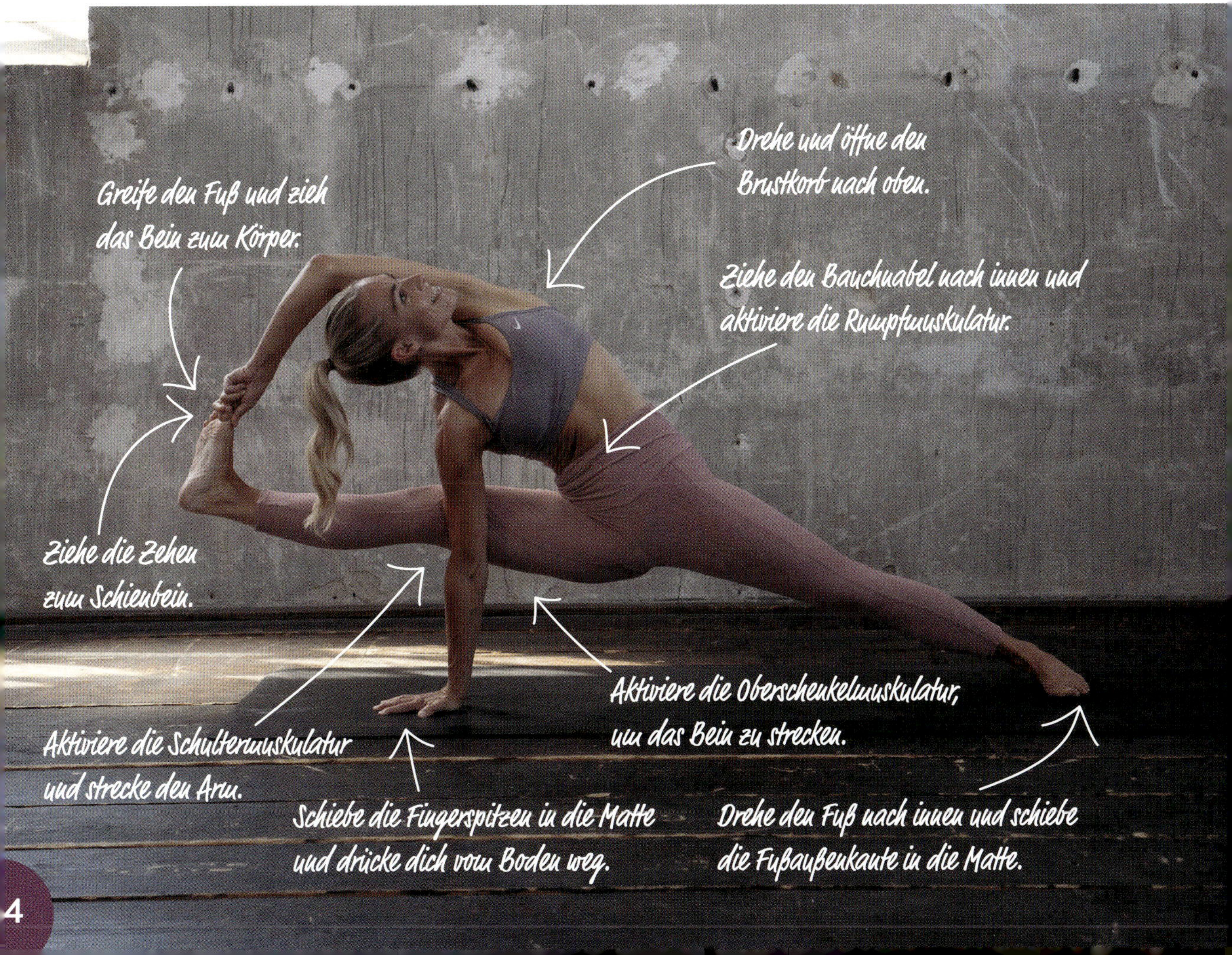
Drehe und öffne den Brustkorb nach oben.
Greife den Fuß und zieh das Bein zum Körper.
Ziehe den Bauchnabel nach innen und aktiviere die Rumpfmuskulatur.
Ziehe die Zehen zum Schienbein.
Aktiviere die Oberschenkelmuskulatur, um das Bein zu strecken.
Aktiviere die Schultermuskulatur und strecke den Arm.
Schiebe die Fingerspitzen in die Matte und drücke dich vom Boden weg.
Drehe den Fuß nach innen und schiebe die Fußaußenkante in die Matte.

DER HALBMOND (ARDHA CHANDRASANA)

LEVEL 1 2 3

1. Beginne in der klassischen Vorbeuge mit hüftbreit voneinander entfernten Füßen.
2. Verlagere das Körpergewicht auf das rechte Bein und stütze dich mit beiden Händen ab. Löse das linke Bein vom Boden und strecke es nach hinten, sodass es auf einer Linie mit dem Rücken ausgerichtet ist.
3. Platziere die linke Hand an der Hüfte, wenn du vollkommen im Gleichgewicht bist.
4. Drehe dich aus der Körpermitte nach links und öffne bewusst die Hüfte. Ziehe die Zehen des linken Fußes zum Schienbein, um stabiler in der Position zu stehen.
5. Strecke den linken Arm nach oben und ziehe die Schulterblätter zusammen, damit Fingerspitzen, Handgelenke und Schultern auf einer Linie liegen. Blicke zum Boden oder zur linken Hand (siehe Seite 190). Halte die Position 5 Atemzüge lang, löse die Asana auf und wiederhole die Schritte auf der anderen Seite.

TIPP

Nutze einen Yogablock und platziere diesen hochkant unter der Hand auf der Matte, wenn sich dein Rücken runden sollte.

WIRKUNG

In dieser Asana werden die Brust- und die Schultermuskulatur sowie die Zwischenrippenmuskulatur leicht gedehnt. Im angehobenen Bein wird neben der Gesäßmuskulatur und der Oberschenkelaußenseite auch die Schienbeinmuskulatur trainiert. Im Standbein werden hingegen die komplette Beinrückseite und die Oberschenkelinnenseite gedehnt. Die Streckung der Beine kräftigt zudem die Oberschenkelvorderseiten. Durch die Rotation werden die Rumpf- und die Rückenmuskulatur intensiv trainiert. Diese Haltung verbessert die Hüftmobilität und das Gleichgewicht.

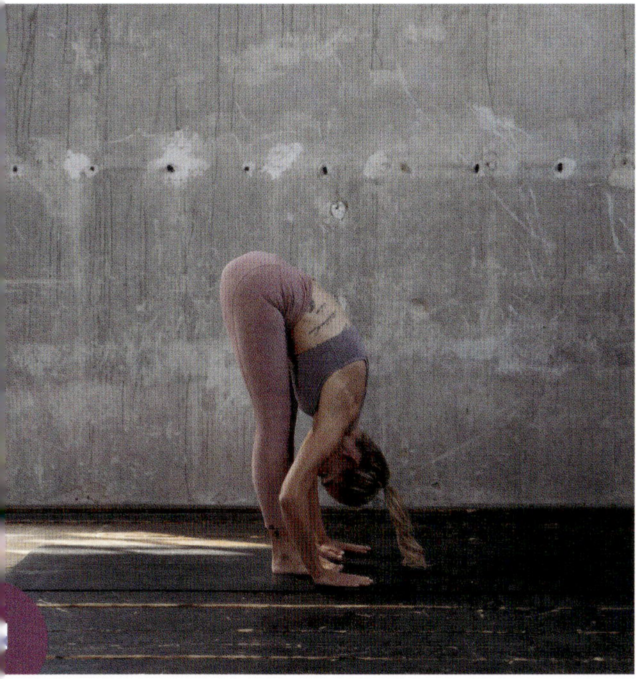

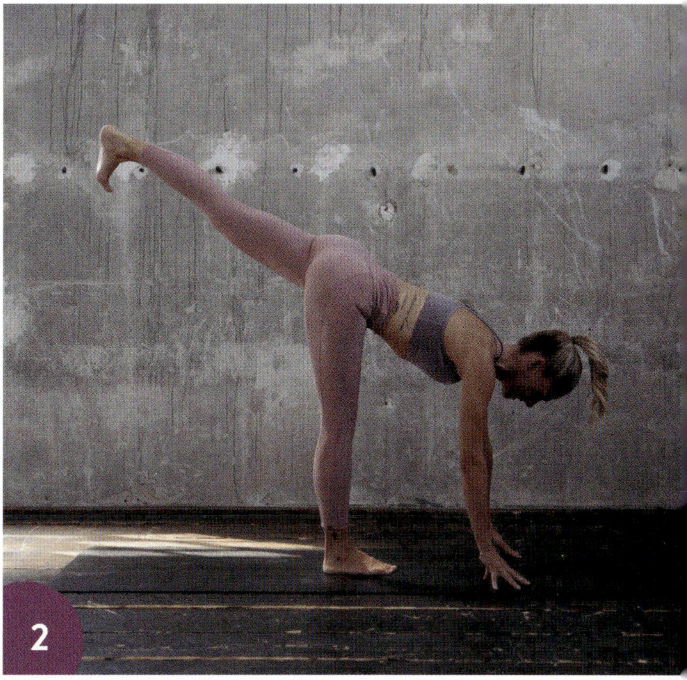
2

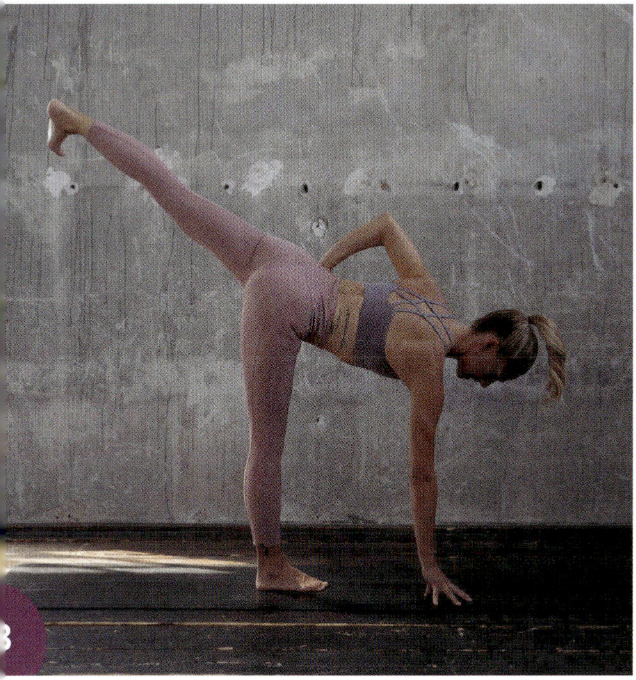

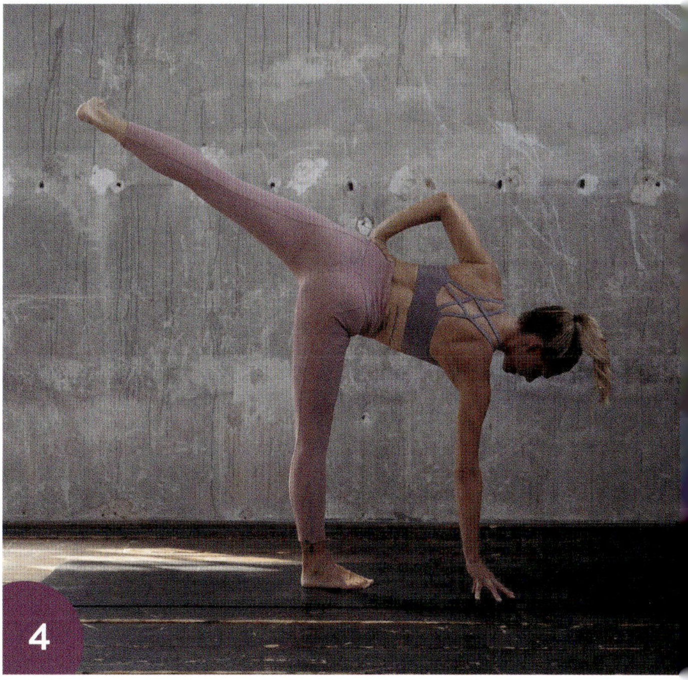
4

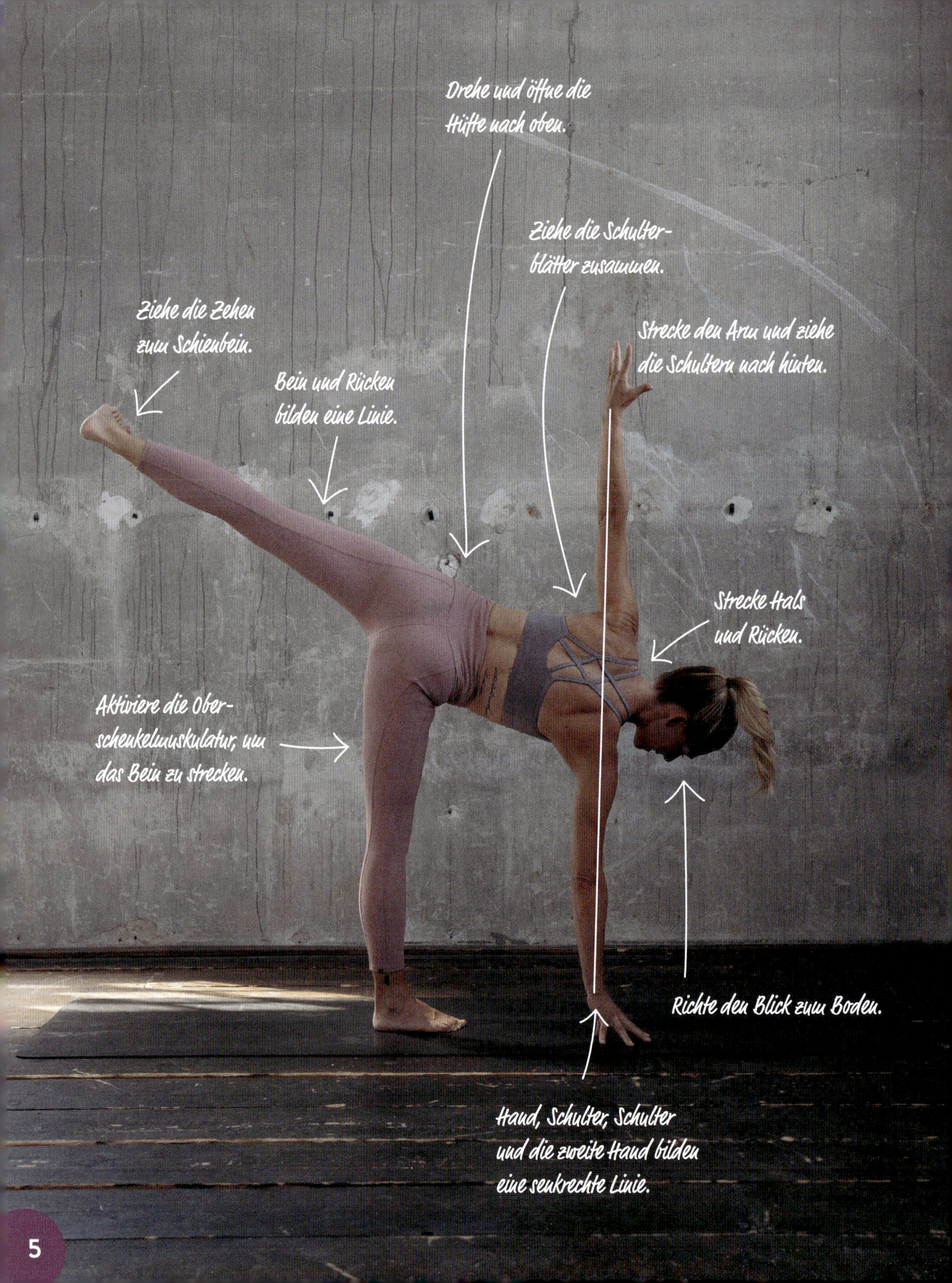
Drehe und öffne die Hüfte nach oben.
Ziehe die Schulterblätter zusammen.
Ziehe die Zehen zum Schienbein.
Bein und Rücken bilden eine Linie.
Strecke den Arm und ziehe die Schultern nach hinten.
Strecke Hals und Rücken.
Aktiviere die Oberschenkelmuskulatur, um das Bein zu strecken.
Richte den Blick zum Boden.
Hand, Schulter, Schulter und die zweite Hand bilden eine senkrechte Linie.

DER GEBUNDENE HALBMOND (ARDHA CHANDRA CHAPASANA)

LEVEL 1 2 3

1. Beginne diese fortgeschrittene Asana in der bereits beschriebenen Position des Halbmonds (Seite 188). Dein linkes Bein ist angehoben.
2. Beuge den linken Unterschenkel zu dir und greife mit der linken Hand das Sprunggelenk.
3. Schiebe den linken Fuß gegen die linke Hand, um die Hüfte weiter zu öffnen. Achte darauf, dass dein linker Unterschenkel ungefähr auf einer horizontalen Linie parallel zum Boden ausgerichtet ist und sich ein 90-Grad-Winkel im Kniegelenk bildet (siehe Seite 192). Richte den Blick zur linken Hand, wenn du den Gleichgewichtssinn herausfordern möchtest. Halte diese Position 5 Atemzüge lang, bevor du in die Vorbeuge zurückkommst und alle Schritte mit dem anderen Bein wiederholst.

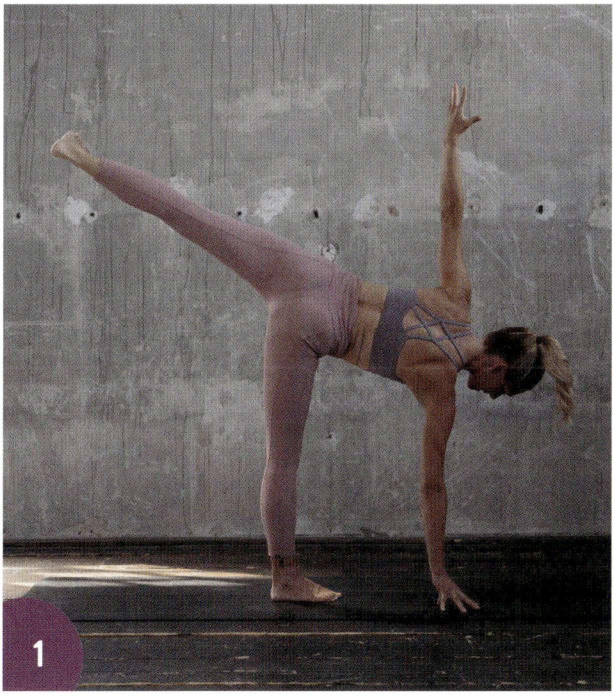
1

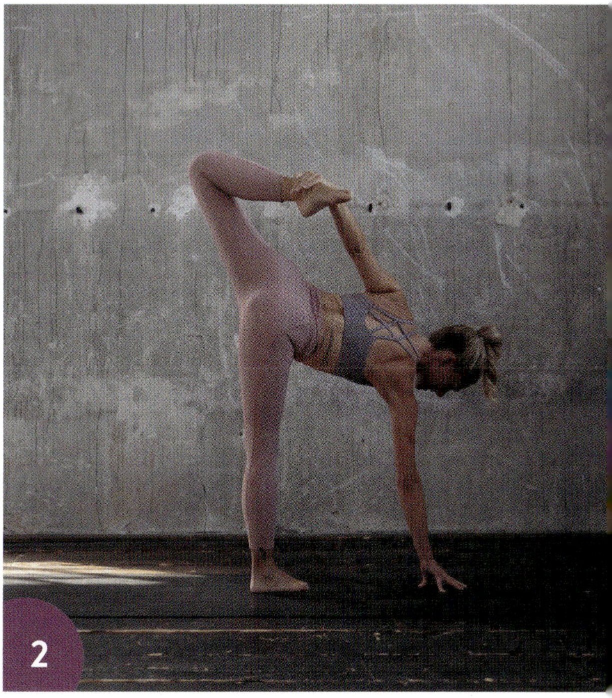
2

WIRKUNG

In dieser Asana werden die Brust- und die Schultermuskulatur stark gedehnt sowie die Zwischenrippenmuskulatur der nach oben gedrehten Körperseite. Im angehobenen Bein werden neben der Gesäßmuskulatur auch die Wadenmuskulatur und die Oberschenkelrückseite trainiert. Zudem werden die Oberschenkelvorderseite stark gedehnt und die Hüftmobilität erhöht. Im Standbein werden hingegen die komplette Beinrückseite und die Oberschenkelinnenseite gedehnt sowie die Oberschenkelvorderseite gekräftigt. Durch die Rotation werden die Rumpf- und die Rückenmuskulatur intensiv trainiert. Diese Haltung verbessert darüber hinaus das Gleichgewicht.

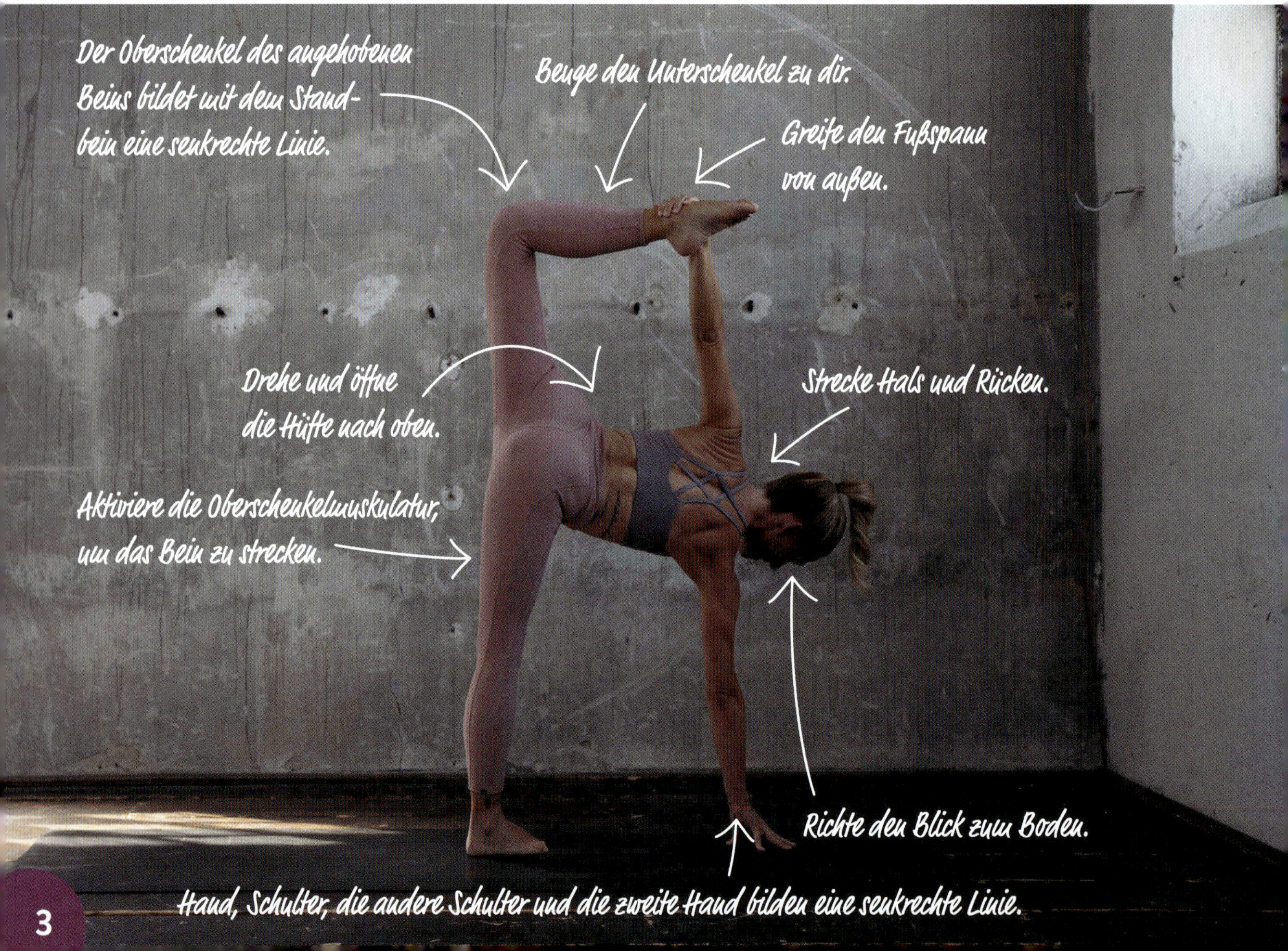
Der Oberschenkel des angehobenen Beins bildet mit dem Standbein eine senkrechte Linie.
Beuge den Unterschenkel zu dir.
Greife den Fußspann von außen.
Drehe und öffne die Hüfte nach oben.
Strecke Hals und Rücken.
Aktiviere die Oberschenkelmuskulatur, um das Bein zu strecken.
Richte den Blick zum Boden.
Hand, Schulter, die andere Schulter und die zweite Hand bilden eine senkrechte Linie.

DER PARADIESVOGEL (SVARGA DVIDASANA)

LEVEL 1 2 **3**

1. Beginne in der seitlichen Winkelhaltung. Beuge das rechte Bein, sodass sich ein 90-Grad-Winkel im Kniegelenk bildet, und strecke das linke Bein nach hinten. Platziere die rechte Hand neben der Fußinnenseite. Strecke den linken Arm seitlich nach oben.
2. Führe den rechten Arm unter dem rechten Oberschenkel nach hinten zum Rücken. Schiebe den linken Arm von oben hinter dem Rücken zur rechten Körperseite, bis deine Hände aufeinandertreffen. Verknote die Hände.
3. Steige mit dem linken Bein nach vorn zum rechten Bein. Achte darauf, dass die Füße hüftbreit voneinander entfernt sind und die Hände fest verknotet bleiben.
4. Verlagere das Körpergewicht auf das linke Bein und hebe die rechte Ferse.
5. Drücke den linken Fuß in die Matte und strecke das linke Bein. Hebe das rechte Bein angewinkelt nach oben. Richte den Rücken und die Wirbelsäule auf.
6. Aktiviere die Oberschenkelvorderseite im rechten Bein und strecke es nach oben. Halte diese Position für 5 Atemzüge und achte auf eine gleichmäßige Atmung.

TIPP

Nutze ein Handtuch als Verlängerung der Arme, wenn du Schwierigkeiten hast, die Hände hinter dem Rücken zu verknoten.

WIRKUNG

In dieser Asana wird durch die Streckung im angehobenen Bein die Oberschenkelvorderseite trainiert. Zudem werden die Beinrückseite und die Oberschenkelinnenseite stark gedehnt. Im Standbein wird hingegen die komplette Beinmuskulatur gekräftigt. Der Paradiesvogel verbessert neben dem Gleichgewicht auch die Schulter- und Hüftmobilität.

▶▶▶

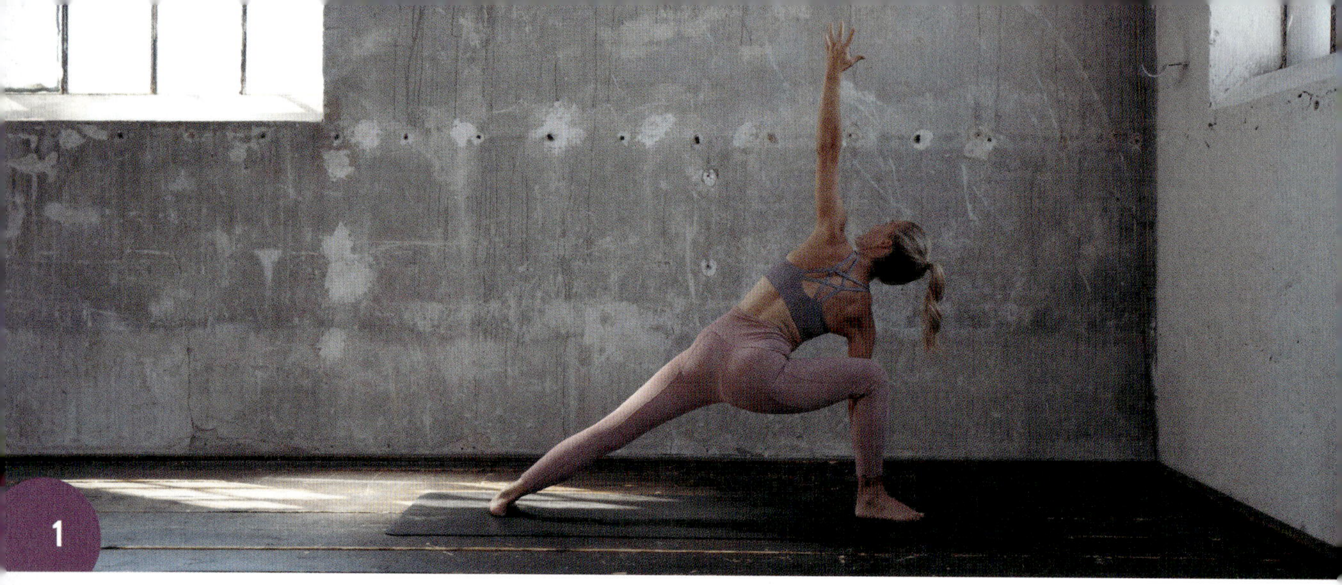
1

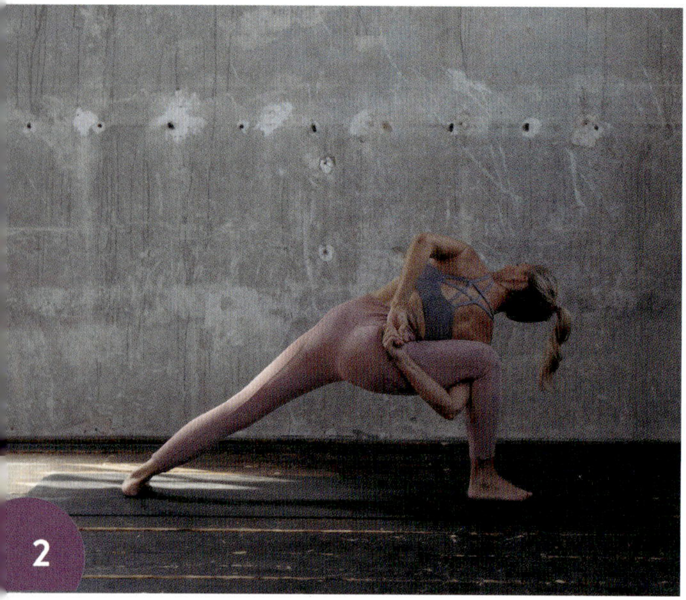
2

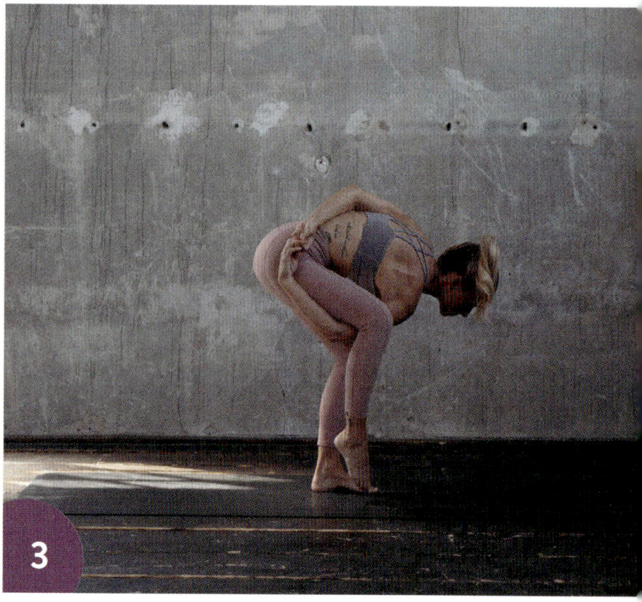
3

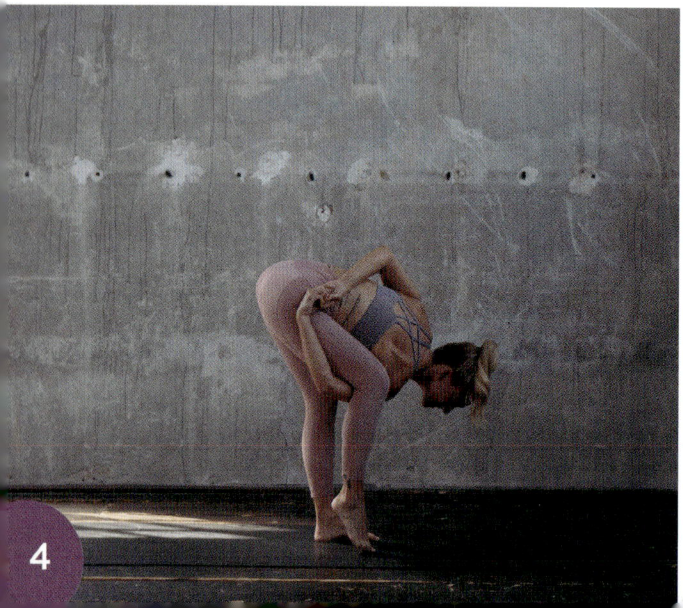
4

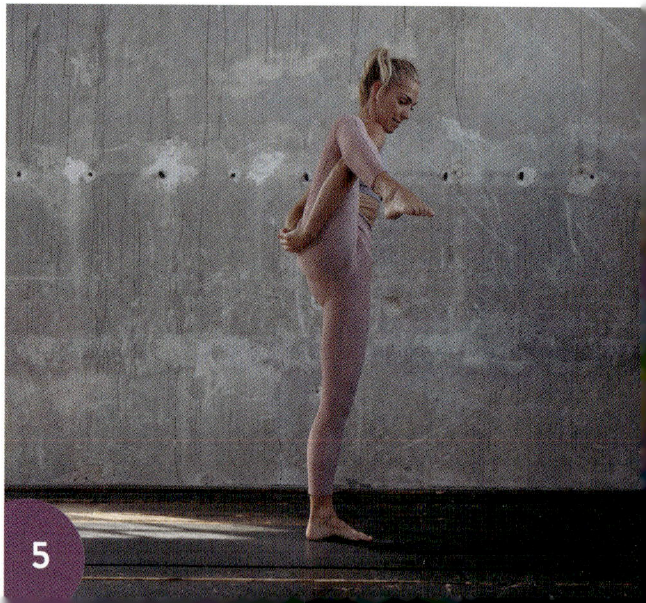
5

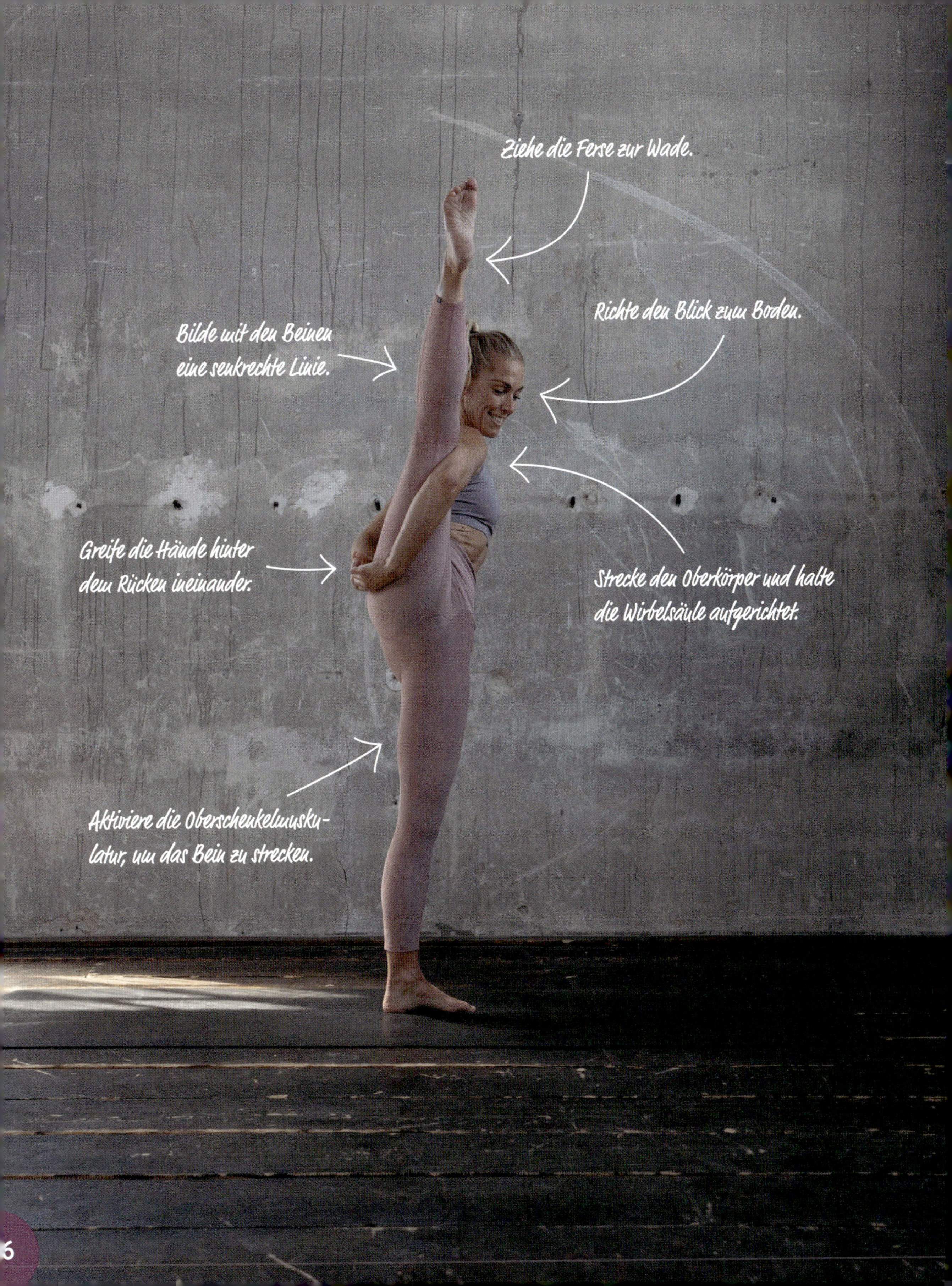
Ziehe die Ferse zur Wade.
Richte den Blick zum Boden.
Bilde mit den Beinen eine senkrechte Linie.
Greife die Hände hinter dem Rücken ineinander.
Strecke den Oberkörper und halte die Wirbelsäule aufgerichtet.
Aktiviere die Oberschenkelmuskulatur, um das Bein zu strecken.

DER STEHENDE SPAGAT (URDHVA PRASARITA EKA PADASANA)

LEVEL 1 **2** 3

1. Beginne in der klassischen Vorbeuge mit hüftbreit voneinander entfernten Füßen.
2. Verlagere das Körpergewicht auf das rechte Bein und stütze dich mit den Händen ab, indem du die Fingerspitzen fest in die Matte schiebst. Achte darauf, dass der Rücken gestreckt ist. Löse das linke Bein vom Boden und strecke es nach hinten, sodass es mit dem Rücken auf einer geraden Linie ausgerichtet ist.
3. Beuge den Oberkörper mit der Ausatmung nach vorn zum rechten Bein, damit dein Bauch den Oberschenkel und deine Stirn das Schienbein berührt. Hebe das linke Bein weiter nach oben, bis es mit dem rechten ungefähr eine vertikale Linie bildet. Schiebe die Schultern weg von den Ohren und ziehe die Schulterblätter zusammen, um den Nacken zu entspannen. Halte diese Position 5 Atemzüge lang, bevor du in die Vorbeuge zurückkommst und alle Schritte mit dem anderen Bein wiederholst.

WIRKUNG

Durch die Vorbeuge des Oberkörpers werden in dieser Asana die komplette Oberschenkelrückseite und die Oberschenkelinnenseite sowie Wadenmuskulatur des Standbeins intensiv gedehnt. In dem nach oben gestreckten Bein werden hingegen der Hüftbeuger und die Oberschenkelvorderseite gedehnt. Der stehende Spagat dehnt zudem die Rückenmuskulatur und verbessert das Gleichgewicht sowie die Hüftmobilität.

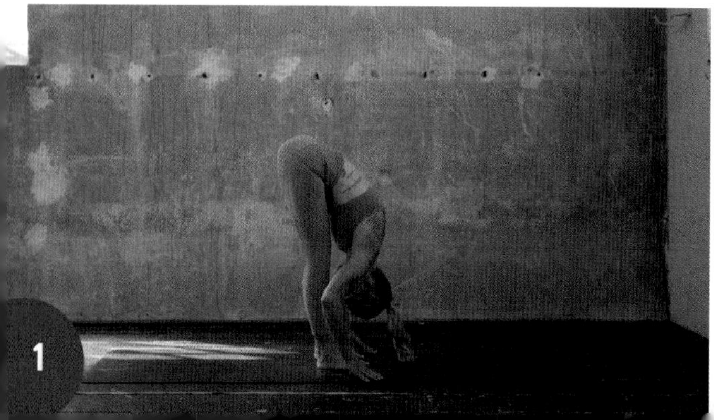

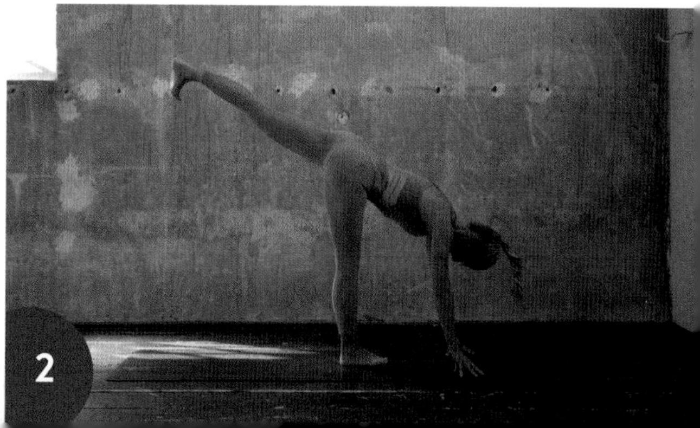

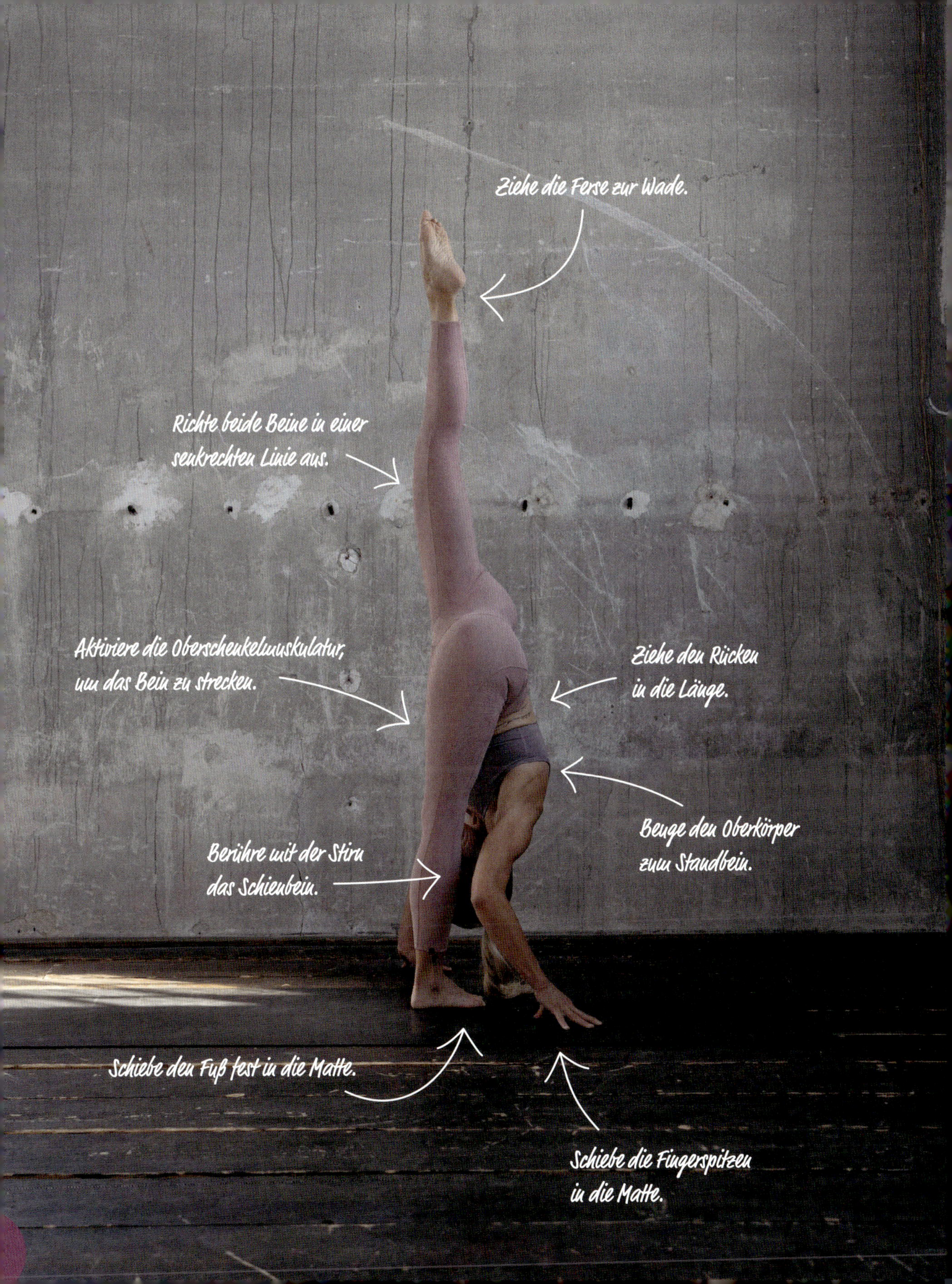
Ziehe die Ferse zur Wade.
Richte beide Beine in einer senkrechten Linie aus.
Aktiviere die Oberschenkelmuskulatur, um das Bein zu strecken.
Ziehe den Rücken in die Länge.
Beuge den Oberkörper zum Standbein.
Berühre mit der Stirn das Schienbein.
Schiebe den Fuß fest in die Matte.
Schiebe die Fingerspitzen in die Matte.

STEHENDE BALANCEHALTUNGEN IM FLOW

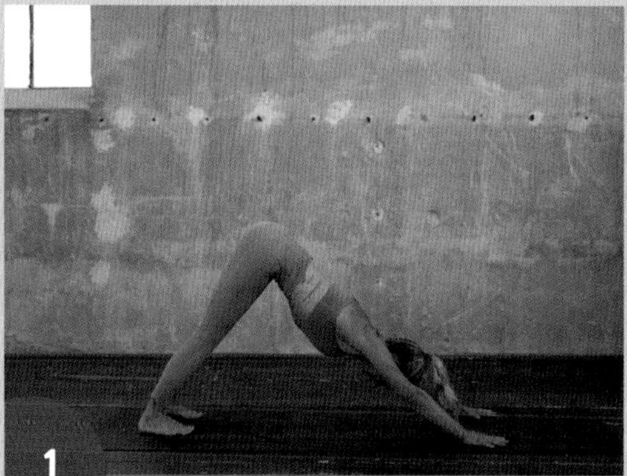

1 *Beginne im herabschauenden Hund.*

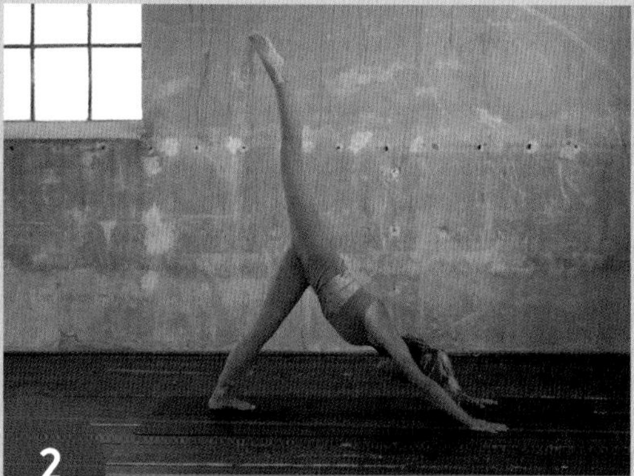

2 *Hebe das rechte Bein nach oben.*

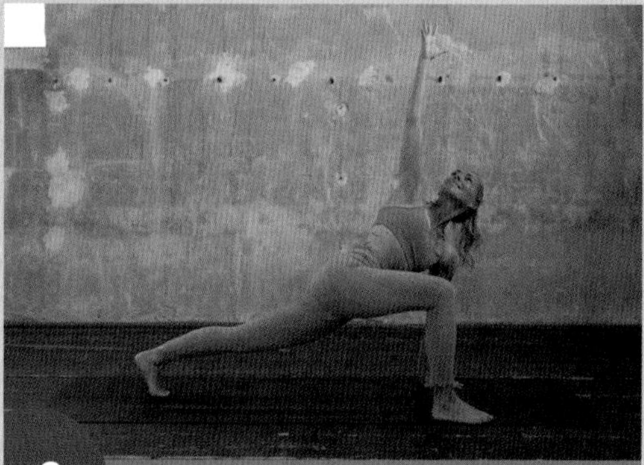

3 *Drehung im geöffneten Sprinter – bleibe 5 Atemzüge.*

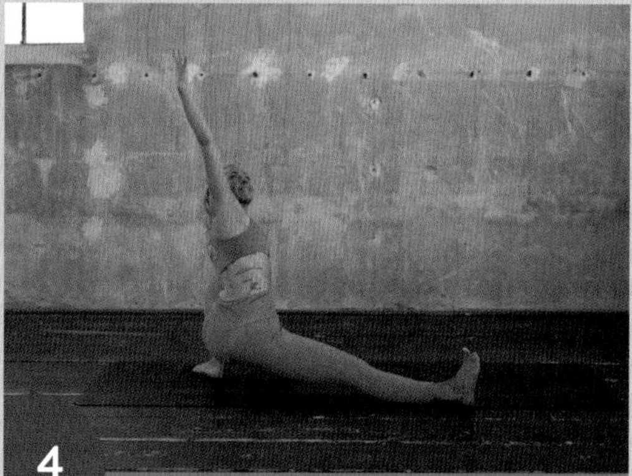

4 *Halbe Hocke links – bleibe 5 Atemzüge.*

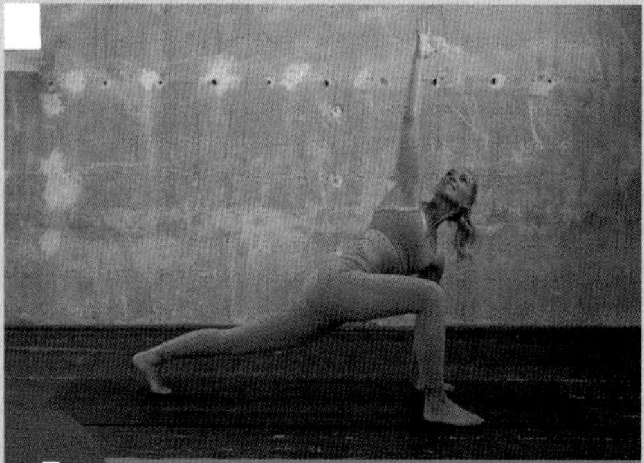

5 *Drehung im geöffneten Sprinter – bleibe 5 Atemzüge.*

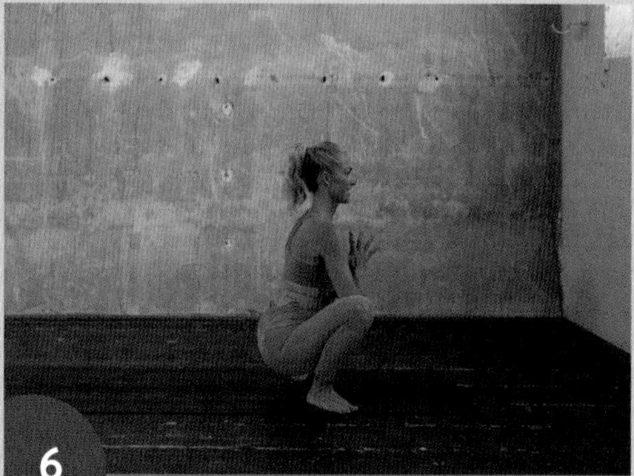

6 *Tiefe Hocke – bleibe 5 Atemzüge.*

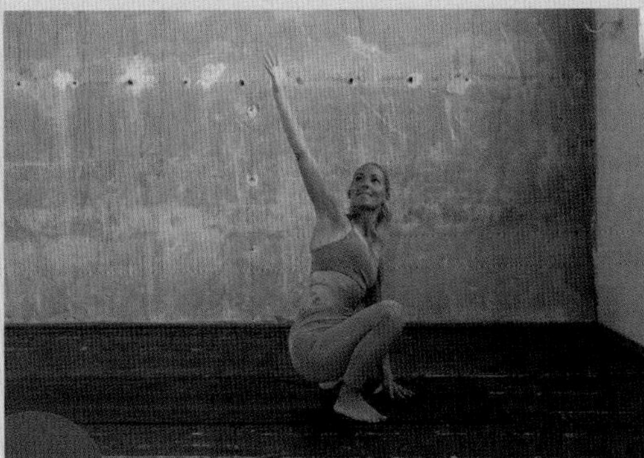

7 *Gedrehte tiefe Hocke rechts – bleibe 5 Atemzüge.*

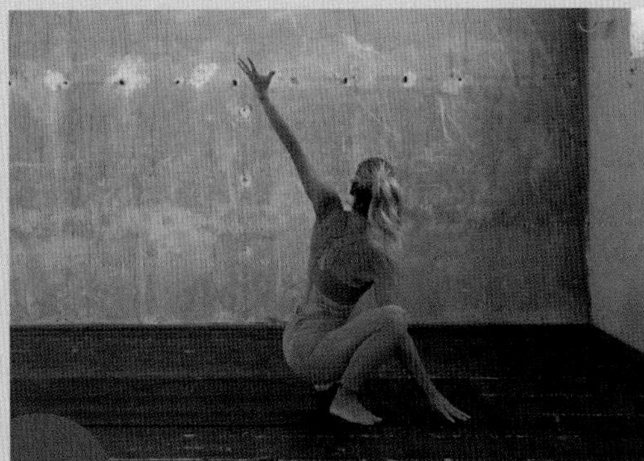

8 *Gedrehte tiefe Hocke links – bleibe 5 Atemzüge.*

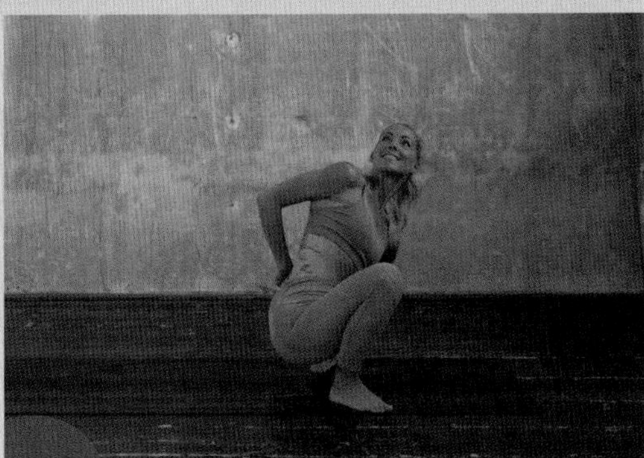

9 *Gebundene tiefe Hocke rechts – bleibe 5 Atemzüge.*

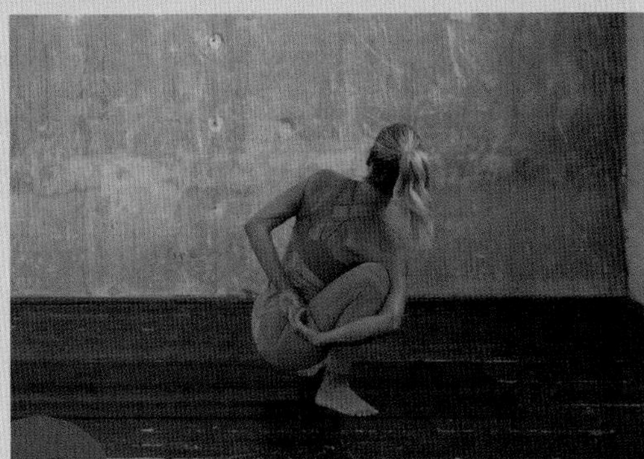

10 *Gebundene tiefe Hocke links – bleibe 5 Atemzüge.*

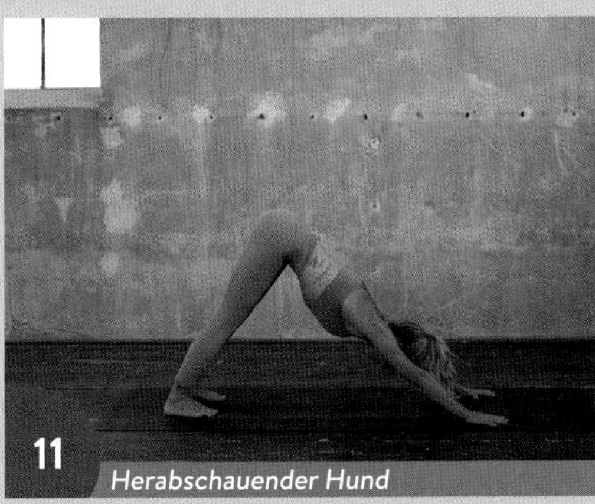

11 *Herabschauender Hund*

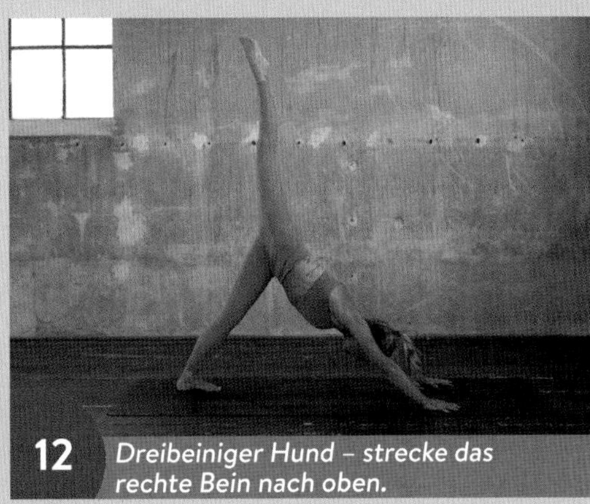

12 *Dreibeiniger Hund – strecke das rechte Bein nach oben.*

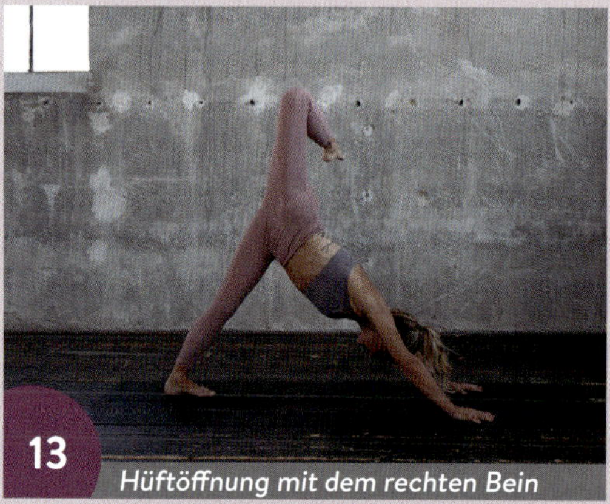

13 *Hüftöffnung mit dem rechten Bein*

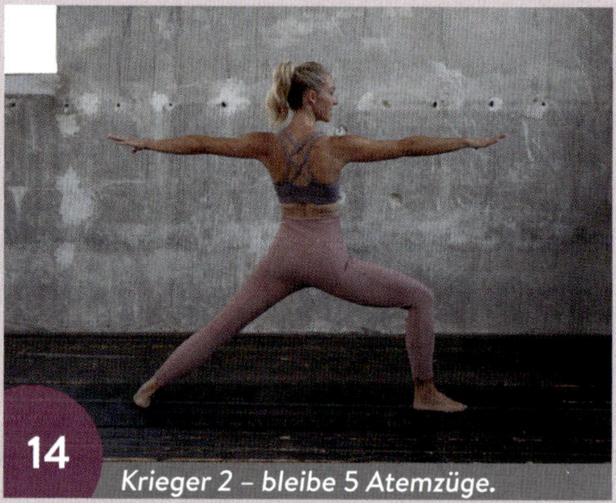

14 *Krieger 2 – bleibe 5 Atemzüge.*

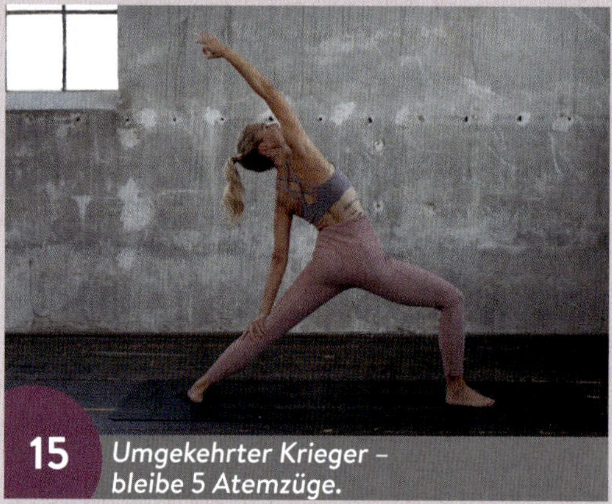

15 *Umgekehrter Krieger – bleibe 5 Atemzüge.*

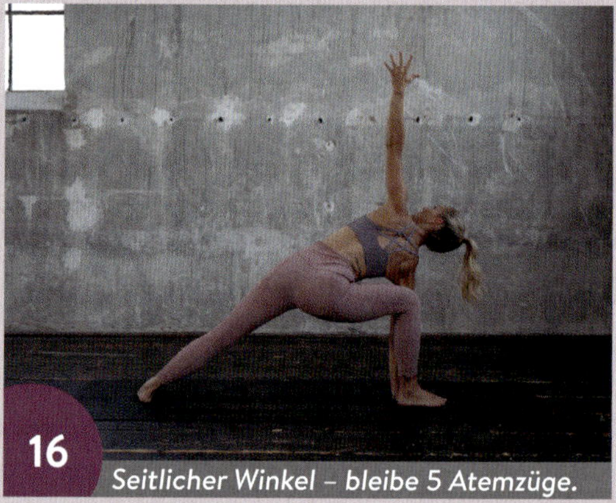

16 *Seitlicher Winkel – bleibe 5 Atemzüge.*

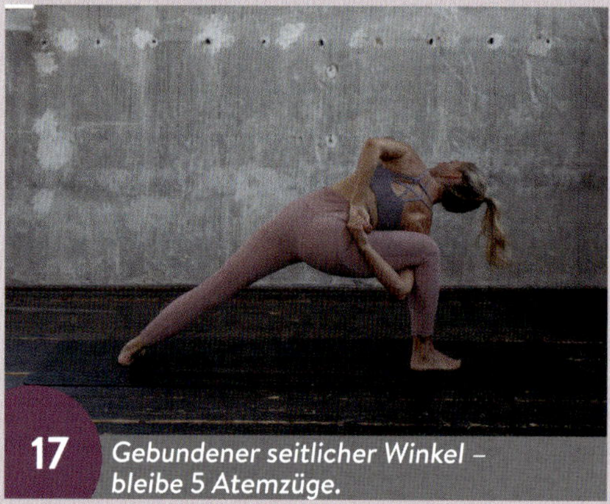

17 *Gebundener seitlicher Winkel – bleibe 5 Atemzüge.*

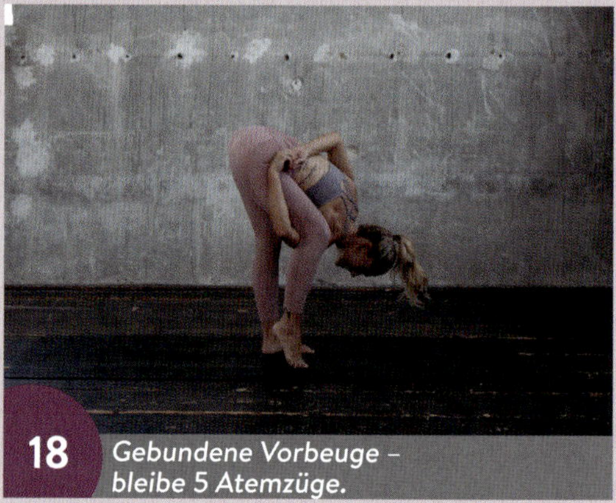

18 *Gebundene Vorbeuge – bleibe 5 Atemzüge.*

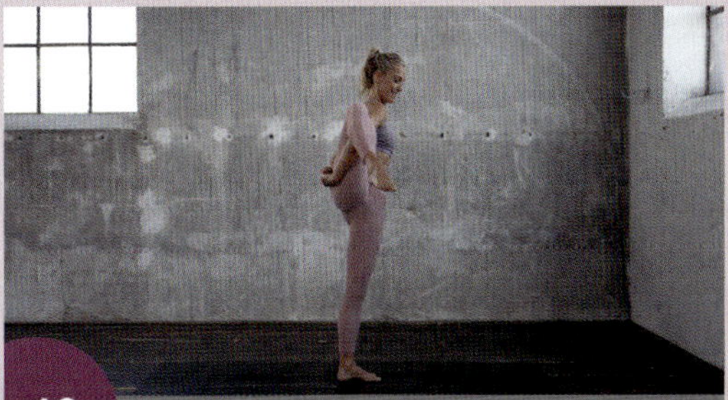

19 Kleiner Paradiesvogel – bleibe 5 Atemzüge.

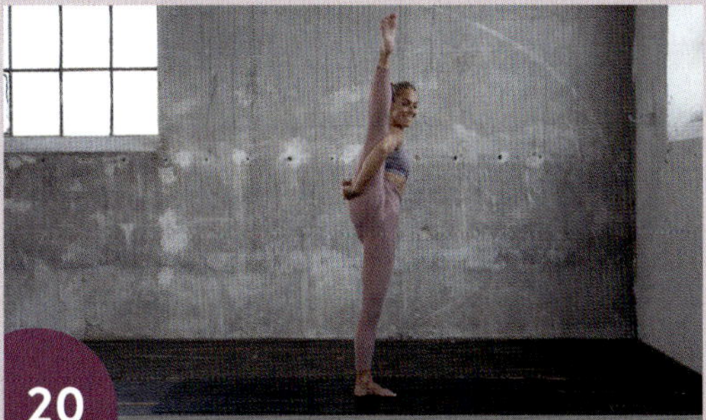

20 Paradiesvogel – bleibe 5 Atemzüge.

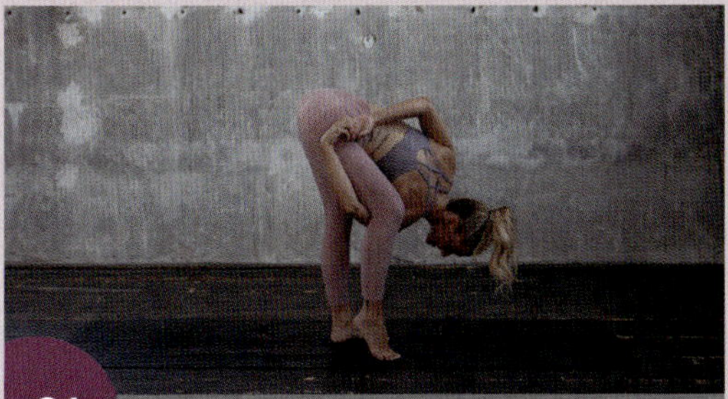

21 Gebundene Vorbeuge – bleibe 5 Atemzüge.

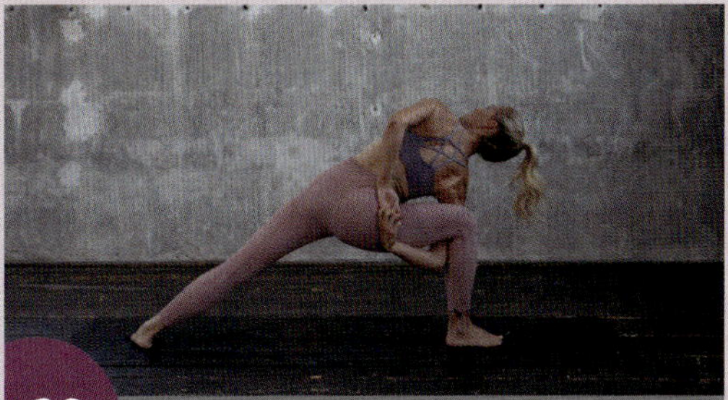

22 Gebundener seitlicher Winkel – bleibe 5 Atemzüge.

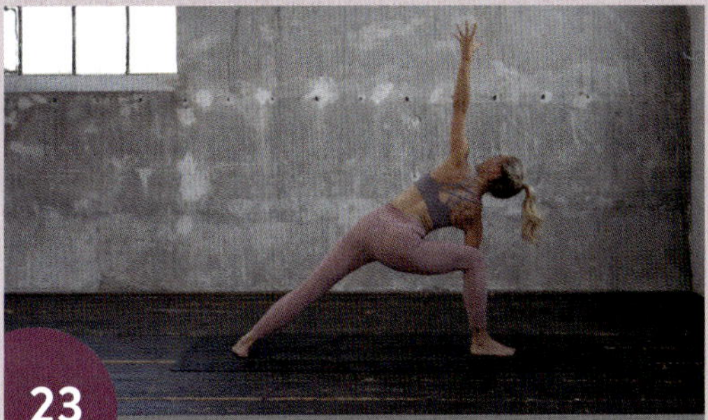

23 Seitlicher Winkel – bleibe 5 Atemzüge.

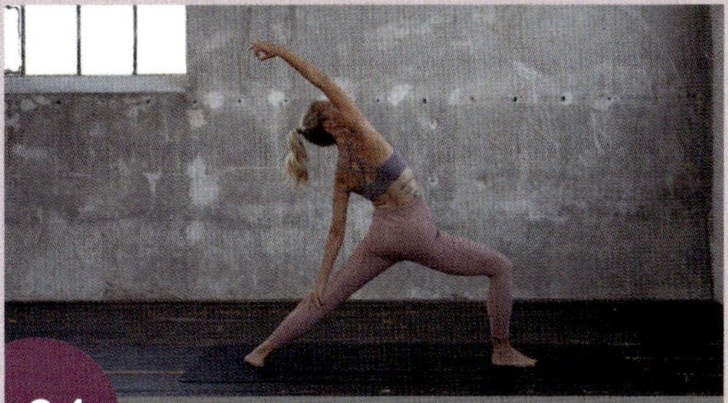

24 Umgekehrter Krieger – bleibe 5 Atemzüge.

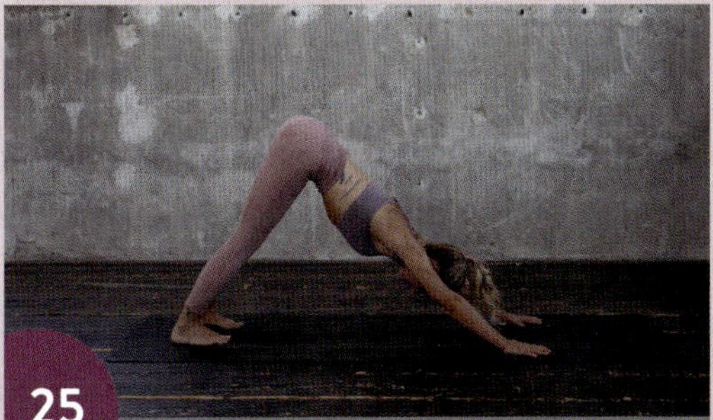

25 Herabschauender Hund

Wiederhole alle Schritte auf der anderen Seite.

MAX SAGT DANKE

Alex Hermann – Gründer und Inhaber des Strength & Health Institute: Ich möchte mich für die intensive Betreuung und das effiziente Training bedanken. Im Rahmen des individuellen Trainingskonzepts habe ich die nötige Stützmuskulatur aufgebaut, um meine Armbalancenpraxis nachhaltig zu verbessern. Dabei konnte ich nicht nur mein Training auf das nächste Level bringen, sondern gleichzeitig Muskelmasse aufbauen und Körperfett reduzieren. – Instagram: @sah_institute – www.sah-institute.de

Martin Elgeti – M. Sc. Therapiewissenschaften – Physiotherapeut und Mitinhaber sportec Therapie und Training GbR: Ich danke dir besonders für die hervorragende und äußerst effektive physiotherapeutische Behandlung. Dank deiner Expertise und den physiotherapeutischen Einheiten kann ich nach knapp acht Monaten wieder unbeschwert meiner Leidenschaft – dem Yoga und speziell den Handbalancen – nachgehen. Ich danke dir für die gemeinsame Zeit, in der du mich immer wieder motiviert hast und mir mit den richtigen Trainingsimpulsen zu einer schnellen Genesung verholfen hast. – www.sportec.de

Fanny Hessler – Mitinhaberin sportec Therapie und Training GbR: Ich möchte mich für die Möglichkeit bedanken, dass ich die Geräte sowie die Einrichtung auch außerhalb meiner Behandlungen ausgiebig nutzen durfte.

Dr. med. Matthias Krusche – Orthopäde der Facharztpraxis HOCHDREI am Lindenhof in Mannheim: Ich danke Ihnen vielmals für die professionelle Untersuchung und Diagnoseerstellung sowie die ausführliche Beratung auf dem Weg zur Genesung. Dank Ihrer Unterstützung bin ich sowohl im Alltag als auch im Sport beschwerdefrei. – www.praxis-hochdrei.de

Jonas Melcher – Fotograf: Ich danke dir für die fotografische Begleitung auf meinem Yogaweg und die wundervollen Fotos, die seit Beginn meiner Yogapraxis entstanden sind. Du hast das erste professionelle Yogafoto von mir gemacht. Seitdem stammen knapp drei Viertel meiner Fotografien von gemeinsamen Shootings mit dir. Steffi und ich möchten uns zudem bei dir für die fotografische Unterstützung im Rahmen dieses Buchprojektes bedanken. – Instagram: @jonas.melcher – www.jonasmelcher.de

James Armitage – Founder & CEO of Liforme Ltd.: Thank you for giving me the opportunity to be a part of the Liforme XL yoga mat campaign and for equipping me with Liforme's high quality yoga mats that deepen my daily yoga practice with their unparalleled grip and unique alignment system. – Instagram: @liforme – www.liforme.com

Alessandro Sigismondi – Fotograf: Thank you for taking me to a beautiful place among the white marble quarries of Italy for the Liforme Yoga mat shooting. It was so amazing to practice yoga on these white and flawless blocks. The photos and videos turned out incredibly aesthetic and have such a unique style. Your way of capturing moments in photos and videos is so passionate and unique. – Instagram: @sigis.mondi – www.sigismondiproductions.com

Rami Dibo – Fotograf: Thank you for amazing photo shoots I will always remember. At sunrise in the desert and at sunset on top of a skyscraper. It was probably a once in a lifetime experience and that's exactly why I'm so grateful to you for making it possible for me. It was a pleasure to shoot with such a talented photographer. – Instagram: @pixtarami_photography – www.rami.photos

Max Blanke Media – Agentur für Fotografie und Film: Ich danke dir für die erfolgreiche und bereichernde Zusammenarbeit, die wir unbedingt fortführen müssen. Durch dich konnte ich wertvolle Einblicke in einen völlig neuen fotografischen Stil erhalten. Die Art, mit der du komplexe Yogahaltungen, Emotionen und Augenblicke mit der Kamera festhältst, lässt sich als ästhetisch, minimalistisch und zeitlos zugleich beschreiben. Ich möchte mich auch für deinen Beitrag zu diesem Buch bedanken. Die Kapitelaufmacher von dir sind großartig geworden. – Instagram: @blankemodels – www.blankemedia.com

Robert Einig und Christopher Wood – Musikproduzenten: Ich danke euch dafür, dass ich eure Songs als musikalische Untermalung meiner Videos nutzen darf. Der melancholische Sound und House Vibe des Albums Galaxy lässt in Kombination mit meinen Yogaflows eine besondere Ästhetik und Stimmung entstehen. – Spotify: Robse2k – Chris Timber

Prof. Dr. habil. Hans-Christian Krcal: Ich danke Ihnen vielmals für die Betreuung meiner Bachelorarbeit und die Möglichkeit, im Rahmen dieser eine Branchenstrukturanalyse der Health-Care-Branche in Deutschland durchzuführen, in deren Zuge ich unter anderem die Bedeutung von Yoga als wichtigen Bestandteil der ganzheitlich orientierten Gesundheitsförderung erkannt habe.

Iboljka Kert: Liebe Oma, ich danke dir für das Interesse und die Unterstützung, die du meiner Yogapraxis seit jeher entgegenbringst, sowie die Offenheit, mit der du dieser Lebensphilosophie gegenüberstehst. Du hast mich schon lange, bevor ich es für möglich gehalten habe, dass ich jemals ein Buch veröffentlichen werde, genau dazu motiviert. Nun ist dieser Tag gekommen.

Kawai – Horimono-Tattoo Artist: Thank you for using my skin as a canvas for your art, and for all the inspiring and enriching conversations about culture and tradition we had together in about 50 hours of tattooing. I am proud and honored to be the client of such a talented traditional tattoo artist. – Instagram: @tattooist_kawai

Stefanie Rohr: Liebe Steffi, ich danke dir ganz besonders für die tiefe Freundschaft, die uns verbindet, sowie die großartige Zusammenarbeit, insbesondere im Rahmen dieses Buchprojektes. Du bist eine große Bereicherung für mich, eine tolle Mentorin und mein Yogapartner in Crime. Es ist einfach schön, dass ich mich immer auf dich verlassen kann und du mich auf meinem Yogaweg begleitest. Ich freue mich auf alles, was noch kommt.

Ich danke zudem meiner Mutter Vera Kert und meinem Vater Wolfgang Dicke, dass sie mich seit meiner Geburt stets unterstützt und gefördert haben. Ich bin stolz, euer Sohn zu sein.

STEFFI SAGT DANKE

Mein allererster Dank geht an meine Eltern, Ilona und Franz Gerold. Mein Leben lang haben sie mich liebevoll begleitet und mich bei allem, wirklich allem unterstützt, wonach mein Herz gerufen hat. Dieser Halt, diese Sicherheit zu wissen, das sie immer für mich da sind, haben mir unheimlich viel Kraft gegeben, meinen eigenen Lebensweg zu gehen, meiner Leidenschaft zu folgen und an mich zu glauben. Mama und Papa, ich liebe euch und danke euch von ganzem Herzen!

Mein innigster Dank geht an meinen Sohn Jasper. Seitdem du auf der Welt und in meinem Leben bist, weiß ich, was absolute und bedingungslose Liebe bedeutet, wie viel Kraft sie einem gibt und wie viel Mut. Jeder Tag mit dir ist das absolut Größte, jede Stunde mit dir das wertvollste, was ich je geschenkt bekommen habe. Ich liebe dich über alles, bedingungslos und auf immer und ewig. Dein Bipsle.

Ein riesiges Dankeschön geht an alle meine großartigen Lehrer und Yoga-Soulmates, von denen ich so viel Großartiges habe lernen dürfen. Ihr seid alle auf eure eigene Art und Weise wahnsinnig inspirierend und unglaublich fesselnd, und genau dieser bunte Mix von allem hat meine eigene Art zu lehren, zu unterrichten und zu praktizieren unheimlich geprägt. Danke an Karo Wagner, Patrick Broom, Young-Ho Kim, Frank Bartl, Ranja Weis, Mandy und Mushki, und natürlich Danke an mein gesamtes BODEGA moves & reflow Team Christin Hebach, Nadine Brand, Patricia Schuhajek, Regina Schulzki, Sarah Stöck, Nina Bacher, Alison Dietl, Maximilian Kert und Tasja Walther.

Ein riesiges Dankeschön an unsere großartige Visagistin Marlene Prasse – my Soulmate. So viele Jahre arbeiten wir nun schon für unterschiedliche Projekte zusammen, und genau diese wunderschöne Teamarbeit hat zu einer innigen Freundschaft geführt. Leni, danke, dass du immer an meiner Seite bist. So schön, dass das Leben uns zusammengeführt hat. – Instagram: @marlene.leni.prasse

Jonas – Danke. Mit dir zu arbeiten war einfach nur wundervoll und absolut inspirierend. Deine Geduld an unserem unglaublich langen Shootingtag war einfach nur beeindruckend, ebenso dein Gefühl für deine Arbeit. Man spürt in jedem einzelnen Bild deine Leidenschaft zur Fotografie.

Danke Marc Sporys – Fotografie und Videografie. Marc, ein weiteres tolles Projekt, für das ich dir von ganzem Herzen danken möchte. Wir arbeiten nun schon so viele Jahre zusammen und jedes einzelne Projekt mit dir an meiner Seite hat mich mit so viel Freude und Dankbarkeit erfüllt. Mit dir zusammen fühlt es sich nie wie »arbeiten« an, sondern immer wie ein »neu erschaffen«, »neu kreieren«, »Visionen gemeinsam umsetzen«. Ich danke dir für dieses Gefühl, für diese Inspiration, für deine Energie. – Instagram: @marcsporys

Danke an all meine fleißigen und treuen Schüler da draußen. Die letzten Jahre wart ihr voller Vertrauen an meiner Seite und ich durfte auch dank euch reifen und ebenso von euch lernen wie ihr von mir. Jede Ausbildung, die ich in den letzten Jahren gehalten habe, war so besonders, so vertraut und voller Mitgefühl füreinander. An all meine Schüler da draußen: Danke, dass ich eure Ausbilderin habe sein dürfen.

An manchen Tagen würde ohne euch quasi gar nichts gehen, daher: Danke an mein wundervolles Physio- und Osteopathen-Team, welches mich seit vielen Jahren begleitet. Jeder von euch ist einfach nur einzigartig. Nils Rensch, Sven Raab und Rainer Höhnle-Stern, DANKE, dass ihr immer für mich da seid.

Danke, Max, denn mit dir zusammen dieses großartige Buchprojekt umzusetzen und zu schreiben hat einfach nur wahnsinnig viel Spaß gemacht. Am liebsten würde ich in der Zukunft, sofern weitere Buchprojekte auf mich warten sollten, diese nur noch mit dir gemeinsam schreiben. Unsere Zusammenarbeit war so harmonisch, geprägt von liebevollem Respekt voreinander, wir haben uns, wann immer es nötig war, bedingungslos gegenseitig unterstützt, jeder war für den anderen da, wann immer Hilfe nötig war, wann immer Fragen aufgetaucht sind. Immer wieder gerne.

Zuletzt möchten wir noch ein Riesendankschön an den Riva Verlag und hier ganz besonders an Frau Susanne Beinvogl richten. Die Betreuung und Unterstützung seitens des Verlages waren einfach nur großartig und wir möchten nun auf diesem Weg allen noch einmal Danke sagen, vor allem Danke für das Vertrauen in uns als Autoren dieses Buches.

ÜBER DEN AUTOR

Maximilian Kert ist zertifizierter Vinyasa-Yogalehrer und hat sich vor allem auf das Praktizieren von Armbalancen spezialisiert. Als Groupfitness-Instructor und Yogalehrer unterrichtet er seit 2017 in renommierten Fitness- wie auch Wellnessanlagen und organisiert mit bekannten Club Resorts Fitness- und Yoga-Events. Maximilian ist international tätig und leitet verschiedene Fortbildungen sowie Workshops im Bereich Yoga. Überdies arbeitete er bereits mit globalen Unternehmen und Marken aus dem Bereich Yoga und Fitness zusammen. Auf der Social-Media-Plattform Instagram bereichert er die Yoga-Community über seinen Account (@maxi.yoga) mit hochwertigen Beiträgen zu zahlreichen Yogahaltungen.

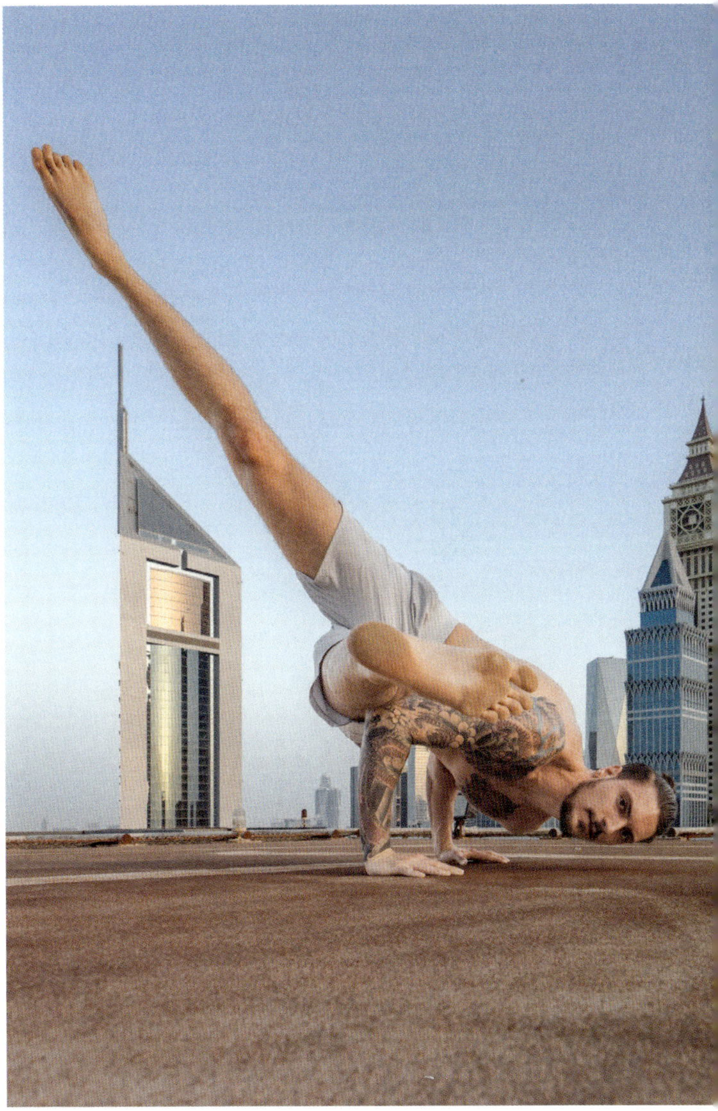

ÜBER DIE AUTORIN

Stefanie Rohr ist Autorin und Entwicklerin des bekannten Fitnesskonzepts BODEGA moves® & BODEGA reflow®. Sie ist auf internationaler Ebene bekannt als Yogalehrerin und Fitnesscoach. Zudem ist sie als Ausbilderin für die IFAA tätig und bildet auch über die Grenzen Deutschlands hinaus Trainer und Yogalehrer aus. Ebenso ist Steffi europaweit auf Fitnesskongressen und Yogaevents aktiv. Vor circa 20 Jahren hat sie ihr Studium zur Diplom-Fitnessökonomin sehr erfolgreich abgeschlossen und seitdem viele Bereichs- und auch Studioleitungen in renommierten Fitness- und Wellnessparks innegehabt. Seit Jahren ist sie außerdem als Fitness- und Yogamodel sehr gefragt und dreht regelmäßig eigens kreierte Programme für bekannte Unternehmen wie zum Beispiel Fit for Fun, Womens Health, Brigitte und Tchibo. Darüber hinaus ist Steffi mit verschiedenen Sport- und Yogaprogrammen in Zeitschriften wie zum Beispiel dem *Focus*, der *Shape*, der *Fit for Fun*, *Brigitte* und *Women's Health* vertreten. Steffi vermittelt ihr umfangreiches Wissen nicht nur im Rahmen von Yogaausbildungen, sondern auch bei Retreats, Yogafestivals und Robinson-Events. Zahlreiche Online-Workouts von Steffi lassen sich auf www.fitnessraum.de finden. Auf ihrem Instagram-Profil (@steffirohr) lässt Steffi die Yoga-Community an ihrer Praxis und Erfahrung teilhaben. Stefanie Rohr ist Autorin des im Jahr 2020 beim TRIAS Verlag erschienenen Buches *BODEGA moves® – Bodywork meets Yoga*. Weitere Informationen findest du hier: www.stefanie-rohr.de

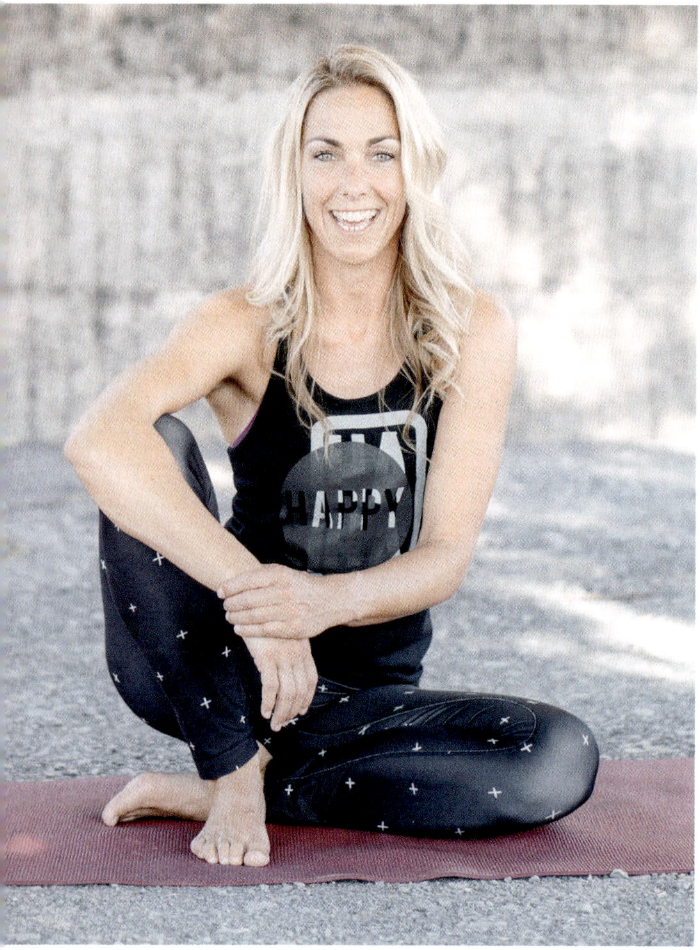